邓高丕妇科临床集验

主审 邓高丕

主编 郜洁 袁烁

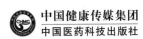

中国健康传媒集团

中国医药科技出版社

内 容 提 要

邓高丕教授从医三十余载，在中西医结合治疗妇科病领域卓有建树。本书分上、下两篇对邓高丕教授的临床诊治经验进行介绍。上篇介绍其学术思想精华，并结合临床医案对诊疗理念、辨证思路及遣方用药经验进行具体阐释；下篇以疾病为纲，以临床典型病案为例，从"理法方药"角度，分析妇科常见病、疑难病的诊治方法。全书内容丰富，具有较高的临床实用价值，适合中医妇科临床工作者、中医院校师生及中医爱好者阅读参考。

图书在版编目（CIP）数据

邓高丕妇科临床集验 / 郜洁，袁烁主编 . — 北京：中国医药科技出版社，2024.9（2024.9重印）
ISBN 978-7-5214-3583-2

Ⅰ . ①邓⋯ Ⅱ . ①郜⋯ ②袁⋯ Ⅲ . ①妇科病－中西医结合疗法 Ⅳ . ① R711

中国版本图书馆 CIP 数据核字（2022）第 214162 号

美术编辑 陈君杞
版式设计 也 在

出版 **中国健康传媒集团** | 中国医药科技出版社
地址 北京市海淀区文慧园北路甲 22 号
邮编 100082
电话 发行：010-62227427 邮购：010-62236938
网址 www.cmstp.com
规格 710 × 1000 mm $^1/_{16}$
印张 12 $^1/_2$
字数 238 千字
版次 2024 年 9 月第 1 版
印次 2024 年 9 月第 2 次印刷
印刷 河北环京美印刷有限公司
经销 全国各地新华书店
书号 ISBN 978-7-5214-3583-2
定价 39.00 元

获取新书信息、投稿、为图书纠错，请扫码联系我们。

医家简介

邓高丕，1960 年生，祖籍广东茂名信宜。出身于书香门第，为家中长子，其父曾为法官，其母曾为教师。1980 年就读于广州中医学院（现广州中医药大学）医疗专业。1985 年毕业留院，1988 年读硕士研究生课程班，1991 年于广东省人民医院进修妇产科临床。2002 年担任广州中医药大学第一附属医院—妇科主任兼妇科教研室副主任，2003 年赴香港中文大学任访问学者，自 2017 年起担任中西医结合临床（妇科）专业 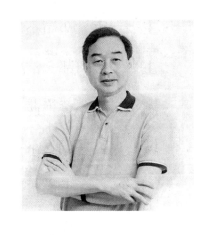 博士研究生导师、博士后合作教授，2022 年被聘为二级教授、二级主任中医师。

邓高丕立足临床，潜心教研，先后荣获广东省名中医、广东省南粤优秀教师、广东省优秀中医临床人才荣誉称号。从事中医和中西医结合妇科的医教研工作 39 年，主要研究方向为异位妊娠、子宫内膜异位症、妇科肿瘤等妇科疑难病。2002 年担任国家中医重点专科负责人，2013 年担任国家临床重点专科负责人、国家中医重点专科妇科协作组组长，2018 年担任国家区域（华南区）中医妇科诊疗中心主任，2019 年担任广东省中医重点专科妇科技术协作组组长、广东省中医妇科质量控制中心主任、华南中医妇科联盟主席、粤港澳高校中医妇科学联盟主席，2022 年担任岭南妇科病研究所副所长。主持国家级、省部级课题共 12 项，荣获各类成果奖 10 项；带领团队制定《输卵管妊娠中西医结合诊疗指南》，且该指南在 2021 年度中国指南 / 共识科学性、透明性和适用性评级（STAR 评级）中排名传统医学指南第 7 名。

此外，邓高丕治学严谨，笔耕不辍，曾参与编写多本专著及教材，其中担任主编 4 本、副主编 6 本；因材施教，立德树人，培养郜洁、袁烁、黄艳茜作为学术继承人，另培养学生多人。

编 委 会

前言

邓高丕教授为广东省名中医、广东省南粤优秀教师、广东省优秀中医临床人才，广州中医药大学第一附属医院二级教授、二级主任中医师，从事中西医结合妇科医教研工作30余载，擅长中西医结合治疗异位妊娠、子宫内膜异位症、异常子宫出血、不孕症、卵巢储备功能减退、妇科肿瘤、盆底功能障碍等妇科疑难病。

为更好地传承与发扬名中医学术思想，本书对邓高丕教授的学术思想做了系统、详细的总结，记录了邓高丕教授的临床经验和治疗方法，也为广大中医妇科医生提供了宝贵的学习资料。本书包括学术思想精华与临床医案精选两部分内容。上篇学术思想精华，介绍了邓高丕教授诊治中医妇科病的基本理论及临床心得体会，其中不乏独到之处。下篇临床医案精选收录了部分临床效果显著、有参考价值的妇科案例，进行了较系统的归纳总结，其中不乏疑难病，通过对其辨证论治思想及遣方用药特点的详细阐述，充分体现了邓高丕教授诊疗妇科经、带、胎、产及杂病的丰富经验，以飨同道。

本书由邓高丕教授担任主审。郜洁主任中医师是广州中医药大学第一附属医院妇儿中心副主任、"双一流"学科"中医妇科学"学术带头人，担任本书第一主编，负责拟定编写计划，撰写前言部分和统稿。袁烁主任中医师是邓高丕教授学术继承人之一，担任第二主编，负责撰写上篇内容。黄艳茜博士是邓高丕教授学术继承人之一，负责撰写医家简介，并协助统稿。邱嫔博士负责撰写下篇内容。刘晓静硕士负责协助撰写前言内容。张莹轩博士负责协助撰写下篇临床医案内容，陈思博士负责协助撰写上篇学术思想精华内容。此外，朱芳芳、赖裕玲、陈贞月、冯敏、曾富玲、王炎皙博士，以及陈小凤、刘晓荣、李净、李金燕、潘迪、郭逸男、薛晓萌、杜珏萌、林欣仪、蓝戈硕士也参与协助本书的撰写工作。

受水平所限，本书不妥之处在所难免，敬请读者批评指正。

编者

2024 年 1 月

目 录

学术思想精华

临床医案精选

学术思想精华

第一章 学术特色

邓高丕教授是中医院校教育出身，从医 30 多年，对众多典籍、医家经验研读精深，不独尊一家，善各取所长，对《黄帝内经》《难经》《金匮要略》妇人病三篇，以及《妇人大全良方》《景岳全书·妇人规》《傅青主女科》等均颇有心得，并结合临床实践加以发挥。早年跟随罗元恺教授学习中医妇科学，能得其精髓；在"广东省优秀中医临床人才"培养阶段曾跟师岭南罗氏妇科罗颂平教授、张玉珍教授，融会贯通了部分岭南罗氏妇科的学术思想；同时在西医妇产科学领域亦颇有建树，与时俱进。基于此，邓高丕教授结合自己多年的临床实践，衷中参西，博采众长，兼容并蓄，形成了自己的学术观点、诊法治法及临证心得。现将邓高丕教授的学术思想精华归纳、梳理如下，望能见微知著，以飨同道。

第一节 诊法与治法特色

一、治瘀血，承因果，重辨证，巧用药

（一）妇疾多因瘀

中医学本就十分重视人体气、血、津液的正常运行，气停滞不行则为气滞，津液停滞不行则为痰湿，血停滞不行则为血瘀，内至脏腑，外达皮肉筋骨，莫不如是。血瘀证，也称瘀血证，一般认为血瘀是因，瘀血是果，但实际上因果关系很难区分清楚。临床上所认为的血瘀证，通常是由其他原因，如气滞、气虚、寒凝、热灼等，导致血行不畅而形成的；也有因外伤或各类急、慢性疾病导致出血未能及时消散而引起；还有些患者尚缺乏临床症状或体征，而出现高黏滞综合征或处于高凝状态，也可考虑为前瘀血状态。

血瘀证相关描述最早见于《黄帝内经》，如《素问·至真要大论篇》中"血脉凝泣"，《调经论篇》及《离合真邪论篇》中"血凝泣"，《调经论篇》中"留血"，《五脏生成论篇》中"衃血"，《举痛论篇》中"脉不通"，《灵枢·邪气脏腑病形》及《素问·刺腰痛篇》中"恶血"，均为对血瘀证的描述。但名称不同，血瘀的程度亦不同。对于血瘀证的病因病机，《黄帝内经》中也有所阐述，如

《素问·八正神明论篇》及《调经论篇》提到"寒凝瘀血",《生气通天论篇》及《调经论篇》提到"大怒瘀血",《痹论篇》提到"病久入深瘀血",《素问·生气通天论篇》《举痛论篇》及《灵枢·痈疽》《水胀》提到"瘀血成痈",《素问·腹中论篇》提到"瘀血血枯",均为古人对于临床实践的重要归纳。

女子之经、孕、产、乳皆以血为用,血室开时易受寒、热、湿邪的侵袭,若邪与血相结可致血行瘀滞或留滞胞宫;女子生性敏感,较男子更容易出现焦虑、抑郁等情绪,气行不畅而致血行瘀滞;女子经、孕、产、乳数伤于血,若平素体弱,又可因虚致瘀。总之,女子特殊的生理功能易致全身血液运行不畅或局部血液停滞、阻塞,或体内留有离经之血,而出现疼痛、瘀斑、瘀点、肿块、出血等"血瘀"证候。瘀血易阻滞于下焦之冲任、胞宫,使得血瘀成为妇科疾病的病机中不可忽视的重要部分。

邓教授纵览群书,博采众长,在对中医理论深刻理解的前提下,总结和归纳妇科瘀血证的常见病因如下。

1. 有因于气

气与血之关系甚为密切,"气为血帅",气对血有掣动、导引、疏通等作用,气行则血行,气止则血止。若情志抑郁,气机失调,可因气滞而血瘀。《沈氏尊生书》有云:"气运乎血,血本随气以周流,气凝则血亦凝矣。"《奇效良方》曰:"气塞不通、血壅不流,如大怒则可使气乱而逆,血失常度。"《素问·生气通天论篇》中亦提到"大怒则形气绝,而血菀于上,使人薄厥"。此外,其他病理产物,如痰凝、湿阻、水停,若病程日久,阻遏气机,也常导致不同程度的血瘀,致痰瘀互结、寒湿瘀阻或湿热瘀阻等证,在妇科病,尤其是癥瘕、不孕症等疑难病中十分常见。

除气机不畅而致瘀外,气虚无力掣动血液运行,无力帅血,同样可致血运不畅,甚或停留,产生气虚血瘀证。《黄帝内经》谓"心主血脉",《素问·经脉篇》亦云:"气绝则脉不通,脉不通则血不流。"《医林改错》中提到:"元气既虚,必不能达于血管,血管无气,必停留而瘀。"因心气虚而闭经者,就是气虚血瘀的典型案例。

2. 有因于寒

"血得温则行,逢寒则凝",寒凝血脉是血瘀形成的主要原因之一。早在《黄帝内经》中已有明确记载,如《灵枢·痈疽》谓:"寒邪客于经络之中则血泣,血泣则不通。"《素问·调经论篇》谓:"寒独留,则血凝泣,凝则脉不通,其脉盛大以涩,故中寒。"历代医家对此基本认同,《医林改错》中有"血受寒则凝结成块"的形象描述。致瘀之寒既包括六淫之"外寒"，也包括阳虚之"内寒"。临床上常见淋雨感寒，或过食生冷伤阳，或素体阳虚者，因寒致瘀，而出现经行腹痛，以及经血色暗、血块多等症状。

3. 有因于血

生血障碍或慢性耗血而致血虚脉道干涩，如《素问·举痛论篇》所言"脉泣则血虚，血虚则痛"就是对血虚血瘀的论述。《景岳全书·血证》指出："血有虚而滞者，宜补之活之。"《医林改错》中提到的"血有亏瘀"亦为血虚血瘀。但凡出血即可称为"离经之血"，若离经之血不能及时排出体外，丧失正常血液之功能，则可停留于体内成为病理性瘀血。《血证论》中有"此血在身，不能加于好血，而反阻新血之化机，故凡血证，总以去瘀为要"的论述。例如，女子长期漏下不止，虽无明显血色暗黑、夹有血块等症，但基于出血血瘀理论仍对其有"久漏多瘀"的病机认识。

早在《黄帝内经》中就有"恶血""衃血"的表述，《景岳全书·血证》中解"衃血"为"败血凝聚色黑者曰衃"，《证治准绳·杂病》中确切地提出了"污秽之血为瘀血"的观点。污秽性瘀血，不仅丧失了正常血的功能，并可停留致瘀，亦可称作败血、毒血、恶血，结合西医学病理生理学认识，可认为是由生物、理化等因素所"污染"的血液，如细菌、病毒、细菌内毒素，或自身代谢产物在血中堆积。临床上由急性盆腔炎引起的菌血症、败血症，以及盆腔脓肿或妇科恶性肿瘤，都可归属于污秽性血瘀的范畴。

4. 有因于伤或饮食起居

跌仆外伤，久立或负重内伤，使血离经隧，血溢脉外，伤后损伤经络，恶血留存；亦有因日常生活不当而致血瘀证者，"夫人饮食起居一失其宜，皆能使血瘀滞不行，故百病由污血者多"。

（二）瘀血成疾，症如是

1. 疼痛

"不通则痛"，由气血运行受阻不畅所致，常表现为痛有定处、拒按或喜按。若以血瘀为主则症见刺痛明显，若以气滞为主则症见胀痛明显。常见于痛经、子宫内膜异位症、盆腔炎及盆腔炎后遗症等。

2. 瘀点、瘀斑

唇、舌、皮肤出现青紫或暗红的瘀斑、瘀点，多为各种因素"伤络而血溢，血不循经"所致，常见于月经过多、异常子宫出血、闭经、经前期综合征、痛经等疾病。

3. 肿块

各种因素阻塞气血之通畅，气滞血瘀，瘀血聚集于冲任、胞宫，或离经之血凝聚日久而成肿块，按之有形或有触痛、胀感，即所谓"气聚为瘕，血聚为癥"，可见于陈旧性异位妊娠、子宫内膜异位症、子宫肌瘤、卵巢囊肿等疾病。

（三）四诊合参，中西合璧，见微知著

对于血瘀证，邓教授主张宏观辨证与微观辨证相结合，并在中医四诊合参的基础上结合西医学病理生理特点进行分析。血瘀证的辨证是依据望、闻、问、切四诊所搜集的症状、体征及其内在联系，并充分利用现代诊疗技术，结合疾病特点，整体加以分析、归纳而来的，能够为后续治疗提供充分依据。

1. 望诊

血瘀证可见面色暗黑或晦暗少华，颜面褐斑沉着；口唇瘀暗，舌质紫暗、有瘀点或瘀斑，舌下静脉粗长、显露；肌肤甲错、干燥少华、局部有瘀斑青紫。对于妇科病，望诊还包括望月经、望带下、望恶露等，血瘀证可见经血或恶露颜色暗红、夹有血块等。

2. 闻诊

闻诊多体现在交流过程中患者的获知语速、思维反应及对答情况等方面。思维迟滞，语声低微，多属于虚。问题未陈述完毕而抢答，语言急促，语速较快者，多与气滞有关。

3. 问诊

问诊内容包括患者有无手术、外伤等病史，月经的期、量、色、质有无异常，有无痛经，或有无经色暗、夹有血块，产后恶露的量、色、质有无异常，等等。血瘀证可有疼痛如针如锥、固定不移等表现。

4. 切诊

切诊包括切脉、切腹及妇科检查。血瘀证的脉象以涩脉为主，尤在泾谓"血积经隧，则脉涩不利"，也有文献记载"涩中带弦"。涩脉的主要特点是往来艰涩，迟滞不畅，如轻刀刮竹。切腹，有时可见腹痛拒按、腹肌紧张、有压痛及反跳痛，可触及巨大盆腔包块。妇科检查是妇科病辨病、辨证的重要环节，若发现生殖道赘生物、结节、触痛，或经阴道后穹隆穿刺、腹腔穿刺抽出不凝血，均是辨为血瘀证的重要线索和依据。

除宏观的中医诊察手段之外，邓教授在辨证时也会结合疾病特点、女性生理

特点、手术情况、影像学检查及实验室检查结果。例如，在临床上腹膜型子宫内膜异位症的血瘀证表现并不典型，可无明显的周期性痛证或血证表现，亦无典型舌脉表现，但在腹腔镜下能发现盆腔散在紫蓝色结节，结合子宫内膜异位症的病理特点可判断为异位内膜周期性出血，表现形式上也符合"离经之血"之意，亦可将其辨为血瘀证。若在腹腔镜下见患者盆腔静脉迂曲、扩张，或经彩超发现血流阻力增加等，利用现代的临床检查手段发现符合"黏、稠、凝、聚"特点的表现，均可作为血瘀证的辨证依据。

邓教授是中西医结合治疗妇科病的临床实践者，将临床常用的腔镜技术、影像技术等现代检查方法与中医四诊相融合，通今博古，与时俱进，从微观入手，见微知著，在宏观表现的基础上进一步扩大了中医四诊的范畴。

（四）分证而治，对药、角药化神奇

1. 理气化瘀类

"气为血帅"，气不畅则血亦不畅，《医宗金鉴》曰："血之行止与顺逆，皆由一气率而行。"故如《血证论》所言"气散则血随而散""血随气散，则没而不见"。此类气滞血瘀证，多由情志不遂，肝气郁结所致，有胸胁、脘腹胀满疼痛等气机不畅表现。木郁则土壅，故治疗以理气行滞为主，和血活血为辅，常用药物有香附、乌药、郁金、木香、延胡索、枳壳、枳实等。多选气中之血药香附，取其"利三焦，解六郁"和"气平而不寒，香而能窜，味辛能散，微苦能降，微甘能和"之功。乌药辛温香窜，上入脾肺，下入肝肾，用治胸腹诸痛。郁金为血中之气药，味辛、苦，性凉，"治郁遏不能散"，能行气解郁、凉血化瘀。木香"散滞气，调诸气"，为三焦气分之要药。延胡索味辛、苦，性温，入肺、肝、脾经，功效为活血、理气、止痛，"能行血中气滞，气中血滞，故专治一身上下诸痛"，取其行气以散结血之功。巧选枳壳与枳实以行气，"枳壳形大，其气散，其性缓，故其行稍迟，是以能入胸膈肺胃之分及入大肠也；枳实形小，其气全，其性烈，故善下达"，是以"枳壳主高，枳实主下"，因此，对于妇科病之气滞证，伴胸胁胀痛者选主高之枳壳，伴脘腹满痛者选主下之枳实。

久用行气药恐其破泻，故对于病势较缓，因体虚或血证而不耐行气药之温燥者，邓教授常选用性缓质轻的皮类或花类药物代替，常用药物有合欢花、合欢皮、素馨花等。合欢花芳香轻扬，安五脏，和心志。素馨花色白、性平、气芳香，能解心气郁痛。花类药物质地轻盈，故用量宜轻，入汤剂一般用6~10g即可。

2. 活血化瘀类

气滞则血瘀，血瘀必气滞。日久瘀血停积，《血证论》中言"务使不留，则无余邪为患""但一调血，则气自和，而不复聚矣"。此类血瘀证，可见于脉络阻滞之月经过少、月经后期、痛经、闭经、癥瘕、不孕症等。常用药物有桃仁、红花、川芎、益母草、泽兰等。邓教授认为，桃仁、红花两味药具活血化瘀之功，并以下血为主，在治疗瘀血所致月经过少、痛经、闭经及恶露不下等病时能有效地使血下行，增加经血量，使月经按时、足量而至，所体现的是以通为治。《名医别录》中记载桃仁有通月经的作用，用于治疗月经不调、经闭不行；《神农本草经》中记载桃仁有活血化瘀之功，用于治疗瘀血阻滞之经闭不行等。红花始载于《开宝本草》，在《本草纲目》中也有详细记载，功效为活血通经、祛瘀止痛。川芎性温味辛，辛而上行，活血行气，祛风止痛。最经典的以桃仁、红花、川芎配伍使用的方剂乃《医宗金鉴》桃红四物汤，三者有温有寒，有升有降，三足鼎立，为角药。益母草味苦、辛，性微寒，能通行瘀血、消水行血、祛瘀生新、调经解毒；泽兰性温通达，善解肝脾之郁以活血祛瘀行水，具有通经散结而不伤正的特点，《本草纲目》中记载"养血气，破宿血，主妇人劳瘦"。益母草与泽兰为对药，一寒一温，相须为用，可祛瘀血而生新血。

3. 清热化瘀类

热为阳邪，灼阴熬液则血液凝滞。《医林改错》曰："血受热则煎熬成块。"朱丹溪曰："血受湿热，久必凝浊。"由此可见，热邪内侵或湿热壅遏气血，皆可致瘀，多见于经血妄行或湿毒带下之证。治疗此类病症常用牡丹皮、丹参、怀牛膝、赤芍等药。牡丹皮能"治血中伏火，除烦热"，配丹参"降而行血……清血中之火，故能安神定志"，二药寒凉苦降，可养血化瘀、清热除烦，"静能生水"，甚合女性"阴常不足"之体。对于瘀热血逆上行者，常配怀牛膝"引血下行，以降其上炎之火"，且具通经、活血、补肝肾之功。赤芍功擅祛瘀、止痛、凉血、消肿，《日华子本草》中言其能"治风补劳，主女人一切病并产前后诸疾，通月水，退热除烦"。

然血遇寒则凝，故邓教授认为清热化瘀类中药较少单独使用，多配伍其他药物同用，如经典方剂"桂枝茯苓丸"，牡丹皮、赤芍、桃仁三味性微寒或平的活血药，需配伍桂枝以温经散寒、温助血行，使化瘀之效彰。

4. 破血化瘀类

瘀血瘕聚，积久成癥。癥瘕在体，可导致痛经、月经不调、崩漏、不孕症等疾病。常用药物有三棱、莪术、九香虫、水蛭等。三棱气味俱淡，微有辛意；莪术味微苦，气微香，亦微有辛意。二者性皆微温，为化瘀血、消久积之要药，常用治女子癥瘕，性非猛烈而建功甚速。张锡纯论三棱、莪术："愚于破血药中，独喜用三棱、莪术者，诚以其既善破血，尤善调气。补药剂中以为佐使，将有瘀者瘀可徐消，即无瘀者亦可借其流通之力，以行补药之滞，而补药之力愈大也。"邓教授在临证中根据此理，在同用三棱、莪术治疗女子癥瘕时，常配伍补气药，效如桴鼓。

针对妇科顽症，如子宫内膜异位症、子宫腺肌病等，邓教授遵《血证论》中"用诸虫啮血之物，以消蚀干血"之训，将虫蚁搜剔通络法和活血化瘀通络法结合应用，认为虫类药物荡涤走窜，能入络搜邪，通经络而达病所。《肘后备急方》《备急千金要方》中都广泛使用了虫类药，《金匮要略》中的"鳖甲煎丸"和《温病条辨》中的"化癥回生丹"更是以虫类药为主。虫类药具有攻坚破结、活血化瘀、消痈散结、疏风搜络等作用。对于血瘀重证引起的顽症、痛症，于活血化瘀类药物中稍加1~2味虫类药破血逐瘀攻邪，可获良效。常用药物有九香虫、水蛭等。水蛭性平，味咸、微腥，《医学衷中参西录》云："水蛭……善入血分；为其原为噬血之物，故善破血；为其气腐，其气味与瘀血相感召，不与新血相感召，故但破瘀血而不伤新血；且其色黑下趋，又善破冲任中之瘀。"水蛭用量为6~9g。九香虫咸温，入肝、肾经，《本草新编》载："九香虫，虫中之至佳者，亦兴阳之物，以扶衰弱最宜。"用其治疗妇科痛证时，常与白芍相配伍，一温一寒，一柔一刚，柔肝理气而止痛。九香虫用量为6~9g。

对于运用虫类药治疗妇科病，历代各家学说纷纭，常有医家认为女子正虚不耐攻伐，恐其攻伐太过而犯虚虚之戒。邓教授对于使用虫类药强调辨证论治，若病久入络而见经期经色暗黑、疼痛剧烈，面色晦暗无泽，舌暗红、有瘀斑瘀点，或舌下脉络迂曲，非以虫类药入络搜邪难达病所，宜大胆应用之。邓教授在使用时亦重视配伍，女子以血为本，故使用攻伐之药时，常将虫类药作为臣药或佐药使用，并配伍健脾益气、扶正固冲的药物作为君药、臣药。首先，强调顾护脾胃。脾胃位于中焦，脾主运化、主统血、主升清、主四肢肌肉，与胃互为表里，为后天之本。脾与胃有经脉相互络属，一阴一阳，一脏一腑，一升一降，一主运化、一主受纳，二者相互配合对维持生命起到重要作用。虫类药破血行血、化痰散结、搜剔止痛，其性走而不守，易耗散人体正气，故常辨证配伍黄芪、党参、五指毛桃、白术等守而不走之品以益气健脾扶正、镇守中州，使全方阴阳平衡、动静结合，"邪去而不伤正，效捷而不猛悍"。其次，因虫类药多辛温燥烈、性喜走窜，易耗动阴液，故常辨证配伍生地黄、熟地黄、女贞子、麦冬、玉竹、沙参等滋润质重沉静之品以养阴生津润燥，制其燥伤营血之弊。如此动静结合、消补结合、温凉结合，即可达到治疗目的。

（五）案例举隅

黄某，女，28岁，1990年2月28日入院。主诉：经行腹痛进行性加重2年余。现病史：患者于1987年6月因早孕稽留流产在本市某医院行清宫术，术后月经量明显减少，经期用日用卫生巾共5~6条，经色暗、夹血块，痛经剧烈，大汗淋漓，经期不能工作，并继发不孕症2年。曾先后在市内多家医院治疗无效。平素月经尚规律，经期2~3天，周期28~30天。末次月经为1990年2月26日至1990年2月28日，量少、色暗、夹血块，痛经剧烈。现症：下腹疼痛，腰酸，面色暗淡，纳眠可，二便正常，舌暗红、苔薄白，脉弦细。妇科检查：外阴、阴道正常；宫颈稍肥大、光滑，宫体后倾、大小正常、活动度好；直肠子宫陷凹及子宫骶韧带处触及多个黄豆大小结节，质实、触痛明显；双侧附件正常。孕产史：孕1产0（G1P0）。中医诊断：痛经（气滞血瘀证）。西医诊断：子宫内膜异位症？治法：活血化瘀，理气止痛。处方：①予以桂枝茯苓丸加减。桂枝8g，延胡索15g，赤芍15g，牡丹皮12g，枳壳12g，丹参20g，茯苓20g，毛冬青30g，九香虫6g，水蛭6g，川楝子10g，山茱萸10g。每日1剂，水煎至200ml，分早晚2次，饭后半小时温服。②双柏水蜜100g外敷下腹部痛处，每日1次，经期停药。③复方毛冬青灌肠液100ml保留灌肠，灌肠前排空大便，灌肠后药液停留4小时以上，每日1次，经期停药。④红外线理疗仪TDP灯照射盆腔部，每次30分钟，每日1次，经期停用。

服首方15剂后，患者自觉口干口苦，牙龈出血，胃纳差，舌红、苔薄黄，脉弦细数。故去桂枝、茯苓、枳壳，加麦芽、忍冬藤各30g，鸡内金10g，继续内服，其他治法不变。患者于3月26日至3月30日月经来潮，经期加服三七粉3g，蒲黄、五灵脂各10g，增强活血化瘀之力，共5天。此次经期疼痛缓解，经量增多，经期用日用卫生巾约12条，经色较鲜红，血块较少。

第二次入院（1990年4月20日）：末次月经为1990年3月26日至1990年3月30日，量较前增多，色较鲜红，夹血块，痛经较前缓解。入院时暂无明显不适，胃纳可，二便调，舌暗红、苔薄白，脉弦细。仍采用中医药综合疗法治疗。

治法：活血化瘀，理气止痛。处方：予桂枝茯苓丸加减。桂枝8g，延胡索15g，赤芍15g，牡丹皮12g，枳壳12g，三棱20g，莪术20g，茯苓20g，九香虫

6g，水蛭6g，川楝子10g，桃仁10g。另配合初次入院时相关中医特色疗法治疗。

服用方药7剂后，患者于4月27日至4月30日月经来潮，经期加服三七粉3g，蒲黄、五灵脂各10g，共4天。经期疼痛明显缓解，经量增多，经期用日用卫生巾共17条，色鲜红，夹有血块，腰酸。经期结束后调整方药，改用柴胡疏肝散合二至丸加减。处方：香附15g，枳壳12g，陈皮6g，白芍10g，川芎15g，菟丝子15g，女贞子15g，墨旱莲15g，桑寄生15g，三棱20g，甘草6g，延胡索15g，桃仁10g，赤芍15g，莪术20g。其余综合疗法不变。

服15剂后，患者未诉不适，考虑患者进入经前期，调整方药，继续予桂枝茯苓丸加减。处方：桂枝8g，延胡索15g，赤芍15g，牡丹皮12g，肉苁蓉15g，枳壳12g，三棱20g，莪术20g，茯苓20g，香附15g，九香虫6g，水蛭6g，川楝子10g，桃仁10g。

服9剂后患者出院，予中药出院带药。处方：桂枝8g，延胡索15g，赤芍15g，牡丹皮12g，蒲黄10g，枳壳12g，三棱20g，莪术20g，茯苓20g，五灵脂10g，九香虫6g，水蛭6g，川楝子10g，桃仁10g，血竭3g（冲服），共7剂。

第三次入院（1990年6月8日）：末次月经为1990年5月27日至1990年6月1日，经量适中，经期用日用卫生巾共19条，经色鲜红，夹少许血块，经期轻微腹痛，腰酸。

治法：补益肝肾，活血行气。处方：予柴胡疏肝散合二至丸加减。香附15g，枳壳12g，陈皮6g，白芍10g，川芎15g，菟丝子15g，女贞子15g，墨旱莲15g，桑寄生15g，续断15g，甘草6g，延胡索15g，桃仁10g，赤芍15g。

服用方药7剂后，患者进入经前期，调整方药，改用桂枝茯苓丸加减。处方：桂枝8g，延胡索15g，赤芍15g，牡丹皮12g，山茱萸15g，杜仲15g，三棱20g，莪术20g，茯苓20g，续断15g，九香虫6g，水蛭6g，川楝子10g，桃仁10g，血竭3g（冲服）。

服12剂后，患者于6月27日至6月30日月经来潮，经期加服三七粉3g，蒲黄、五灵脂各10g，共4天。经期经量适中、色鲜红，无血块，无痛经，轻微腰酸，无经前乳房胀痛。

患者出院后随访8个月，虽无继续服药治疗，但痛经一直未复发。1年多后怀孕，并足月顺产一名男婴。

按：患者经期下腹痛进行性加重，中医诊断为痛经。妇科检查时在患者直肠子宫陷凹及子宫骶韧带处触及多个黄豆大小结节，质实、触痛明显，结合患者症状，西医诊断为子宫内膜异位症。子宫内膜异位症是妇科常见病、疑难病，常导致痛经、不孕症等。患者经血色暗，夹有血块，痛经剧烈，舌质暗红，为一派瘀血阻滞之征，当属痛经之"不通则痛"范畴，且患者月经量少，脉弦细，有气滞兼气血不足之征，故以瘀血阻滞为主证，气滞及血虚为兼证。

邓高丕教授根据患者症状辨证治疗，灵活运用"通"法，气滞则行气以"通"，血瘀则活血化瘀以"通"。首方用桂枝茯苓丸加减，方中桂枝辛甘而温，温通血脉，以行瘀滞；茯苓甘淡性平，利水渗湿以祛痰，可助消癥之功，且能健脾益气；枳壳、金铃子散（延胡索、川楝子）行气止痛；九香虫行气疏肝止痛；牡丹皮、赤芍、丹参、毛冬青活血化瘀通络；患者癥积阻滞胞宫，前四药活血化瘀之力较缓，加水蛭破血逐瘀，方能消解癥块；因久病及肾，故加山茱萸温补肾阳以扶正。连服15剂后，患者已觉温燥，胃纳较差，故去桂枝等，加麦芽、忍冬藤、鸡内金，以增强内消和清热通络之力。

桂枝茯苓丸出自《金匮要略·妇人妊娠病脉证并治》："妇人宿有癥病，经断未及三月，而得漏下不止，胎动在脐上者，为癥痼害。妊娠六月动者，前三月经水利时，胎也。下血者，后断三月衃也。所以血不止者，其癥不去故也，当下其癥，桂枝茯苓丸主之。"在《妇人大全良方》中更名为夺命丸，用治妇人小产、胎死腹中而见"胎上抢心，闷绝致死，冷汗自出，气促喘满者"。金铃子散出自《太平圣惠方》，由川楝子、延胡索两味药组成，为理气止痛之良方，《绛雪园古方选注》曰："金铃子散，一泄气分之热，一行血分之滞。《雷公炮炙论》云：心痛欲死，速觅延胡。洁古复以金铃治热厥心痛。经言诸痛皆属于心，而热厥属于肝逆，金铃子非但泄肝，功专导去小肠膀胱之热，引心包相火下行；延胡索和一身上下诸痛。时珍曰：用之中的，妙不可言。方虽小制，配合存神，却有应手取愈之功，勿以淡而忽之。"金铃子即川楝子，有行气止痛、疏肝泄热之效，《本草纲目》曰："导小肠、膀胱之热，因引心包相火下行，故心腹痛及疝气为要药。"延胡索活血行气止痛，可用治血瘀气滞诸痛，为行气止痛之佳品，能行血中气滞、气中血滞，专治一身上下诸痛，《本草纲目》曰："活血利气，止痛，通小便。"《开宝本草》曰："主破血，产后诸病因血所为者。妇人月经不调，腹中结块，崩中淋露，产后血运，暴血冲上，因损下血。"川楝子、延胡索两药合用，既能行气又能活血，相辅相成，行气活血之力倍增。

此患者被诊断为子宫内膜异位症，癥积于内，且患病时间较久，为沉疴旧疾，单纯服用汤剂治疗难以祛除，需采用综合疗法方能奏效，案例中所用中药外敷、中药保留灌肠、TDP灯照射综合治疗为常用疗法。双柏水蜜为双柏散调制而成，由黄柏、侧柏叶、大黄、薄荷、泽兰五味药组成，双柏水蜜能祛瘀止痛、清热疏风，外敷通过皮肤吸收，止痛效果较好。复方毛冬青灌肠液能活血化瘀、行气通络止痛，能通过直肠黏膜被吸收，直达病所。毛冬青是主产于岭南地区的道地药材，有清热解毒、活血通脉之功，临床应用较广泛，血瘀证及热毒证均可应用。《新编中医学概要》中记载毛冬青可"活血通脉。治血栓闭塞性脉管炎、冠心病、脑血管意外所致的偏瘫"。《广西实用中草药新选》中记载其"清凉解毒，凉血散毒。治喉头水肿，咽喉炎症，暑季外感热证，皮肤急性化脓性炎症"。TDP灯照射的温热效应可增强细胞吞噬功能和体液免疫，能引起局部组织主动性充血，改善血液循环，促进炎症消散，并能降低神经系统兴奋性，有镇痛、消炎、减轻粘连、促进瘢痕软化等作用。

经过1个月的综合治疗，患者胞宫内瘀血已去之大半，3月26日至3月30日经期加服三七粉3g，蒲黄、五灵脂各10g，进一步增强活血化瘀之力，使剩余瘀血尽快消散。三七散瘀止血，《本草纲目》描述："止血散血定痛，金刃箭伤，跌扑杖疮，血出不止者，嚼烂涂，或为末掺之，其血即止。亦主吐血衄血，下血血痢，崩中经水不止，产后恶血不下，血运血痛，赤目痈肿，虎咬蛇伤诸病。"蒲黄味甘，性平，归肝、心包经，功能止血、化瘀、通淋，《本草纲目》曰："凉血活血，止心腹诸痛。"《神农本草经》曰："心腹膀胱寒热，利小便，止血，消瘀血。久服轻身益气力，延年神仙。"五灵脂味苦，性温，归肝、脾经，功能化瘀止血、活血止痛，为治血瘀诸痛要药。《开宝本草》云："主疗心腹冷气，小儿五疳，辟疫，治肠风，通利气脉，女子月闭。"《本草衍义补遗》曰："能行血止血。治心腹冷气，妇人心痛，血气刺痛。"《本草蒙筌》记载："行血宜生，止血须炒，通经闭及治经行不止……定产妇血晕，除小儿疳蛔。"蒲黄与五灵脂均可化瘀止血，两药相须为用可增强疗效。此次经期患者痛经症状缓解，经量增多，疗效明显。虽瘀血去之大半，但沉疴旧疾难以短期祛除，仍应继续巩固使剩余瘀血彻底消散。

第二次入院时患者处于经前期，予活血化瘀为主，仍予桂枝茯苓丸加减，患者初次入院服用首方后出现口干口苦，考虑山茱萸对于患者而言过于温燥，予去之，毛冬青、丹参性偏凉，予去之，加三棱、莪术、桃仁增强活血化瘀之效，治疗7天后月经来潮，继续加用三七粉、蒲黄、五灵脂增强活血化瘀之力，患者痛经明显缓解，经量亦增多，疗效显著。经期结束后调整方药，患者经期腰酸，考虑肝肾亏虚，予改用柴胡疏肝散合二至丸加减，补益肝肾、活血行气。方中香附、枳壳、延胡索行气活血，三棱、莪术、桃仁、川芎、赤芍活血化瘀，陈皮行气健脾，白芍柔肝缓急，菟丝子、女贞子、墨旱莲、桑寄生补益肝肾，甘草调和诸药。治疗15天后，患者进入经前期，调整方药，予桂枝茯苓丸加减，顺应此期胞宫生理特点，加肉苁蓉温补肾阳、香附行气活血。患者出院时月经即将来潮，出院带药在入院方桂枝茯苓丸的基础上加蒲黄、五灵脂、血竭增强活血化瘀之力。出院后，5月27日患者月经来潮，只轻微腹痛，但仍有腰酸，妇科检查示直肠子宫陷凹及子宫骶韧带处散在结节并有轻度触痛，继续予综合疗法调理1个月经周期。

第三次入院时，患者为经后期，予柴胡疏肝散合二至丸加减，患者瘀血去之大半，故去三棱、莪术，加续断补益肝肾。而后进入经前期则继续予桂枝茯苓丸加减活血化瘀、理气止痛。6月27日患者月经来潮，无痛经，轻微腰酸，无经前乳房胀痛，提示瘀血已去，气血通畅，予补益肝肾、行气活血增强疗效即可。疗效显著，疗程结束。

邓高丕教授辨证论治血瘀气滞之痛经，以活血化瘀、理气止痛为主要治法。重视辨病与辨证相结合，虽然辨证为血瘀气滞证，但辨病诊断为子宫内膜异位症，提示有癥瘕积聚，比单纯的血瘀证更甚，故选用针对癥积的桂枝茯苓丸加减，月经期亦增强活血化瘀之力。注重方药配伍，且配伍严谨，两药合用往往能达到相须的作用。在治疗过程中不拘泥于传统单纯方药内服治疗，采用中医综合疗法，内外兼施，并善于结合现代治疗手段，从而祛除沉疴旧疾。

二、妙用"通因通用"法

通因通用法是指应用通利的方法治疗"通利"（通而不畅）的病症，源自《素问·至真要大论篇》。在妇科领域，多部古籍中均有关于用通因通用法治疗崩漏的记载，如《傅青主女科》指出："闪跌血崩，局部按痛，必有留瘀，治须行血祛瘀，则瘀血去而新血生，血归经而崩漏止，方选逐瘀止血汤（含大黄、桃仁等）。"

通因通用法所针对的病证本质上应是实证（也包括虚中夹实证），病似"通"而实不通，故仍可用"通"法，使邪有出路，以免闭门留寇、养痈遗患，可期早愈。邓高丕教授在临证中，在准确辨证的前提下大胆使用通因通用法治疗月经病与妇科杂病，这些疾病大多与瘀血存内有关，在阴道出血之时（月经期）运用化瘀通经的药物，可使瘀随血去，瘀去而新血生。

（一）经前经期通经血，瘀去有路痛经除

在月经期前后，血海由充盈逐渐转为泄溢，气血变化较大且急骤，此时若

情绪波动、起居不慎或外邪乘虚而入，均易导致冲任失调、瘀血阻滞，或寒凝经脉、气血不和，胞宫经血受阻，不通则痛，而致痛经发生。每于经前 1~2 天或月经期，出现小腹胀痛、拒按，经净疼痛消失，或伴胸胁、乳房胀痛，或月经先后无定期、经量少，或经行不畅、经色紫暗有块、血块排出后痛减，常伴有心烦、急躁易怒，舌紫暗或有瘀点，脉弦涩或弦滑。邓教授认为，治疗此类疾病，应急则治其标，当机立断，在经行之前或经行之时予以理气活血、祛瘀止痛。月经期冲任二脉开启，当因势利导，乘其血行"开门逐盗"，行其气而调其血，以使气血、冲任通畅，达通则不痛之效。

痛经的病位在冲任、胞宫，以"不通则痛"或"不荣则痛"为主要病机，《景岳全书·妇人规》曰："经行腹痛，证有虚实。实者，或因寒滞，或因血滞，或因气滞，或因热滞；虚者，有因血虚，有因气虚。"痛经虽有寒、热、虚、实之分，但根据月经期的临床表现加以辨证，可发现痛经者往往以实证居多，常见经期小腹冷痛、不喜按揉、得热痛减、遇寒痛剧，经血色暗有块，甚或量多于常。此系寒结冲任，宿瘀内结，瘀血未清，凝滞胞宫，是以经血虽下，疼痛不减。通因通用，活血化瘀，引瘀下行，则痛势可缓，经量亦可相应减少。月经期不宜使用收敛止血定痛之剂，否则宿瘀未消，瘀久必致决口，非但不能达到止痛的目的，反而出血越止越多，此谓瘀血不去，新血不生。若血不归经，势必造成崩漏，腹痛亦难消除，可谓形似通而实不通也。

邓教授处方时多以活血行气、温经通络为法，常用药物有丹参、赤芍、桃仁、延胡索、川楝子、乳香、没药、血竭、乌药等。方中丹参、赤芍、桃仁为宫外孕Ⅰ号方，功能活血化瘀、消癥止痛。延胡索、川楝子合用为金铃子散，延胡索味辛、苦，性温，辛散温通，既入血分，又入气分，既能行血中之气，又能行气中之血，专于活血散瘀、利气止痛，善治一身上下诸痛之证属气滞血瘀者；川楝子味苦，性寒，苦能胜湿，寒可泄热，有疏肝泄热、解郁止痛之功，临床常用于治疗肝郁气滞、肝胆火旺所引起的两胁胀痛、闷痛，脘腹疼痛。二者合用可理气解郁、疏肝泄热、活血止痛。乳香、没药为宣通脏腑、疏通经络之要药，且善治女子经行腹痛、产后瘀血作痛。九香虫、水蛭为血肉有情之品，善行走通窜、通达经络。血竭专入血分，能活血、散瘀、定痛，主治瘀血经闭、痛经、产后瘀阻等。以上药味入气入血，需慎重用之，一般根据患者痛经的程度选择 3~5 味使用，同时配伍黄芪、五指毛桃等药以补气行血，或配伍乌药理气散寒止痛。

邓教授重视在经前期和月经期用药，一般嘱患者从经前 3~5 天开始服用，直至月经期无疼痛为止，取未病先防之意。

（二）"壶"中滴水点滴尽，倾"壶"而下缩经期

经期延长始见于《诸病源候论》，其曰："妇人月水不断者……劳伤经脉，冲任之气虚损，故不能制其经血，故令月水不断也。"《校注妇人良方》卷一曰："妇人月水不断，淋沥腹痛，或因劳损气血而伤冲任，或因经行而合阴阳，以致外邪客于胞内，滞于血海故也。但调养元气而病邪自愈，若攻其邪则元气反伤矣。"临床常见月经正式来潮前少量阴道出血或月经较大量来潮后淋漓不净。

邓教授认为，凡血证均与虚、瘀、热有关。虚则冲任不固，经血失统；瘀则阻于冲任、胞宫，经血离经；热则扰动冲任，血海不宁，经血妄行。而对于"经期延长"，血瘀居于三因之首。月经期，因血脉瘀阻，冲任气血下注胞宫，使得瘀血内阻更加严重，新血不得归经，以致经水延期不绝。具体表现为经前期及月经初期经来不畅，点滴而下，经色暗红，夹有血块，舌紫暗或有瘀点，脉弦涩。若病情缠绵日久，气随血耗，气虚不能摄血，则经血失统，且阴随血伤，阴虚复生内热，热伏冲任，迫血妄行，气虚、阴虚反果为因而致出血症状加重难愈。又因出血日久，离经之血留而为瘀，瘀阻冲任、胞宫，瘀血不去则新血难安，故临床中常会出现血瘀并见气阴两虚的病机转归。

对于经期延长，邓教授将子宫比喻为装水之壶，月经比喻为壶中之水。若倒水缓慢，则日久方净；若倒水加速，则时间缩短。由于血脉瘀阻，经期冲任气血下注胞宫，使得瘀血内阻更加严重，新血不得归经，而导致经期延长。故而对于经期延长伴经量不多的患者，强调月经期用药。

邓教授常使用血府逐瘀汤加减，以"活血化瘀通经"为法治疗经期延长，以通治通，使气血下行、经行顺畅、经期明显缩短。方中桃仁、红花、川芎、赤芍活血化瘀；当归养血和血、祛瘀生新，生地黄养血润燥，二者相伍养血活血，祛瘀而不伤正。此六味药组成了活血祛瘀的主方——桃红四物汤。又有桔梗、柴胡引药上行，疏肝行气；枳壳宽胸行气，使气行血活；牛膝通利血脉，引瘀血下行；甘草调和诸药。全方配伍，在活血中兼以行气，使气行血活，在祛瘀中合以养血，祛瘀不伤新血，使气血平和、冲任得固、瘀浊得逐，则其病自愈。

（三）崩漏最忌塞其因，瘀去新生血得止

崩漏发病多因脏腑、气血、阴阳失调，而致冲任亏损，固摄无权，不能制约经血，故经血非时而下。其病程长、易反复，日久每致脏腑气血阴阳俱虚，故其本质在"虚"，临床中以虚或虚实夹杂者为多。诚如《诸病源候论》曰："漏下

者，由劳伤血气，冲任之脉虚损故也。"又曰："崩中者，脏腑损伤，冲脉、任脉血气俱虚故也。"

通因通用法所治之崩漏，其辨证要点为经血色暗黑、夹有瘀块，小腹疼痛、块下痛减，舌有瘀斑，脉细涩，多为瘀血阻滞胞络、胞宫，血不得归经所致。不论是气虚不能摄血或气虚血运迟滞而留瘀，还是阴虚内热扰动血海或灼血成瘀，只要瘀血占据血室，壅阻脉道，导致血不归经，便可再行致瘀。由此可见，瘀血既是致病原因，又是病理产物。邓教授认为，此时若以收敛固摄止血为法治疗，使血凝为瘀，会加重脉络阻塞，而成为再出血之因，即使短期血止，崩漏却易再发而难止。

对于此证，邓教授将子宫比喻为有门之房屋，瘀血实邪犹如绊门之石块，房屋之门因石块嵌顿，一直无法关闭，屋内之藏（经血）则从不闭之门不断流逝。治疗需挪挡门之石，待无物嵌顿，则门可关，屋内之藏可固。此即以化瘀之法治崩漏之理。所以，此时应在化瘀的同时行止血之法，选药以活血之中有养血，化瘀之中有止血者为佳。适用于瘀血内阻，血不循经之出血病证的化瘀止血药，有三七、血竭、茜草、蒲黄、五灵脂等，既能止血，又能化瘀，具有止血而不留瘀的特点。

（四）瘀血日久成癥瘕，活血散结经行时

《景岳全书·妇人规》曰："瘀血流滞作癥，惟妇人有之，其证则或由经期，或由产后，凡内伤生冷，或外受风寒，或恚怒伤肝，或忧思伤脾，气逆而血留，气虚而血滞，或积劳积弱，气弱而不行，总由血动之时，余血未净，而一有所逆，则留滞日积，而渐已成癥矣。"张锡纯认为："女子癥瘕，多因产后恶露未净凝结于冲任之中，而流走之新血又日凝滞其上以附益之，遂渐积而为癥瘕矣。"由此可见，癥瘕多由瘀血所致。

邓教授认为，在妇科癥瘕的治疗中，需重视活血化瘀与补虚之间的关系。治疗妇科癥瘕历来多遵循《黄帝内经》中"坚者削之""留者攻之""结者散之""客者除之"的治疗原则，活血化瘀法就是其具体体现之一。但同时也应该注意此病多发于虚。张景岳指出："凡脾肾不足及虚弱失调之人多有积聚之病……治积之要，在知攻补之宜，而攻补之宜，当于孰缓孰急中辨之。……若积聚渐久，元气日虚，此时攻之，则积气本远，攻之不及，胃气切近，先受其伤，愈攻愈虚。"如果罹患妇科癥瘕不久而元气未损，可考虑在月经期使用祛瘀散结之法，使瘀有出路，防止病久而积重难返。

通因通用法所治之癥瘕病的辨证要点为下腹有肿物，经量不多、经色暗黑、夹有血块，或伴有经行腹痛，面色不萎，语音不低。邓教授根据中医周期疗法的原理，于月经期大胆通利，趁出血之际行活血消癥之法，使瘀散而脉络畅通，新血得生，循经归顺，不再溢于脉外。所以，针对患有此类癥瘕且无生育要求的患者，邓教授在其月经期选用桃红四物汤加散结类药物治疗，如三棱、莪术、牡蛎、夏枯草、橘核、荔枝核等。"三棱、莪术性近和平，而以治女子瘀血，虽坚如铁石亦能徐徐消除，而猛烈开破之品反不能建此奇功，此三棱、莪术独具之良能也。"三棱、莪术消癥散结的特点是"徐徐消除"，但因其有破气消积之力，邓教授在配伍时仍强调适当加补气之药，所谓"三棱、莪术者，为补气药之佐使，将有瘀者亦可徐消，即无瘀者亦可借其流通之力，以行补药之滞，而补药之力愈大也"。牡蛎咸寒降泄，软坚散结；夏枯草味微辛而甘，性寒，辛能散结，寒能泄热，味甘而兼有和阳养阴之功；橘核苦温入肝而疏逆气，荔枝核行气散结而祛寒止痛，合用之以散结消癥。

月经期补气行血、养血和血、散结消癥，妙用通因通用之法。待非月经期，则应强调攻补兼施，以复其旧。

（五）案例举隅

劳某，女，18 岁，未婚，2012 年 7 月 20 日初诊。主诉：经期小腹疼痛 6 年。现病史：患者平素月经规律，周期 30 天，经期 6 天，经量中，夹有血块，痛经较剧、经行第 1~2 天疼痛明显，伴腰酸、经前乳房胀痛。末次月经为 2012 年 7 月 1 日，6 天净。平素白带量适中、色白。否认性生活史。舌淡暗、苔薄白，脉弦细。彩超提示子宫附件未见异常。中医诊断：痛经（气滞血瘀证）。西医诊断：原发性痛经。治法：活血化瘀，行气止痛。处方：丹参、赤芍、桃仁、延胡索、山茱萸各 15g，乳香、没药、九香虫各 6g，血竭 3g，水蛭 9g，川楝子 10g，乌药 20g。共 5 剂，水煎服，服药期间忌食生冷、辛辣食物。

二诊（2012 年 8 月 10 日）：末次月经为 2012 年 8 月 1 日，6 天净，痛经明显缓解，经期第 2 天稍有腰腹部不适，余病史同前。舌淡、苔薄白，脉沉细。处方：菟丝子、女贞子、墨旱莲、丹参、赤芍、桃仁、党参、白芍、当归各 15g，白术、鸡内金、海螵蛸各 15g。共 7 剂，水煎服。

三诊（2012 年 8 月 23 日）：现为月经前 7 天，无特殊不适。舌淡红、苔薄白，脉弦细。处方：柴胡、枳壳、当归各 12g，甘草、乳香、没药、九香虫、水蛭各 6g，白芍、郁金、山茱萸各 15g，血竭 3g。共 5 剂，水煎服。

四诊（2012年9月4日）： 末次月经为2012年8月30日，痛经好转，经行第1天小腹凉、腰酸，余无不适。舌红、苔薄白，脉弦细。继续予二诊处方加减。为巩固疗效继续调理3个月经周期。

按： 女子以肝为先天，肝气不疏则周身气机郁结，血运不畅，瘀血阻于冲任，行经时气血下注冲任，瘀滞更甚，"不通则痛"，故经行小腹疼痛；瘀血阻于冲任，经血下行不畅，故有血块；肝郁气滞，故经前乳房胀痛；舌淡暗、苔薄白、脉弦细皆为气滞血瘀之征象。在治疗上应掌握合适的时机，月经来潮前应注重活血止痛，以缓解经期腹痛症状，方中丹参、赤芍、桃仁补血养血，活血止痛，延胡索、川楝子理气止痛，乌药、山茱萸散寒温肾止痛，乳香、没药、九香虫、血竭、水蛭活血通络止痛。非月经期注重以补肾健脾为主，佐以养血活血，予菟丝子、女贞子、墨旱莲、海螵蛸平补肾中阴阳，党参、白术、鸡内金健脾补气，丹参、赤芍、桃仁、当归养血活血。待痛症稍减，则以疏肝理气止痛为主，以柴胡、白芍、枳壳、郁金疏肝柔肝，理气止痛，当归养血活血，乳香、没药、九香虫、血竭、水蛭活血通络止痛，甘草调和诸药。

三、妇科痛证重辨虚实，络脉立论审证求因

（一）络为聚血之所，久病瘀闭入络

1.络脉理论

"络"的概念最早由《黄帝内经》明确提出，并在张仲景的《伤寒杂病论》中得到进一步阐释和发展，而后清代医家叶天士在《临证指南医案》中对络脉理论再次进行补充和完善。《灵枢·脉度》曰："经脉为里，支而横者为络，络之别者为孙。"《灵枢·经脉》曰："诸脉之浮而常见者，皆络脉也。"皆指出络脉的主要生理功能是沟通表里、运行气血、贯通十二经脉。《素问·调经论篇》提出了"病在脉，调之血，病在血，调之络"的血病治络大法。汉代医家张仲景在《金匮要略》中应用大黄䗪虫丸和旋覆花汤治疗气郁血瘀络闭之证，对后世医家有深远启发。清代医家叶天士在继承和总结前人学术思想的基础上，创造性地提出了"久病入络""久痛入络"的观点，强调"初为气结在经，久则血伤入络"，从络脉角度揭示了一般疾病由浅入深、由气及血的传变规律，认为络病虽分虚实，但总以络脉不通为纲，治疗以通络为要。邓教授详查痛证病机，从络脉学说立论，用药首在调郁、疏通络脉。

2. 审证求因

络病是由病变深入络脉而引起的。叶天士云："凡人脏腑之外，必有脉络拘绊，络中乃聚血之地。"《灵枢·百病始生》曰："是故虚邪之中人也……留而不去，则传舍于络脉，在络之时，痛于肌肉。"临床中妇科痛证常反复发作、迁延难愈，以下腹部慢性隐匿性疼痛为主要表现，邓教授认为其病机不离"邪、虚、瘀、滞"四字。少腹络脉损伤多为感邪后祛邪未尽，深伏筋骨之间，遇正虚之时，猝而即发，或感邪后调治失当，邪气循经而羁，致使病延经年，沉着难愈。络脉为沿经输布的细微网状结构，具有渗灌气血、连接表里、沟通内外的作用。"初则气结在经，久则伤血入络"，因而病邪入络的前提必是"气"的防御功能紊乱，病久入络后则渐成"至虚之处，便是容邪之处"之势，同时络因邪闭，气血不通，濡润失司，则出现"络虚则痛"之象。"经主气，络主血"，络脉气血运行不畅，易于致瘀，故络病的主要病机总不离"络瘀"；络脉均细小，病根多深伏，使病邪易入难出，而致频发久作、缠绵难愈，正如《张聿青医案》所云："直者为经，横者为络，邪既入络，易入难出，势不能脱然无累。"医学典籍中亦有"孙络水溢，则经有留血""血积既久，其水乃成"的记载，血瘀、水停两种病理因素相互胶着，加之正邪互结，则络病益艰。

（二）痛证辨痛，细致入微

妇科痛证可见于西医学痛经、盆腔炎后遗症、子宫内膜异位症、盆腔淤血综合征等疾病，疼痛严重影响女性的生活质量。邓高丕教授临证治疗妇科痛证效果确切，且尤为重视痛证的辨证方法，强调"治病之要，要在枢机，方能洞察邪正之进退，虚实之盛衰，遣方用药才不致南辕北辙，而犯失之毫厘谬以千里之误"。

1. 辨痛之因

痛之因，古人概称"不通则痛"，人之气血周流、经脉环行，以畅流通顺为用，不可阻滞不通，然不通所致之痛证，其病因可与寒、滞、虚、热相关。血喜温而恶寒，《黄帝内经》云："血得热则行，遇寒则凝。"人之伤于寒，或因饮食贪凉，或因外感寒邪，伤及阴血，损及冲任之脉，不通则痛。气与血相互依存，气行则血行，气止则血止，气结则血结。若气滞而血瘀不行，此为由气及血；若血因寒、燥、热等邪气侵袭，运行不畅成瘀，血瘀碍气，气不流通，此为由血及气，故滞而不通则痛。气血相互滋生，不可不足，气虚血无以化，血虚气无以生。气虚鼓动无力，则血运滞涩；血虚不充，则气行不畅。气血失于正常运行流通，不通则痛。热邪或湿热之邪与血搏结，或血虚生燥，或热伤气耗，或湿热阻塞，使热郁血结，壅塞不通则痛。

2. 辨痛之性

痛之性是依据患者自述疼痛的特点，进行分析，作为辨病因，以及辨病机之气血、寒热、虚实的依据。临床上一般认为，以胀痛为主者属气滞，以绞痛为主者属血结兼寒，以刺痛为主者属血瘀有热，以隐痛、绵绵不绝为主者属虚寒，以空痛为主者属气虚。

3. 辨痛之虚实

辨痛之虚实，除结合痛之因、痛之性之外，常从喜按、拒按及痛的时间上进行分析。如《景岳全书》曰："经行腹痛，证有虚实。实者，或因寒滞，或因血滞，或因气滞，或因热滞；虚者有因血虚，有因气虚。然实痛者多痛于未行之前，经通而痛自减；虚痛者多于既行之后，血去而痛未止，或血去而痛益甚。大都可按可揉者为虚，拒按拒揉者为实。有滞无滞，于此可察。"但临床中，经后痛偏实者亦不少见，多患有盆腔炎或癥瘕。若患者平素带下量多，色黄腥臭，经前期、经后期皆腹痛如刺，症见湿热之象，或为实证，或为本虚标实证，当以清热祛湿法治之。中医的诊疗特点是辨证，应以症状与舌脉为依据，不可泥于旧论而单以经后痛属虚的观点出发。

（三）以疏助通，消瘀透络，通补同施

邓教授治疗妇科痛证，根据病机予以补虚泻实，常用清肝疏理调气血、固肾藏精益冲任、行气通经祛瘀滞之法，处方精专，用药灵巧，任通冲盛则疼痛可除。

1. 详查病机，痛证常辨肝肾气血

邓教授认为，妇科痛证的主要病机以肾气亏虚、肝郁气滞、冲任瘀阻为主，或正虚，或邪实，或本虚标实，影响冲、任、督、带气血之运行而致。痛经、慢性盆腔痛、妊娠腹痛等妇科疾患，疼痛部位多在带脉之下，小腹正中及两侧，乃冲、任、厥阴、少阴经脉循行之部位，故妇科痛证多围绕肝、肾二经。在生理上，根据"乙癸同源"理论，肾藏精而系胞，通诸经之血，为冲任之本；肝藏血，性喜条达，主疏泄，为罢极之本。肝藏血、肾藏精，血的化生有赖于肾精，而肾精的充盛，亦有赖于血的滋养，故精能生血，血能化精，即"精血同源"或"肝肾同源"。在病理上，精与血的病变亦互相影响，而致肾气亏虚，肝郁气滞，冲任瘀阻，发为疼痛。故治疗时需详查病机，虚则补肾，郁则疏发，当藏则藏，当泻则泻，肾充肝平，则疼痛自止。

女性之经、孕、胎、产，无不以气血为本。气血充沛、融通、平和，阴平阳秘，则身安无病；气血不和，阴阳失调，则百病丛生。邓教授认为，妇科痛证，新病责之气滞血瘀，气机不畅，瘀血内停，脉络不通；久病辨之气虚血瘀，正气内伤，血脉不行，瘀血停聚。病位在冲任、胞宫，终致冲任瘀阻，发为疼痛。故治疗上，应疏其气血，令其条达，当破则破，当补则补，气血同调。

2. 疏肝理气散瘀血

肝藏血，主疏泄而喜条达。肝气调和则气血通畅，肝气郁结则气血不通，气血不通则瘀血结，气滞血瘀而疼痛生。治法上强调，疏达肝气则气血调和，通调和顺则通而不痛。

对于此类病机所致疼痛，邓教授巧用逍遥散疏肝解郁、养血健脾，且重点强调佐药用量的轻活灵巧。方中白芍、当归养肝血；白术、茯苓健益脾气；柴胡入厥阴肝经而升发诸阳，盖肝为木气，喜条达而恶抑郁；少许薄荷、生姜以辛散透达，取其轻清疏散之意；少佐花类或藤类药物，且用量宜轻。花类药物，质轻气香，故能升散条达、醒脾疏肝、行气解郁而散瘀止痛；藤类药物，刚柔相济，能屈能伸，最能疏通经络而祛瘀滞、止疼痛。临证常配伍合欢花、素馨花、菊花、鸡血藤、夜交藤、钩藤等入肝经之花类、藤类药物。合欢花芳香轻扬，《神农本草经》云："主安五脏，利心志，令人欢乐无忧。"素馨花色白，性平，气芳香，《岭南采药录》云"解心气郁痛"。菊花体轻，质柔润，干时松脆，气清香，味甘、微苦，《本草便读》曰"平肝疏肺，清上焦之邪热，治目祛风，禀金水之精英，益阴滋肾"，后下或直接冲服，取其气清而上清头目、清疏理气之功。《饮片新参》中记载鸡血藤"去瘀血，生新血，流利经脉"，具养血通脉、补血温通止痛之功。夜交藤为何首乌之藤茎，入夜则藤蔓相交，故名夜交藤，据《本草从新》记载能"补中气，行经络，通血脉，治劳伤"，有养心安神、通经活络止痛之功。钩藤气轻清而性甘寒，入厥阴肝经，轻能透发，清能解热。

女性本易多愁善感，面对压力时情绪难舒，则易致肝气郁结、瘀血内阻而出现痛证。治疗之法，如《临证指南医案》云："人身气机合乎天地自然，肺气从右而降，肝气由左而升。"调郁重在宣畅中焦枢机功能，开脏腑郁气，使五脏清气依肝而升，六腑浊气随肺而降。清浊升降正常，则经脉贯通，气血化生。故予疏肝理气散瘀血之法，用药精简而用量轻，轻启郁瘀，轻可去实。

3. 疏通络脉

治疗络病的根本为疏通络脉，依据《灵枢·邪客》中"通其道而去其邪"的治疗原则，根据络病的特点和病位，邓教授多采用燥湿通络和消瘀通络等法在临床中进行应用，以达到"经络大通，阴阳和得"的治疗目的。

（1）燥湿通络法：孔伯华认为："湿邪入络，肝家气盛。"女子以肝为用，乙癸同源则精血气旺。肝肾不足，肝经失于肾经滋养，失于肝血濡润则拘急，故而小腹拘急疼痛。厥阴之体失用，木气横逆，乘犯中土，致生水湿。因而，治以燥湿通络，从而宣通络脉气机，方药中常用苦参、土茯苓等品。苦参气浊而走下焦，燥湿清热。《本草纲目》曰："苦参、黄柏之苦寒，皆能补肾，盖取其苦燥湿、寒除热也。"土茯苓在临床上应用广泛，味甘、淡，性平，入肝、胃经，有解毒、除湿、通利关节的作用。《景岳全书》曰："一名仙遗粮。味甘淡，性平。能健脾胃，强筋骨，去风湿，利关节，分水道，止泻痢，治拘挛骨痛，疗痈肿喉痹，除周身寒湿恶疮，尤解杨梅疮毒，及轻粉留毒、溃烂疼痛诸证。"《本草纲目》曰："能去脾湿，湿去则营卫从而筋脉柔，肌肉实而拘挛痛漏愈矣。"若兼有寒象，则用皂角刺、白芥子等。皂角刺又名皂荚刺，《本草汇言》曰："皂荚刺，拔毒祛风。凡痈疽未成者，能引之以消散，将破者，能引之以出头，已溃者能引之以行脓。于疡毒药中为第一要剂。又泄血中风热风毒，故厉风药中亦推此药为开导前锋也。"白芥子味辛，性温，《本草纲目》谓其："辛能入肺，温能发散，故有利气豁痰、温中开胃、散痛消肿、辟恶之功。"以上诸药，多味苦或辛，辛散苦降，以入络脉而导湿外出。然而，或因苦寒碍脾伤胃，或因辛温走散耗气伤阴，在方剂中多作佐药，用量一般不超过10g。

（2）消瘀通络法：《临证指南医案》中多次提到"百日久恙，血络必伤""久病在络，气血皆窒"，以及络病易滞易瘀、易入难出、易积成形的特点。瘀血既是导致络脉不通的病因，也是络脉闭塞的病理产物，因果循环，故而络病缠绵难愈。因此，在治疗上需用消瘀通络之品，如生蒲黄、五灵脂、延胡索、丹参、当归、血竭、乳香、没药、血竭等，以使冲任瘀阻得散，胞脉、胞络得调，恶血得去，新血归经，气血荣通而得新生。

用于妇科痛证的树脂类药物，多取其活血化瘀、行气止痛之功效。此类药物多具较强的辛香走窜之性，但性味较为平和，《医学衷中参西录》云："虽为开通之品，不至耗伤气血。"乳香、没药、血竭均为树脂类药物。《医学衷中参西录》曰："乳香、没药，二药并用，为宣通脏腑、流通经络之要药……又善治女子行经腹疼，产后瘀血作痛，月事不以时下。"合用之，用量为6g左右。血竭散滞血而止诸痛，专入血分，《本草纲目》云："骐驎竭（血竭），木之脂液，如人之膏血，其味甘咸而走血，盖手足厥阴药也。……乳香、没药，虽主血病，而兼入气分，此则专于血分者也。"血竭用量为3g左右。以上药味入气入血，活血定痛，酌加于活血化瘀方药之中，使药性锐而韧，直达病所。病程缠绵者加用土鳖虫、蜈蚣等搜风走窜之品，虫类药属血肉有情之品，具有行走攻窜、通达经络之特性，因其药力峻猛而走窜止痛效果卓著。

循叶天士"酸苦甘腻不能入络""络以辛为泄"之理，临床应用时亦常配伍辛香通络之品破瘀散结，如大腹皮、小茴香等。《开宝本草》谓大腹皮"冷热气攻心腹、大肠壅毒，痰膈醋心。并以姜、盐同煎，入疏气药用之，良"，亦能防止他药滋腻碍脾。《本草汇言》谓小茴香为"温中快气之药也"，能够温中焦且行气疏导。以上药物在方剂中常作为佐使药，用量均不超过10g。

邓教授强调，在应用消瘀通络法时应辨证明确，注意配伍、剂量和疗程。临证中常配伍黄芪、五指毛桃等补气之品，增强虫类、树脂类药物的祛瘀之力，且能使其"邪去而不伤正，效捷而不猛悍"。

4. 透达络邪

络病之邪藏于卫表肌腠之内，五脏六腑之外，似半表半里之所，叶天士云："散之不解，邪非在表；攻之不驱，邪非着里。"言明邪气停着、潜伏于表里之间，既不与卫气相行，无法从卫表祛除；又不在里，无法通过攻伐而治之。故邓教授认为，络病在治疗上除散结调郁、疏通络脉之外，仍需注重配伍瓜蒌皮、枳壳等微苦、微辛之品以透络达邪。

5. 通补同施

妇科痛证具有反复发作、经久难愈的特点，遵循"久病必瘀""久病必虚"的病变规律，在治疗上应通中寓补、通补皆施，忌一味攻伐。补益肾气以平为期，果实种子类药物平中见奇。邓教授认为，妇科病之虚痛证，多责之于肾，以肾为本，重在平时，主张"调其阴阳，以平为期"。

在药物的选择上，邓教授喜用果实种子类药物平补肝肾、收敛固涩，有取类比象之意，果实种子类药物乃植物之实、之子，按功能类比，能繁殖生命。且果实种子类药物多为平性，或微温、微凉，味多为甘或酸，甘能平补肾精、肾气，培复天真；酸则收敛，能固精涩液，敛肾以固精。《妙一斋医学正印种子编》云："种子之法，要在固精。"因此，在补益药中配伍固精药，补固并收。常用的补肾固精药物有菟丝子、桑椹子、女贞子、枸杞子、金樱子、山茱萸、覆盆子等，均为果实种子类药物。《药性论》云："（菟丝子）治男女虚冷，添精益髓。"《滇南本草》中云："（桑椹子）益肾脏而固精，久服黑发明目。"《本草备要》云："（女贞子）益肝肾，安五脏，强腰膝，明耳目，乌须发。"枸杞子甘寒质润，《景岳全书·本草正》云："（枸杞）味重而纯，故能补阴，阴中有阳，故能补气。"《本草备要》云："（金樱子）酸涩，入脾肺肾三经，固精秘气。"《雷公炮炙论》云："（山茱萸）壮元气，秘精。"《本草图经》云："（覆盆子）强肾无燥热之偏，固精无凝涩之害。"

故对于妇科痛证之虚痛者，急则治其标，缓则治其本，疼痛之时当以止痛为主，平日当调护正气、补益肾气，使元气充沛则病痛可治。

（四）案例举隅

例1：徐某，女，39岁，2013年3月1日初诊。主诉：反复下腹部针刺样疼痛3个月余。现病史：患者平素月经规律，周期30天，经期5天，末次月经为2013年2月22日至2013年2月24日，经量少、色暗、有少量血块，腰酸，无痛经。现白带量多、色黄、质黏，无异味，无阴痒。自觉易怒，胸闷，喜叹息。舌稍暗红、苔白，脉弦。孕产史：孕9产2流7，结扎8年。处方：牡丹皮12g，栀子12g，当归12g，柴胡12g，白术12g，白芍20g，茯苓20g，甘草6g，薄荷6g，薤白6g，瓜蒌15g，郁金15g。共7剂，水煎服。

按：该患者为中年女性，反复腹痛3个月余，"初病在经"，且自诉多有情志异常，因此考虑主要为气机逆乱所致。缘女子以肝为先天，肝气郁闭，横逆犯脾，引起血瘀水停，"不通则痛"，故而出现下腹部针刺样疼痛；水饮上凌心胸，郁闭胸阳则胸闷、喜叹息；"夫带下皆是湿病"，则带下量多、质黏；久郁化热，则带下色黄；月经量少、色暗、有血块，舌暗红、苔黄、脉弦，均属血虚夹瘀之象。因此，治以丹栀逍遥散合瓜蒌薤白白酒汤调畅全身气机，恢复经络运行气血之功，使气血得畅，则血脉闭塞、湿浊浸淫之象自消。在原方基础上加入郁金，取其味辛以走窜心、肝二经，使其气先上行而微下达，交通胸膈。

例2：郑某，女，25岁，2013年10月9日初诊。主诉：反复下腹隐痛2年余。现病史：患者平素月经规律，周期31~32天，经期5天，末次月经为2013年9月25日至2013年9月30日，经量中，痛经，有血块。2年前开始出现反复发作性下腹隐痛，时轻时重，无腹胀腹泻、恶心呕吐、恶寒发热等不适，外院诊断为慢性盆腔炎，使用抗生素治疗后缓解，但病情反复。现纳眠可，偶有下腹隐痛、腹胀，无口干口苦，二便调。舌暗红、苔薄黄，脉弦细。孕产史：孕1产0，2005年人工流产1次。处方：黄芪25g，苦参10g，重楼15g，土茯苓15g，当归15g，皂角刺15g，大腹皮15g，血竭3g。共7剂，水煎服。

二诊（2013年10月16日）：患者下腹隐痛减轻，无腹胀腹泻，无恶寒发热，纳眠一般，平素易怒，二便调。舌暗红、苔薄白，脉弦细。处方：守上方随症加减治疗。黄芪 25g，血竭 3g，重楼 15g，土茯苓 15g，当归 15g，苦参 10g，皂角刺 10g，素馨花 12g。共 7 剂，水煎服。

按： 此患者患病时间长，经久不愈，符合"久痛入络"的病变规律，《徐批叶天士晚年方案真本》有云："《内经》论痛，皆曰络病，医药不入络脉，乃无效矣。"因此，治疗盆腔炎所致慢性盆腔痛需从治络角度出发。患者反复腹痛 2 年余，久病必虚，久病必瘀，其腹痛原因有二：一是络脉空虚，不荣则痛；二是湿浊、瘀血等病理产物相互胶着阻塞络脉，不通则痛。同时，瘀久化热，则见苔薄黄。处方中重用黄芪实脾，健运中焦；辅以土茯苓、苦参，既起燥湿通络之效，又因脾脏喜燥恶湿，而助君药恢复中焦之功；佐以重楼、血竭、当归活血通络，其中重楼兼有清郁热之功，血竭专走血分。因本病总以本虚为基础，方中当归据《景岳本书·本草正》言"专能补血……又能行血，补中有动"，而《百药效用奇观》云黄芪能"逐瘀破"，故两药相合使全方既补益又通泻。最后，方中加用大腹皮，因其性辛，故与苦参配伍，辛开苦降，宣通全身气机，透达肌肤分肉间，引邪外出。二诊时加入素馨花，因其入心、肝二经，可"解心气郁痛"。《黄帝内经》云："诸痛痒疮，皆属于心。"清代医家黄元御在《四圣心源》中亦云："脉络者，心火之所生也，心气盛则脉络疏通而条达。"故在慢性盆腔痛后期加入素馨花，使心、肝二经气血得畅，防止腹痛再发。

第二节　诊疗特色

一、动静相宜，顺应天然以调经

（一）月有盈亏，潮有朝夕，月事一月一行，与之相符

月经不调属于妇科常见病，西医学常采用人工周期疗法进行治疗，即使用雌激素、孕激素调周，此法往往忽视了机体的整体性及特殊反应性，疗效不甚理想，且有副作用和依赖性。中医药周期疗法，是根据异病同治、同病异治、治病求本的原则，在月经周期各个阶段，针对不同生理特点，选用不同的治法进行调节。现将邓高丕教授以中医药周期疗法治疗月经病的经验介绍如下。

月经不调，其病位重点在肾，继而肝、脾，并与冲任二脉相关。若肾气旺盛，任脉通，冲脉充盈，则月事得如期来潮；若肾气亏损，则肾所主的生殖功能低下，冲任不足，胞脉空虚，导致月经不调。肾气的盛衰主宰天癸的至竭，肾精

是肾气的物质基础，肾气是肾精的功能体现。肝藏血、主疏泄，能调节一身之气机，肝气条达则血脉流通，血海蓄溢如期而经事正常。脾为气血生化之源，主中气而统血。冲任二脉出于胞宫，冲为血海，任主胞胎，对月经具有重要的调节作用，故月经不调的发生与肝、脾、肾和冲任二脉密切相关。

中医药周期疗法，主要在于调理肾、肝、脾，以恢复肾之封藏、肝之疏泄、脾之统摄功能，以使冲任得固、胞宫藏泻有度，此乃治本之法。中医学倡导"天人相应"，月经的产生如海之潮汐、月之盈亏，是一个由阴转阳、由静至动，周而复始、循环无端的过程。调周之法，强调符合月经周期的运行规律。月经期或月经将至，主动，其势向下，以通为顺，对于久未行经且无妊娠可能者，宜选用助通、助下之品以促使月经顺利来潮。经后期（相当于卵泡期），血海尚虚，主静，此时当补养阴血，蓄而守之，为下次月经做好准备；对于有出血倾向之人，更不可妄投温燥动血或辛散耗阴之品，以恐竭泽而渔。经间期，又称真机期或氤氲之时（相当于排卵期），是由阴转阳的关键时期，主动，应注意行气血、助动助化，促使卵泡发育成熟并排卵。经前期（相当于黄体期），相对主静，此时血海满盈，冲气旺盛，兼有经血欲动之势，且肝气为用，故常出现躯体上部有热、下腹气机不畅与情绪变化，应注意养血固肾（有生育意愿者），或阴阳兼顾，疏肝清热（无生育意愿而月经前后诸证明显者）。

（二）补泻有时，顺应胞宫开阖之性，阴阳消长之微观变化

1. 月经期（1~7 天）

月经期"重阳则开"，在阳气的转化下推动经血的排出，去旧生新，重阳转阴，阳气下泻，让位于阴。胞宫"开"，行使"泻"的功能，冲任之气血下泻，经血外溢，阴阳处于"消"的过程。针对月经过少、经期延长而量不多或痛经的患者，邓教授根据"旧血不去、新血不生"的理论，认为在此期治宜活血化瘀、因势利导。于经期第 1~2 天，在桃红四物汤的基础上加入破血祛瘀之品，如三棱、莪术、丹参、三七等；小腹冷痛甚者，加入乌药、桂枝、延胡索等，使瘀滞之气得以疏通，黏滞之血得以下泻。

2. 经后期（8~13 天）

此期为"肾阴增长，阴中有阳，以阴为主，阴长渐至重阴水平，体中之血源不竭"，有助于促进阴长，为经间期的阴阳顺利转化奠定基础。皆向血海流注，以补其不足。主要生理表现为冲脉气血满盈渐泄，由实转虚，主要病理表现为阴阳亏虚，气血损伤，血海、胞脉空虚。邓教授多在此期使用经后补肾健脾方以补

肾健脾、滋肾养血、调理冲任。常用熟地黄、当归、山茱萸、白芍补血，续断、桑寄生、杜仲补阳，陈皮、茯苓、山药理气健脾，黄芪、五指毛桃、党参、白术补气补血，甘草调和诸药，等等。诸药合用以奏其效。

3. 经间期（14~16天）

经间期"阴盛转阳"，在肾中阴液充盛的基础上肾阳萌动。邓教授多在此期加用2~3味温肾助阳、活血助动之品，以阴中求阳，助卵泡排出。常用药物有皂角刺、穿破石、淫羊藿、巴戟天等。

4. 经前期（17~28天）

在经间期阴阳已实现转化，进入经前期后阳气渐长，胞宫、胞脉逐渐达到"重阳"的状态。此期阴精与阳气皆充盛，胞宫、胞脉、冲任气血旺盛，血海充盈，为孕育和行经做好准备。若胎元已结，则肾气封藏，胞宫继续藏而不泻；若未孕育，则阳气鼓动阴血下泻，血海由满而溢，月经来潮。此期以平补阴阳为原则，调和气血，以调节胞宫藏泻。针对无生育要求的患者，多在此期使用逍遥散、血府逐瘀汤，重在活血化瘀调经以治其标。在经前期的后半期，因其临近经期，宜酌加柴胡、黄芪、党参、醋香附、丹参、益母草等疏肝理气、活血调经之品，以调节气血运行。

（三）案例举隅

杨某，女，44岁，2019年10月10日初诊。主诉：经量减少1年。现病史：患者平素月经规律，周期28~30天，经期6天。末次月经为2019年9月15日，5天净，经量少，每日使用日用卫生巾1~2片，经色暗，夹有血块，痛经，腰酸，经前乳房胀痛。前次月经为2019年8月16日，6天净，量少。近1年自觉经量较前减少、色暗、有血块，周期无明显改变。现症：面色暗，腹部受凉后尿频，易汗出，无口干口苦，纳眠可，大便不成形，小便调，舌淡暗、苔白腻，脉弦细。辅助检查：2019年10月9日子宫附件彩超提示子宫后位，大小约46mm×42mm×40mm，子宫内膜厚8mm，双附件区未探及明显包块，盆腔积液最深径为12mm。孕产史：孕2产2（G2P2），2005年、2009年各行剖宫产1次。中医诊断：月经过少（肝郁肾虚证）。西医诊断：月经失调。治法：补肾疏肝，养血调经。处方：①生地黄15g，泽兰15g，当归15g，川芎10g，赤芍15g，红花6g，川牛膝15g，枳壳12g，桔梗12g，柴胡12g，砂仁6g。共7剂。②嘱月经干净后服，菟丝子15g，桑椹子15g，山茱萸15g，金樱子15g，当归15g，枸杞子15g，鸡血藤30g，党参15g，麦冬15g，五味子10g，丹参15g，酸枣仁

15g。共 14 剂。

二诊（2019 年 12 月 11 日）：患者于 2019 年 12 月 8 日月经来潮，至今未净，量仍少，但较前月稍增多，色暗，夹有血块，痛经、腰酸，乳房胀痛。现自觉腹部欠温，无口干口苦，纳可，多梦，二便调，舌暗、苔薄白，脉细。处方：丹参 15g，赤芍 15g，泽兰 15g，海螵蛸 15g，鸡内金 12g，党参 15g，麦冬 15g，五味子 10g，合欢花 12g，巴戟天 15g，覆盆子 15g，酸枣仁 15g。共 7 剂。

三诊（2019 年 12 月 18 日）：月经已净，现乏力，自觉下腹冰冷，纳可，眠易醒、多梦，二便调，舌暗、苔白腻，脉弦细。处方：菟丝子 15g，覆盆子 15g，巴戟天 15g，苍术 12g，香附 10g，浙贝母 15g，当归 15g，川牛膝 15g，皂角刺 15g，鸡血藤 30g，山慈菇 15g，合欢花 12g，麦冬 15g，五味子 10g，陈皮 6g。共 14 剂。

按：本例患者月经量较前减少，严格来说，未达到"月经过少"的诊断标准，但与既往月经相比，月经量已逐渐减少。《素问·上古天真论篇》曰："五七阳明脉衰，面始焦，发始堕。六七三阳脉衰于上，面皆焦，发始白。七七任脉虚，太冲脉衰少，天癸竭，地道不通，故形坏而无子也。"患者正处于"六七"与"七七"之际，太冲脉渐衰，肾精渐亏，故见月经量减少；腰为肾之外府，肾精亏虚则经行腰酸痛；女性常"有余于气，不足于血"，稍有情志所伤，欲念不遂，易致肝气不舒，肝气郁滞则经前乳房胀痛；"气为血之帅"，气机郁滞影响血液运行而致血瘀，故经色暗且夹有血块；瘀阻胞宫及冲任则痛经；脾主运化水湿，脾虚运化功能失司则水湿内停，湿邪走胃肠则见大便不成形。

治疗当以补肾疏肝，养血调经，兼顾健脾为法。初诊时患者正处于经前期，月经将至，此时阳气、阴血皆充盛，当以"通"为先，故以疏肝理气、活血化瘀为法，以血府逐瘀汤为主方，去桃仁，加入芳香化湿之泽兰及理气健脾之砂仁。红花、川芎性温味辛，当归性温味甘，赤芍微寒味苦，四药合用，共奏活血化瘀之功；生地黄入心、肝、肾经，主五劳七伤，补肾水真阴不足，善凉血清热养阴以除瘀热，兼入血分，合当归养血润燥，祛瘀而不伤阴；柴胡、枳壳行气活血、疏肝解郁；桔梗开宣肺气、载药上行，又合枳壳一升一降，可宽胸行气，使气行血畅；牛膝祛瘀滞兼通血脉，引瘀血下行。诸药配伍，不寒不热，解气分之郁结，行血分之瘀滞，活血且不伤阴，祛瘀又能生新，共奏活血祛瘀、疏肝清热之功。另予 14 剂中药嘱患者月经净后服用，此时经后期血海空虚，胞宫、胞脉相对空虚，以阴血不足为其主要生理特点，宜补宜藏，以助阴长，治疗主要以补肾填精、滋养肝肾、蓄养阴血、充盛冲任为主，予五子衍宗丸加减。原方中车前子味甘性寒，有利水渗湿之效，然利水有伤阴之弊，而经后期当以养阴为主，故去车前子。"善补阳者，必于阴中求阳，则阳得阴助而生化无穷；善补阴者，必于阳中求阴，则阴得阳升而泉源不竭"，故加入补阳之巴戟天以阳中求阴，且患者行经时腰酸痛，巴戟天尚能补肝肾、强筋骨。金樱子味甘、微涩，归肾与膀胱经，山茱萸又名山萸肉，归肝、肾经，两药合用，共奏补肝肾、固精气之效。麦冬合五味子、党参，有生脉散之意。生脉散始见于金代医家张元素的《医学启源》，由人参、麦冬及五味子组成，方中人参为君药，能大补元气，但益气易伤津，故以党参代替人参；臣药麦冬甘寒养阴，清热生津，佐五味子之酸收以敛阴。当归合鸡血藤、丹参补血活血，使补中有通；患者诉平素易汗出，加入酸枣仁养心安神敛汗。全方共奏补肾填精、养阴生血之功。

二诊为初诊的两个月后，患者诉服药后月经量较前增多，补肾疏肝、养血调经之效初见，治疗上应随症加减。因患者诉眠差多梦，故加入合欢花。《神农本草经》记载："合欢花，味甘，平。主安五脏，利心志，令人欢乐无忧。久服轻身，明目，得所欲。"能治郁结胸闷、失眠多梦。

三诊时，患者舌苔变化较大，由二诊时的薄白苔转变为白腻苔，恐为二诊所用补益之品易致壅滞，加之患者脾胃素虚，运化功能较差，故三诊时在原补肾填精的基础上增强健脾消积之功，选用苍术、陈皮理气健脾燥湿，有平胃散之意。平胃散最早见于宋代《太平惠民和剂局方》，为燥湿和胃的代表方剂，由苍术、厚朴、陈皮、甘草、生姜、大枣组成，具有燥湿运脾、行气和胃之功效，凡湿滞脾胃，均可用之，充分体现了中医整体观、辨证论治和异病同治的优势与特色。《素问·五常政大论篇》曰："西北之气，散而寒之，东南之气，收而温之，所谓同病异治也。"异病同治是由此理论衍生而来的，在不同的疾病的发展过程中，根据症状分析出证候，有相同的证候就有相同的病机，从而采取相同的治法，即为异病同治。关键是同病机同治疗，病名虽不同，但病机相同，则治疗相同，故称异病同治。同病异治也是同理，临床中准确把握病机，疗效将事半功倍。

月经过少的发生与肾、肝、脾三脏密切相关。由肾气不足，精血不充，冲任亏虚，经血化源不足，或由脾虚运化无力，气血生化不足而血少，冲任失养，血海不盈，或由脾肾阳虚，运化失职，湿聚成痰，痰湿壅滞冲任、胞宫，或由肝阴不足，冲任失养，血海不盈，或由肝气郁滞，血行不畅，均可致月经过少。各证型并不是独立存在的，正如本例患者，肝肾亏虚、肝郁气滞血瘀、脾虚湿滞相继出现，故临证应根据病机转化，随证变方。但不管用何方、何法，必须牢牢掌握"顾护阴血"这一原则。

脾为后天之本，气血生化之源。脾气虚则生化无力，日久而导致血虚。"血为气之母"，血能载气，若血虚无以载气，日久亦能导致气虚。气血一体，又相辅相成。故邓教授用药在益气的同时不忘补血，常以四君子汤作为治疗脾胃气虚证的基本方，并适当配伍当归、熟地黄、白芍等补血药，使"血足气生"以达到增强补气的效果。《景岳全书》云："脾为土脏，灌溉四傍，是以五脏中皆有脾气，而脾胃中亦胃有五脏之气，此其互为相使。"脾气足，则一身之气皆旺，凡气虚病证，尤当先补脾气。立益气健脾为大法贯穿始终，既可助脾健运，又使五脏受荫，相得益彰。但因岭南地区的地理环境、气候特点及饮食习惯的影响，岭南人多见脾胃不足。而滋补之流弊在于壅塞气机，尤其脾虚及气机不畅者，往往虚不受补。故在选方用药上需结合本土季节气候和地域特点，三因制宜，综合辨证、遣药、组方。邓高丕教授多用黄芪、五指毛桃、山药、党参、白术、茯苓、甘草等甘平微温，益气健脾之品，同时使用消食化积之鸡内金、神曲、麦芽及理气醒脾之陈皮、砂仁等。陈皮、砂仁亦为广东道地药材，正如"一方水土养一方人，一方草药治一方病"，在遣方用药时充分发掘利用本土道地药材优势，因地选材，既可添桴鼓之效又凸显岭南特色。

此外，岭南气候炎热，全年长夏少冬，阳热宣于外时多，岭南人平素腠理疏松，汗常易泄，久则阴津亏耗，气随津脱而形成气阴两虚体质。邓高丕教授常以补气药与补阴药同用调治。若兼有湿热或痰湿之证，可予甘寒、甘淡之品清热利湿，或予温药温化痰湿。

二、以虚郁痰瘀论治多囊卵巢综合征

多囊卵巢综合征是妇科常见的内分泌紊乱性疾病，临床主要表现为闭经或月经稀发、高雄激素血症和肥胖。现将邓教授治疗该疾病的临证思路与用药特点总结如下。

（一）以肾虚为本，肝郁、痰湿、瘀血为标

肾为五脏之根本、元气之根，主藏精，主生殖，月经病的发生大多责之于肾。《医学正传》曰："月经全借肾水施化，肾水既乏，则经血日以干涸……渐而至于闭塞不通。"邓教授认为，多囊卵巢综合征的发生，亦以肾虚为先导。天癸的充盛依赖于生殖之精的滋养，需要肾气鼓舞以排出。若先天肾气虚衰，肾精匮乏，肝血失润，或后天肾气失养，冲任空虚，则天癸失于充养，肾气鼓动乏力，渐致胞宫难满难盈，潮汐之势难至，表现为月经稀发，甚或闭经；肾虚肝

郁，气郁化热，火炎上则腐肉，故生痤疮，火下劫则阴亏，使精血不养；肾气不足，推动血行之力弱，则迟滞成瘀，而致面色黧黑、经色瘀暗；肾气亏，气化失司，输布水湿功能失职，同时木壅土郁，气机升降失常，则水湿停滞，日久痰湿内蕴，阻滞中焦，湿聚成痰，则形体肥胖、舌淡苔腻；痰湿阻滞，瘀血内阻，气运失畅，壅塞遮隔，故卵巢包膜增厚变韧、肿大苍白；胞宫难通难溢，阴阳更迭无序，血海满溢失衡，而月经迟闭；肾虚不纳，无法承受五脏六腑精气濡养，日渐虚衰，故多见精神不振、体力不支、腰酸、大便稀溏、排卵无候、月事衍期、婚久不孕。因此邓教授认为，多囊卵巢综合征乃虚实夹杂之证，以肾虚为本，肝郁、痰湿、瘀血为标。

（二）以补肾填精为法，选药平而不腻

但凡月经不调，皆先责之于肾，此乃邓教授治疗多囊卵巢综合征的基本思路，故据此而立法。正如李士材《病机沙篆》云："血之源头在于肾，气血久虚，常须补肾益精以生血。"补肾之中，补"肾精"是关键，肾气、肾阳、肾阴均需在肾精充沛的前提下产生，邓教授在调补肾之阴阳平衡时，选药以填补肾精、充益天癸、丰盈血海者为首选，以甘味补虚、性平无偏、温而不燥、补而不峻、主入肾经为原则，注重平衡阴阳以防壮火食气，水火既济以防滋补助痰。一般不选用熟地黄、黄精、阿胶等质润之品，恐其守而不走，如一潭死水，反增痰热。

补肾填精，多选用归肾丸、寿胎丸等方剂加减化裁，选药多轻巧而无厚重感，常用药物有桑寄生、续断、杜仲、覆盆子、桑椹子、菟丝子、山茱萸、何首乌等。桑寄生寄生于桑树之上，得桑之余气，味苦、甘，气平和；续断因"续折接骨"而得名；杜仲色紫气平，甘补辛润，质绵而韧；覆盆子酸收甘养；桑椹子清凉质润，滋阴补血；菟丝子阴中有阳，守而能走；山茱萸酸敛补肾，固精生水；何首乌色黑味厚，入下焦以助封藏。以上药味，阴药滋癸藏精、调补填亏，以润泽空涸之天癸，荣养亏虚之冲任；阳药统驭精气、助行运化，以开阖阴阳无律之变化，启闭久封无潮之血海。治疗以补肾填精，缓缓而治，厚积薄发，以期肾充精满而氤氲弥漫，精盈血溢而经血自至。若兼见面色黧黑、腰膝酸冷等肾阳虚衰之征，加巴戟天、补骨脂、淫羊藿温肾助阳；若兼见手足心热、阴部干涩等肾阴虚衰之征，加女贞子、墨旱莲、山茱萸益肾养阴。

（三）扶脾疏肝，凸显岭南特色

肝藏血、主疏泄，女性月经与冲任二脉的充盛通利有关。《傅青主女科》云：

"肝气之或开或闭,即肾气之或去或留……肝肾之精旺而水利。"故邓教授在治疗多囊卵巢综合征时,常兼养肝血、疏肝气,肝肾并调,相得益彰。广东属于岭南之地,气候相对炎热而潮湿,天热下迫而地湿上蒸,人困于湿热之间,热易耗气而湿易碍脾,多兼见脾虚湿困之候,故邓教授在用药时常结合岭南特色,重视脾胃之运化功能,所谓"中焦如沤",以防补益太过而壅滞脾土,反增湿困。选药多用养而不腻、行而不散、平和甘淡之品,以复肝气之柔润条达,顺脾胃之升降有序。

扶脾疏肝,多选用逍遥散、定经汤、参苓白术散加减,常用药物有白芍、柴胡、郁金、香附、合欢花、山药、茯苓、砂仁、苍术等。白芍禀木气而治肝,专行血海;柴胡和解表里,疏肝升阳;香附乃气中血药,郁金乃血中气药,通调气血;合欢花主五脏,和心志,令人欢乐无忧;山药补脾肺之阴;茯苓味甘、淡,性平,健脾渗湿;砂仁芳香行散,醒脾开胃;苍术气味辛烈,健脾燥湿。以上药味,体阴用阳、扶脾助运、疏通肝气以调摄血海,固养脾气而运化有权,助血海充盈,故使月事以时下。若兼见烦躁易怒、面上暗疮等肝郁化火之征,加牡丹皮、地骨皮、夏枯草以清热平肝;若兼见形体肥胖、头目困重等脾虚湿蕴之征,加白术、泽泻、车前子以健脾利湿、通阳化气,此即叶天士所云之"通阳不在温,而在利小便",通利化气而使阳气顺畅,大气一转则痰湿得化。

(四)破痰行滞,通瘀活血,锐利善行,中病即止

多囊卵巢综合征的标证为痰邪、瘀血胶着,壅遏不通,充溢全身,困阻卵巢,属于顽证。故针对标证的治疗,邓教授选药果敢,大胆选取锐利善行之品,以求直达病所,破邪生新,以除痰湿壅塞之弊,消血滞经闭之症。常用药物有瞿麦、茺蔚子、皂角刺、王不留行、穿破石、山慈菇、浙贝母等。瞿麦活血通经而下瘀血;茺蔚子辛走不守而行气血;皂角刺消肿排脓,破痰滞而促排卵;王不留行走血分利血脉,导引通调;穿破石治闭塞之疾;山慈菇涤痰破卵;浙贝母泄降痰气,开郁散结。以上诸药,多为破气通利之品,剑指旧痰久积所致排卵障碍,破旧立新,祛痰助排。然大量或长期使用容易损伤正气,故多在月经周期的特定时期使用,如氤氲的候或行经之时,亦秉承胞宫藏泻之性,以通治通,以期事半功倍,使邪去新生。且以上诸药在处方中,多作为臣药或佐药使用,辅助固本扶正之君药,配合固护脾胃之使药,从而达到补而不滞、通而不破的效果。

（五）顺应月经之期，以达规律之周

多囊卵巢综合征可归属于中医学月经病的范畴。胞宫为奇恒之腑，藏精气而不泻之功似脏，传化物而不藏之性类腑。在整个月经周期中体现为经后期、经前期之"藏"似脏，月经期、经间期之"泻"类腑。胞宫如盛水之壶，亦藏亦泻；月经如同壶中之水，藏泻有节，蓄溢有度。

故补益之品多用于经前期、经后期补养阴血，蓄而守之，使血海满盈、气血和调；破泻之品多用于月经期、经间期，其势当下，因势利导，通因通用，以通为顺。此"补""泻"二法，既重视胞宫生理特性，又顺应月经周期规律，从而使月经恢复周而复始、循环无端的规律。

邓教授在治疗多囊卵巢综合征时重视胞宫之生理特性，以使胞宫开阖有度、泻藏有序为治疗目的，补以图缓，细水长流，泻以快攻，立竿见影。邓教授治疗多囊卵巢综合征的用药特点是在以甘平滋补肾精、肾气的基础上，柔肝木以柔润条达，疏肝气以防木克土，益气血以助长真阴，健脾土以运化水湿，破痰滞以行气血，守规律而重本质。

（六）案例举隅

何某，女，21 岁，2018 年 8 月 25 日初诊。主诉：月经周期错后半年。现病史：患者近半年出现月经周期错后，周期 50~60 天，经期 7~8 天。末次月经为2018 年 6 月 6 日，8 天净，初起量中、色暗红、夹有少量血块，后呈咖啡色点滴至第 8 天。前次月经为 2018 年 4 月 11 日，8 天净。形体稍肥胖，近期体重增加2.5kg，面色暗沉，眼眶稍黑，声低不扬，纳眠可，二便调，口干，舌淡暗、苔白厚，脉弦。2018 年 6 月 8 日性激素五项示：卵泡刺激素（FSH）4.14U/L，黄体生成素（LH）13.06U/L，泌乳素（PRL）526.5mU/L，雌二醇（E_2）763.1pmol/L，睾酮（T）1.38nmol/L。B 超示：双卵巢多囊样改变。中医诊断：月经后期（肾虚血瘀兼夹痰湿证）。西医诊断：月经稀发查因（多囊卵巢综合征？）。治法：行气导滞，活血通经。处方：生地黄 15g，桃仁 15g，柴胡 12g，当归 15g，川芎12g，赤芍 15g，红花 3g，川牛膝 15g，桔梗 12g，枳壳 12g，皂角刺 15g，夏枯草 20g。共 7 剂，水煎服，每日 1 剂。

二诊（2018 年 9 月 8 日）：末次月经为 2018 年 9 月 3 日，经量中、色暗红、有少量血块，无痛经，稍感腰酸，舌淡暗、苔白，脉弦细。治法：补肾填精，导痰散结。处方：菟丝子 15g，桑椹子 15g，制何首乌 15g，当归 15g，枸杞子 15g，山茱萸 15g，鸡血藤 30g，皂角刺 15g，山慈菇 15g，浙贝母 15g，鸡内金 12g，砂仁 6g（后下）。共 14 剂，水煎服，每日 1 剂，经后始服。嘱患者积极减重。

三诊（2018 年 9 月 22 日）： 服上药后自觉口干、腰酸较前好转，但仍乳房胀痛，时有精神紧张，舌淡暗、苔白，脉弦。治法：补肾疏肝，导痰散结。处方：守二诊方，去山慈菇、山茱萸、枸杞子，加茺蔚子 15g、白芍 15g、郁金 15g。共 14 剂，水煎服，每日 1 剂。

四诊（2018 年 10 月 13 日）： 末次月经为 2018 年 10 月 10 日，经量中、色暗红，尚未净，舌红、苔黄厚，脉细。治法：行气活血，益气导痰。处方：桃仁 15g，柴胡 12g，当归 15g，川芎 10g，川牛膝 15g，枳壳 12g，桔梗 12g，香附 15g，皂角刺 15g，石菖蒲 20g，黄芪 15g，桑寄生 15g。共 5 剂，水煎服，每日 1 剂，经期服用。

后以中医药周期疗法配合辨证论治调经，连续 3 个月的月经周期基本正常。

按： 此患者之月经后期，乃以肾虚为本，痰瘀为标，肾虚则水液失于输布，痰湿阻滞于冲任、胞宫，胞脉、胞络失养，痰、瘀、气、血互结，积而不去，遂为癥积，以致卵泡难以受滋而长、通畅而出，积聚于局部，终致月经后期。肾虚失于荣养，则面色暗沉、眼眶稍黑；痰浊壅盛，则形体稍肥胖、声低不扬；舌脉皆为肾虚痰湿之征。故治疗上结合中医药周期疗法，于患者行经之时，秉承胞宫泻藏之性，以血府逐瘀汤加减，行气活血，通因通用；待月经干净之后，则补肾固本、疏肝理气、导痰散结；氤氲的候，予以补肾疏肝、祛痰助排。终使肾充脾健，水运血行，根株得固，标实得化，经顺如常。

三、填精滋癸，扶正祛邪治疗卵巢储备功能减退

卵巢储备功能减退（diminished ovarian reserve，DOR）是指卵巢产生卵子的能力减弱，以卵母细胞质量或数量减少、妊娠率低、流产率高、卵巢对刺激反应不良等为主要表现的一种疾病，可导致生育能力下降和生殖内分泌功能紊乱，并可进一步发展为卵巢早衰。部分患者有潮热、盗汗、性功能降低等围绝经期症状。对于准备采用辅助生殖技术助孕的卵巢储备功能减退患者，在促排卵的过程中可能会导致卵巢对促性腺激素反应不良、获卵数减少、卵子质量下降、胚胎着床率降低、流产率增加等情况发生。随着现代社会经济发展和生活节奏的加快，工作压力和不良生活习惯在一定程度上影响着人们的生殖力储备，而生育计划的普遍推迟和生育政策的全面开放，使得女性卵巢储备功能减退所致不孕症比例明

显升高。

（一）非时先衰，非虚证可一概而论

本病的主要病机是肾虚，并与肝郁、脾虚相关。肾精是天癸的物质基础，任脉通，冲脉盛，月事以时下，标志着卵巢功能的成熟。一旦肾虚，则肾阴阳失调，会出现"肾－天癸－冲任－胞宫"轴的功能减退或紊乱，最终导致月水无血可下。肾为肝之母，肾精匮乏，肝失疏泄，情志不畅，气机郁滞，郁久致瘀，气结血滞，冲任受阻，胞脉失于濡养，导致经水渐断。脾为后天之本，气血生化之源。《兰室秘藏》云："妇人脾久虚，或形羸气血俱衰，而致经水断绝不行。"气血生化乏源，气虚不能鼓动血液运行，脉道滞涩，冲任不畅，新血无以化生则月水不来。脾运化失常，痰饮内生，阻碍气机，血行不畅，终致胞宫生理功能失常。情志因素也是诱发本病的重要因素，正如《万氏女科》云："忧愁思虑，恼怒怨恨，气郁血滞，而经不行。"情志不畅会导致气血失和，脏腑功能受损，最终引发月经不调、不孕症等疾病。

肾气、肾精不足，精亏血少为本病发生的内在根本。肾为先天之本，藏精，主生殖。天癸是肾中精气充盈到一定阶段的产物，能够促进女性的生长发育和生殖。《素问·上古天真论篇》曰："女子七岁，肾气盛，齿更发长；二七而天癸至，任脉通，太冲脉盛，月事以时下，故有子……七七，任脉虚，太冲脉衰少，天癸竭，地道不通，故形坏而无子也。"由此可见，肾气衰、天癸竭、形坏无子这一生殖系统的衰老过程，正反映了女性出现卵巢储备功能减退所致生育难题。《灵枢·邪气脏腑病形》曰："肾脉微涩为不月。"《傅青主女科·调经》中也有"经本于肾""经水出诸肾""经水非血，乃天一之水，出自肾中"等记载。由此可见，女性的生殖力储备与肾精、肾气的充盛程度密切相关，肾精、肾气不足为女性卵巢储备功能减退的根本原因。

肝、脾、心功能失调为本病的发病之标。肝肾同源，心肾相交，脾肾先后天相互滋养，共同维护着人体生理功能的正常运行。肝藏血、主疏泄，若肝气郁结，则影响女性正常排卵、行经。肾所藏之精为先天之精，脾胃运化水谷精微而形成后天之精。先天之精与生俱来，形成五脏本精，且依赖于后天之精的充养。先天之精与后天之精相互资生，共同构成人体一身之精。心主血脉，血脉充盈则胞宫气血充盈、经潮有时。《太平圣惠方》云："夫心主于血，合于小肠，小肠者通于胞门子脏，故手少阴太阳之经，以为表里，其经血上为乳汁，下为月水。"《素问·评热病论篇》亦云："心气不得下通，胞脉闭也，月不来。"心肾相交，水火既济，人体阴阳气血才能协调，经水才能如期来潮。

邓教授强调，瘀血与痰湿亦为导致卵巢储备功能减退发生的两个重要病理因素。气为血之帅，血为气之母，气机不畅则阻碍气、血、津液的正常输布，导致瘀血、痰湿等病理产物产生。这些病理产物既可阻滞于脏腑，又可停留于经络，造成胞宫、胞脉不畅，进而更加影响气血的运行。气血瘀滞日久，表病入里，会进一步影响五脏功能，从而影响女性正常排卵、行经，最终导致未达七七之年而提前出现天癸耗竭、精血先衰的状态。病理因素的存在，是本病与自然绝经状态或围绝经期综合征在病机上最大的区别。

（二）祛邪扶正，通补并行

邓教授根据病机治疗本病，首先以滋肾填精为法，佐以助阳，使得阴生阳长，肾之精、气、血俱盛，常用药物有菟丝子、枸杞子、熟地黄、桑椹子、女贞子、巴戟天、杜仲、龟甲、阿胶等。菟丝子入肾经，能补肾养肝、温脾助胃，补而不峻，温而不燥；枸杞子甘平而润，能补肾、润肺、生精、益气，为平补之药。二者相须为用，则补益肝肾之力更专。《本草从新》中记载熟地黄："滋肾水，封填骨髓，利血脉，补益真阴，聪耳明目，黑发乌须。"熟地黄色黑质润，能固精封藏。桑椹子以果色紫黑而名，桑树独遗乌椹，桑之精英尽在于此，甘寒益血而除热，为凉血、补血、益阴之要药。女贞子色紫黑而形同肾状，其味甘，甘味为补，故能补中，气味俱阴，为入肾除热补精之要品，肾得补，则五脏自安、精神自足。巴戟天肉质肥厚，质厚则养，色黑入肾，温而不热，健脾开胃，既益元阳，又填阴水，主肾气滋长，使元阳益盛。杜仲质脆易折断，断面有细密银白色丝状物相连，其状如此类，其性亦如"肾为五脏之根"，《本草纲目》载："杜仲色紫而润，味甘微辛，其气温平，甘温能补，微辛能润，故能入肝而补肾，子能令母实也。"龟甲味甘、咸，性平，滋阴潜阳、益肾健骨、补血止血；阿胶甘平，滋阴补血、安胎。龟甲、阿胶均为血肉有情之品，合用以充下元、调整阴阳、固养冲任。邓教授认为，在治疗月经不调时，选用植物之根、茎、藤、叶、花即可，而治疗下元亏虚、天癸早竭、肾精虚衰之卵巢储备功能减退时，非血肉有情之品不能奏效也！

其次，强调补气养血，务使血海充盈、经血有源，常用药物有党参、黄芪、当归、鸡血藤等。党参甘、平，健脾运而不燥，滋胃阴而不湿，润肺而不犯寒凉，养血而不偏滋腻，鼓舞清阳，振动中气，而无刚燥之弊。当归补血汤体现了"有形之血不能速生，无形之气应当急固"之原则，黄芪配当归，有形之血生于无形之气，补气生血，以滋生化之源。鸡血藤补血活血运血，能活血舒筋、养血调经，补而不腻。

再者，强调疏肝养血、调畅气机，常用药物有柴胡、郁金、百合、钩藤、枳壳等。柴胡性升而散，居阳，能达表散邪，乃疏肝解郁之良药，邪结则心下烦热，邪散则烦热自解；郁金气寒而善降，味苦而善泄，功擅清心热、散肝郁，治女子经脉逆行。二者合用，一温一凉，散郁滞而顺逆气。百合味甘、微苦，性平，能安心、定胆、益志、养五脏、补虚损。钩藤味甘，性微寒，质轻味薄，轻能透发，寒能解热，疏肝解郁。枳壳味辛、壳薄，辛则发散，薄易上行，故高者用之，以利胸中气机也。

最后，强调加入通经活血药，使补而不滞，和气血以调月经，常用药物有皂角刺、牛膝、红花、桃仁等。皂角刺辛温，锐利善行，直达病所，以助血行；牛膝味甘能补，带涩能敛，兼苦直下，用之入肾，引诸药下行，生用取其活血下行之功也；桃仁、红花破血散瘀，为治血瘀、血闭之专药，苦以泄滞血，甘以生新血。以上诸药，行血祛瘀力较强，卵巢储备功能减退之病程较长，久病必虚，久病必瘀，故在大补精、气、血的前提下酌情应用，重视祛瘀生新，不破不立。

由此可见，邓教授在辨治卵巢储备功能减退时，多从肾虚血瘀入手，以补益肝肾、养血活血为主要治法，兼以调畅全身气机，使气血和、经脉和、腠理固、阴阳调，则病无从生。

（三）类病相较，求同存异

邓教授在临证辨治卵巢储备功能减退与围绝经期综合征时，强调只有认清二者病机的区别，方能精准用药。肾藏精，主生长发育和生殖。精化气，肾精足则肾气充，肾精亏则肾气衰。因而人体的生、长、壮、老、已的生命过程，以及在此生命过程中的生殖能力，都取决于肾精和肾气的盛衰。肾虚是导致围绝经期综合征发生的根本原因，随着先天精气的盛衰，生、长、壮、老、已是人类生命中的必然过程。围绝经期女性肾气渐衰，天癸将竭，冲任脉虚，精血不足，不能濡养、温煦其他脏腑，从而出现各种临床症状，是顺应自然的过程，治疗上应补肾填精、平衡肾中阴阳，以期协助患者平稳过渡至绝经后期。而卵巢储备功能减退，肾精亏虚乃其本，然必有病理因素参与其中，治疗上应标本兼治，或化瘀、或化痰，或祛湿。两病相似，亦有不同，详查其因，方能药到病除。

（四）膏滋润之，化腐朽为神奇

膏方，又称"膏滋""煎膏"，属于中药丸、散、膏、丹、汤五大剂型之一，是将中药饮片反复煎煮，去渣取汁，经蒸发浓缩，加蜂蜜等炼制而成，主要用于调理慢性、虚损性疾病。妇科许多虚证或虚中夹实证均可服用膏方调治，效果较汤剂更佳。卵巢储备功能减退作为妇科疑难病，以虚证为主，常见虚实夹杂，且服药周期长，邓教授更推崇患者服用膏方，以图缓缓起效。邓教授治疗卵巢储备功能减退的膏方组方原则，乃以补肾健脾益精、疏肝养血活血为法，注重治精、气、血，以滋天癸、调冲任、恢复"肾－天癸－冲任－胞宫"轴功能，同时佐以疏肝活血之品，使通补结合，静中寓动，标本兼治，且膏滋之品最擅养护，从而如久旱得雨、枯木逢春，使生机得延。

（五）案例举隅

陈某，女，38 岁，2019 年 8 月 19 日初诊。主诉：停经 6 个月。现病史：患者于 2013 年 4 月因"双卵巢交界性肿瘤"行腹腔镜下右附件切除 ＋ 左卵巢部分切除 ＋ 左输卵管切除 ＋ 大网膜切除。近 1 年间断停经 2~3 个月，服黄体酮可月经来潮。现再次停经 6 个月，末次月经为 2019 年 2 月初，经量中、色鲜红、夹有血块，腰酸。现症：头晕乏力，胃脘部时有刺痛感，腰骶酸坠，阴道干涩，纳眠可，二便正常，舌淡暗、苔薄白，脉沉细。辅助检查：2019 年 7 月 11 日性激素 检 查 示：FSH 22.95IU/L，LH 8.34IU/L，PRL 226.1mIU/L，E_2 31.76pmol/L，P 0.59ng/ml，T 1.02nmol/L。2019 年 7 月 11 日查抗米勒管激素（AMH）：0.015ng/ml。2019 年 7 月 28 日查妇科彩超提示：子宫体积稍大（66mm×54mm×50mm），子宫内膜厚 6mm，双侧附件区因肠气影响显示欠清。孕产史：孕 6 产 2（G6P2），2008 年、2011 年各顺产 1 子；2009 年及 2011 年因右侧输卵管妊娠，行甲氨蝶呤药物治疗；2012 年因左侧输卵管妊娠，行腹腔镜下开窗取胚术；2015 年自然流产 1 次。中医诊断：闭经（肾虚血瘀证）。西医诊断：卵巢储备功能减退。治法：补肾填精，活血调经。处方：生地黄 15g，柴胡 12g，泽兰 15g，当归 15g，川芎 10g，赤芍 15g，红花 3g，牛膝 15g，枳壳 12g，桔梗 12g，枸杞子 15g，鸡血藤 30g，菟蔚子 15g，砂仁 6g（后下）。共 7 剂。

二诊（2019 年 8 月 26 日）：末次月经为 2019 年 2 月初，服药后月经尚未来潮，近 2 日自觉小腹及腰骶部坠胀。昨日感风寒后出现咳嗽，痰白易咯，口干咽痒，乏力嗜睡，纳可，二便调，舌暗、边有齿痕，苔薄白，脉弦滑。守上方加刘寄奴 15g，共 7 剂，每日 1 剂，分早晚 2 次饭后半小时温服。另嘱患者服用定坤丹，每次 7g，每日 2 次，并自备葱姜水频服。

三诊（2019 年 9 月 4 日）：末次月经为 2019 年 9 月 1 日，现为月经第 4 天，经量可、色暗红，夹有血块，无痛经，无腰酸，无乳房胀痛。无口干口苦，喉中有痰、色黄、质稠，纳眠可，二便调，舌淡、苔薄黄，脉弦滑。处方：菟丝子 15g，桑椹子 15g，山茱萸 15g，女贞子 15g，陈皮 6g，法半夏 10g，桑白皮 12g，浙贝母 15g，枸杞子 15g，制何首乌 20g，熟地黄 20g，砂仁 6g，白术 15g，山药 20g。共 14 剂。

四诊（2019 年 9 月 18 日）：末次月经为 2019 年 9 月 1 日，5 天净，量可，色暗红，夹有血块，无痛经，无腰酸，无乳房胀痛。患者诉服药后阴道干涩感明显减轻，白带较前增多，无异味、瘙痒等不适症状。近 2 日白带量增多，为透明蛋清样，自测基础体温较前升高 0.6℃左右。纳眠可，二便调，舌淡、苔薄黄，脉沉。处方：覆盆子 15g，女贞子 15g，枸杞子 15g，桑椹子 15g，车前子 10g，制何首乌 20g，熟地黄 20g，白术 15g，砂仁 6g，山药 20g，巴戟天 15g，共 14 剂。

五诊（2019 年 10 月 23 日）：末次月经为 2019 年 9 月 28 日，6 天净，量中，色深红，夹有血块，无痛经，无腰酸，无乳房胀痛。因家中事务繁多，未能及时复诊。现白带偏多，无其他不适，纳眠可，二便调，舌淡红、苔白，脉弦。处方：生地黄 15g，柴胡 12g，泽兰 15g，当归 15g，川芎 10g，赤芍 15g，红花 3g，川牛膝 15g，枳壳 12g，桔梗 12g。共 7 剂。

六诊（2019 年 10 月 31 日）：末次月经为 2019 年 9 月 28 日。上方中药已服完，自觉乳房胀痛，小腹偶有坠痛，白带仍偏多，无阴痒，纳眠可，二便调，舌暗、苔白腻，脉沉弦。处方：守上方加瞿麦 20g、茺蔚子 15g。共 5 剂，水煎服，每日 1 剂。复查性激素及 AMH。

七诊（2019 年 11 月 6 日）：末次月经为 2019 年 11 月 3 日，现为月经第 4 天，经量较前稍增加，色深红，无痛经，血块较前减少，无腰酸，无乳房胀痛。诉纳眠可，二便调，舌淡暗、苔薄，脉弦滑。11 月 6 日性激素检查及 AMH 示：FSH 11.37IU/L，LH 3.57IU/L，PRL 196mIU/L，E_2 86.03pmol/L，AMH 0.095ng/ml。处方：菟丝子 15g，桑椹子 15g，山茱萸 15g，女贞子 15g，枸杞子 15g，海螵蛸 15g，鸡内金 12g，肉苁蓉 15g，制何首乌 20g，山药 20g，白术 15g，砂仁 6g（后下）。共 7 剂。

半年后随访，患者自诉服用上方半个月后月经来潮，未见血块。近半年，偶有自服定坤丹调理，月经周期规律，周期30~40天。心情舒畅，无明显不适症状，未再复诊。

按：患者于2013年因"双卵巢交界性肿瘤"行腹腔镜手术，为保留生育功能，术中保留了单侧部分卵巢组织，但卵巢组织的缺如、局部炎症及术中器械损伤等可能会导致卵巢的供血量减少、卵巢组织机械应力改变，影响卵巢储备功能，导致卵巢储备功能减退的发生。该患者近1年间断出现月经停闭的现象，血清FSH 22.95IU/L，AMH 0.015ng/ml，符合卵巢储备功能减退的诊断标准。目前卵巢储备功能减退的西医治疗主要为激素替代治疗和生殖治疗。该患者已生育两子，无再生育要求，因此调经是其主要诉求。患者自服黄体酮可月经来潮，说明其内源性雌激素水平尚可。但单纯服用黄体酮对于月经周期的整体调整效果欠佳。

初诊时，患者再次月经停闭半年之久。邓高丕教授认为，从中医角度而言，卵巢储备功能减退的病因是肾精亏虚、气血不调。如《黄帝内经》所云"五七，阳明脉衰，面始焦，发始堕"，女性在"五七"之后会出现机体功能减退，生殖能力下降，而该患者38岁，其腰骶酸坠、阴道干涩就是肾精亏虚的表现。此外，月经的产生是脏腑、经络、气血协调作用于胞宫的周期性生理变化，月月如期，经常不变。若脏腑先天禀赋不足或后天失养亏虚，则气血无力化生，胞宫空虚，经血无源。该患者既往常出现经期下腹坠痛、经血中夹有血块，提示胞宫瘀阻。瘀血不去，新血不生，血瘀日久可导致气血亏虚，故头晕乏力。结合其舌脉，整体辨证为肾虚血瘀证。治疗以补肾填精为准则，辅以活血调经，以血府逐瘀汤加减治之。方中红花、川芎性温味辛，当归性温味甘，赤芍微寒味苦，四者合用助桃仁祛瘀；生地黄入心、肝、肾经，主五劳七伤，补肾水真阴不足，善凉血清热养阴以除瘀热，兼入血分，合当归养血润燥，祛瘀而不伤阴。柴胡、枳壳，行气活血、疏肝解郁；桔梗开宣肺气，载药上行，又合枳壳一升一降，可宽胸行气，使气行血畅；牛膝祛瘀滞兼通血脉，引瘀血下行。诸药配伍，不寒不热，解气分之郁结，行血分之瘀滞，活血且不伤阴，祛瘀又能生新，共奏活血祛瘀、清热通经之功。

三诊时患者已月经来潮，开始进入中药周期调理阶段。月经末期至经后期女性血海逐渐空虚，宜滋阴养血，以菟丝子、枸杞子、桑椹子、熟地黄，补血滋阴、补髓填精；山茱萸补益肝肾、涩精固脱；女贞子、制何首乌补肝肾、强腰膝；配合白术、山药健脾养血，顾护胃气。又因患者外感后出现痰湿症状，以二陈汤加减燥湿化痰、理气和中。佐以桑白皮泻肺利水，浙贝母化痰止咳，又兼有清热散结之效，利于经后期的卵泡发育。

补肾类中药具有类雌激素样作用，四诊时患者已自觉阴道分泌物增加，阴道干涩感好转，同时通过基础体温和透明蛋清样白带可判断其已到排卵期，经间期治疗当以温肾助阳为主，予五子衍宗丸加减。原方由菟丝子、五味子、枸杞子、覆盆子及车前子组成，五药相配成方，补中寓泻，补而不腻，共同发挥补肾益精之功效。经西医学研究发现，五子衍宗丸有调节下丘脑－垂体－性腺轴功能及增强免疫等作用。处方中制何首乌、熟地黄、巴戟天具有补肾填精、温肾助阳之功。此外，再以白术、砂仁、怀山药健脾益气，使气血生化有源、血海充盈。

如此调理 2 个月经周期后，患者月经来潮，且行经时不适症状较前有所改善。复查性激素及 AMH，FSH 水平显著下降，E_2 水平升高，同时 AMH 水平也较前有所上升，说明患者的卵巢功能经治疗有所改善。此后，患者因中成药服用方便，坚持自行服用定坤丹调理，半年内月经均正常。

邓高丕教授认为此患者为虚实夹杂型，根本病因是肾精亏虚，但久病成瘀，导致气血运行不畅。因此，在治疗中要先以活血化瘀药祛瘀生新，同时顾护正气。然后以中医药周期疗法，经后期滋肾阴、填肾精，经前期补肾阳、养气血。善用此法，无不应手取效。

四、经行头痛风作祟

经行头痛是指每逢月经期或经行前后出现头痛，经净后头痛消失的一种病证。多为单侧，或左，或右，部分为颠顶或前额痛，呈搏动性跳痛、胀痛或刺痛，头痛严重者伴恶心呕吐等不适。邓高丕教授认为，经行头痛多以肾虚肝郁，或血虚，或血瘀，不能上荣头面，并招风邪上扰所致。

（一）经血下行，上失荣养，风邪乘虚，发为头痛

邓教授认为，经行头痛主要是气血为病。"女子以血为本，以气为用"，气血是月经来潮的物质基础，气血宣畅充盛则冲任通盛，经水调和，如期来潮，无月经前后诸证之虞；气血失调，阴阳愆伏，冲任损伤则致月经诸病。《素问·脉要精微论篇》曰："头者，精明之府。"脑为髓之海，五脏六腑之气血皆上荣于头，经行时气血下注于冲任、胞宫而为月经，阴血相对不足，加重"不通"或"不荣"之候而发为头痛。

邓教授认为，女子气血的调畅与肝、脾、肾三脏关系密切。"女子以肝为先天"，肝藏血，主疏泄，肝气疏泄有常，气机调畅，血行亦通畅，月事能以时下。

女子素性忧郁，或七情内伤，或病久缠绵、情怀不畅，或他脏病变伤及肝木，致肝木失于升发条达，郁而成结，气血自然无以宣通。脾为后天之本，气血生化之源，主运化、升清及统血，脾气健旺，精微物质得以转输、布散，"洒陈于六腑而气至，和调于五脏而血生"，血液循于脉道而无离经之血，水谷精微上输而头目得养。《医林改错》曰："灵机记性在脑者，因饮食生气血，长肌肉，精汁之清者，化而为髓，由脊骨上行入脑。"故脾之健运，气血生化有源，方能荣养脑髓。若素体脾胃虚弱，或饮食不节，起居失常，损伤脾胃，或木乘脾土，郁结伤脾，均可导致脾失健运，生化乏源，气血亏虚，不荣则痛，或气虚运化水液、血液无力，成痰、成瘀，不通则痛。肾为先天之本，藏精，主骨生髓，与脾所化生的后天之精相互依存。肾中精气充盈，则髓海得养，脑能充分发挥"精明之府"的生理功能。若先天不足，或后天调护不当，或久病伤肾，均可引起肾精不足，髓海充养无源，亦无法资助"后天之精"的化生，行经时髓海空虚愈甚，故成头痛。肝、脾、肾三脏既可独立成病，又可相互影响成病，临床上应先分清三者致病的主客关系，再加以调治。

邓教授还认为，经行头痛多以"风"作祟，风为百病之长，善行而数变，此风邪可从两方面分析：一是外风之邪，经期调护不当，气血不足，外感风邪易乘虚而入；二是内风之邪，经行时气血下注胞宫，气血相对不足，气血亏虚、血瘀痰滞等证愈发明显，故可出现气血亏虚生风、血瘀生风、痰凝生风等证。在治疗上，除使用祛风化痰通窍的药物外，还要秉承"治风先治血，血行风自灭"的治则，"治血"主要包括活血与养血两方面，通过调和血气而达到"血行风自灭"的治疗目的。

（二）精准用药，循期而治

经行头痛随月经周期而发，邓高丕教授根据这一特点，在服药时机上嘱患者于经前半个月及经期服药。血虚者，经前服药以补益气血，使气血充盛，待行经时有充足的气血，既能下注胞宫而为经血，又能上荣于清窍；经期继服中药，使耗伤之气血得以充养，以防血虚失荣，而致头痛。血瘀者，经前服药以活血化瘀，疏通瘀滞之经络，脉络通畅，则气血运行无碍；经行时以气血通畅为顺，此时服药可使瘀血随经血下行，不致瘀滞脑窍，气顺则血和，头痛之疾自除。

（三）用药轻柔，灵巧祛邪

在选方用药方面，邓教授认为本病患者体质多敏感，不应峻补、峻下，峻补常碍脾胃运化，峻下恐攻邪过之而伤正，故取轻柔平剂，灵巧以祛邪。

治肝郁不舒者，常用柴胡、枳壳、素馨花、郁金等药疏肝行气。柴胡味苦、辛，性微寒，轻清升散，入肝、胆经，为治疗肝郁之要药，配伍"能利气"之枳壳以助疏肝行气之效，但是柴胡用量宜轻，谨防疏泄太过耗伤肝阴，可加白芍养血柔肝并制约柴胡升散之性。素馨花味苦、微涩，性平，气味芳香，善疏肝解郁，《岭南采药录》云："解心气郁痛，止下痢腹痛。"郁金味辛、苦，性寒，为解郁珍品，既入气分又入血分，《本草备要》称其："宣，行气解郁；泻，凉血破瘀……凉心热，散肝郁。"

治血瘀不畅者，常用川芎、丹参、益母草、鸡血藤等药。川芎辛温，能行气行血，为"血中气药"，能"下调经水，中开郁结"，《珍珠囊补遗药性赋》云："上行头角，助元阳之气而止痛；下行血海，养新生之血以调经。"丹参入心、肝经，为活血化瘀、调经止痛要药，前人有"一味丹参，功同四物"之说。益母草苦泄辛行，主入血分，常治女性血瘀经产诸证。鸡血藤苦泄、温通、甘补，入肝经血分，"去瘀血，生新血，流利经脉"，《本草纲目拾遗》称其"大补气血，与老人妇女更为得益"，可见鸡血藤能活血通经，祛瘀生新而不伤正。

治肾虚者，常用菟丝子、桑椹子、枸杞子、覆盆子、山茱萸等果实或种子类药材，味厚质润，性平偏温，既能滋补精血，又蕴含生生之气，益气温阳。菟丝子能补肾阳、益肾阴、固肾精，还能温补脾土，不燥不滞，平补肝、肾、脾，《药性论》云："治男女虚冷，添精益髓。"桑椹子能滋补肝肾之阴，又能补血，《滇南本草》云："益肾脏而固精。"枸杞子性味甘平，补肝肾，益精血，《本草正》云："枸杞，味重而纯，故能补阴；阴中有阳，故能补气。"覆盆子入肝、肾经，甘温助阳，味酸固涩，益肾养肝，《本草通玄》云："强肾而无燥温之偏，固精而无凝涩之害。"山茱萸能润养肝肾之阴，又能温肾补阳，为平补阴阳之要药，《医学衷中参西录》云："大能收敛元气，振作精神，固涩滑脱。因得木气最厚，收涩之中兼具条畅之性，故又通利九窍，流通血脉，治肝虚自汗，肝虚胁疼腰疼，肝虚内风萌动，且敛正气而不敛邪气。"

（四）巧用风药，慎用活血破血

若头痛剧烈、痛点如刺或跳痛，则常用祛风之品，如羌活、防风、柴胡、蔓荆子、白芷、石菖蒲、藁本等，多根据头痛部位循经选药，处方中风药一般不超过3味。头痛位于前额者属阳明，多选白芷、葛根；位于头枕部者属太阳，多选羌活；位于两侧者属少阳，多选柴胡；位于颠顶者属厥阴，多选藁本、蔓荆子。

羌活气清属阳，善行气分，舒而不敛，升而能沉，雄而善散，可发表邪，治太阳、厥阴头痛，发汗散表而透关利节。防风性升散，善行全身，乃治风通用之品，入肝、脾经，有疏肝理脾之用，《神农本草经》云其能"治大风头眩痛"。柴胡味苦，香气馥郁，体质轻清，气味俱薄，为少阳引经药也，善除本经头痛。蔓荆子辛寒，能散风清热，轻浮上行，助散头面之邪，《名医别录》云："去长虫，主风头痛，脑鸣，目泪出。"白芷辛温，芳香走窜上达，祛风通窍止痛，又入脾经，温升清阳。《本草纲目》云："白芷，色白味辛，行手阳明庚金；性温气厚，行足阳明戊土；芳香上达，入手太阴肺经。……如头目眉齿诸病，三经之风热也；如漏带痈疽诸病，三经之湿热也。"石菖蒲辛苦而温，芳香而散，开窍宁神，《神农本草经》云："开心孔，补五脏，通九窍，明耳目，出音声。"藁本辛散温通，其茎直立、中空，根茎入药，取象比类如植被之性，上通下达。《本草汇言》曰："藁本升阳而发散风湿，上通巅顶，下达肠胃之药也；其气辛香雄烈，能清上焦之邪，辟雾露之气，故治风头痛，寒气犯脑以连齿痛，又能利下焦之湿，消阴瘴之气，故兼治妇人阴中作痛、腹中急疾。"

邓教授认为，经行头痛虽为内伤头痛，但应慎用活血之剂，如果头痛剧烈、痛点如刺或跳痛，则适当用川芎、当归、丹参等柔和之剂，避免使用桃仁、红花、全蝎、蜈蚣、水蛭、三棱等活血破血之剂，因为这类药有可能使月经淋漓不止，同时加重冲、督、任脉的耗伐。

（五）案例举隅

患者，女，42岁，2012年3月3日初诊。主诉：经行头痛10余年。现病史：平素月经周期欠规则，周期23~37天，经期3~4天，量中、色红、夹有血块，无痛经，轻微腰酸，经前乳房胀痛。近10年行经时双侧头痛剧烈，以刺痛为主、经后自行消失。末次月经为2012年2月22日，3天净，量、色、质如常。患者平素易怒，纳眠一般，二便调，舌胖淡、苔薄白、舌下络脉瘀黑，脉弦细。既往无外伤史。孕产史：孕2产0（G2P0），2009年人工流产1次，2010年孕2个月时行稽留流产清宫术1次，无避孕，有生育要求。中医诊断：经行头痛（肝郁血瘀证）。治法：行气活血，兼以疏风开窍。处方：川芎、蔓荆子各10g，白芍、白芷、石菖蒲各15g，柴胡、郁金各12g，葛根20g，甘草6g。共5剂，水煎服，每日1剂。嘱患者于经前1周复诊。

二诊（2012年3月15日）：末次月经为2012年2月22日。纳可，眠差，无口干口苦，大便溏稀，小便调，舌淡红、边有齿痕，苔薄白，脉沉细。证属肝郁脾虚型，守上方加茯苓、山药各 20g，砂仁 6g（后下），白术 12g。共 7 剂。

三诊（2012 年 3 月 29 日）：末次月经为 2012 年 3 月 22 日。服药后经行头痛减轻，双腿稍乏力，无口干口苦，纳可，眠易醒，二便调，舌暗红、苔白，脉沉细。证属肾虚气血不足型，治以补肾滋阴，益气养血。处方：菟丝子、桑椹子、山茱萸、白芍、金樱子、枸杞子、黄芪各 15g，甘草 6g，葛根 20g，柴胡、素馨花、白芷各 12g。共 7 剂。

四诊（2012 年 5 月 3 日）：末次月经为 2012 年 4 月 27 日。经行头痛明显减轻，口干口苦，大便偏稀，小便调，纳眠可，舌淡红、苔薄白，脉细。证属肝郁脾虚型，处方：柴胡、枳壳、防风各 12g，白芍、白术、黄芪、沙参各 15g，茯苓、麦冬、天花粉各 20g，甘草、砂仁（后下）各 6g。共 7 剂。

五诊（2012 年 5 月 24 日）：末次月经为 2012 年 5 月 23 日，现为行经第 2 天，量中，色红，轻微腰酸，经行头痛不明显、偶有隐痛，口干不苦，纳眠可，二便调，舌淡红、边见齿痕，苔白，脉细弱。证属脾肾两虚型，处方：菟丝子、桑椹子、山茱萸、白芍、白芷、海螵蛸、益母草、石菖蒲各 15g，蔓荆子 10g，鸡内金 12g，甘草 6g。共 4 剂。半年后随访，未再复发。

按：经行头痛多见气血为病，常责之肝、脾、肾三脏，该患者平素易怒，加之欲求孕而不得，精神压力较大，肝木失于条达，气机不畅，木乘脾土，而生脾虚，房劳不节、多次人工流产屡伤肾元，肾气渐衰，月经期、经后期肾虚证候更为明显，故证属肝郁脾虚，肾气亏虚。由于肝郁病机贯穿整个月经周期，故治疗上常需疏肝解郁，兼顾护脾土，月经期及经后期需补肾健脾、扶助正气，"滋水涵木"，另酌加疏风通窍止痛之品，助风随血行而除。终使肝木疏泄有序，脾土健运有常，肾水充盛有源，阴平阳秘，髓海得养，故头痛自除。

五、妊娠固胎之本，有故无殒，亦无殒也

（一）胎病之机，下实上虚，辨证求因，因地制宜

邓高丕教授认为，妊娠的生理特点为阴血（脏腑及血海所藏之血）下聚胞宫以养胎，形成下实上虚之势。《女科经纶》云："女之肾脉系于胎，是母之真气，子之所赖也，若肾气亏损，便不能固摄胎元。"是古人提出"肾以载胎"学说的根据。《竹林女科证治》云："妇人有孕，全赖血以养之，气以护之。"指出胎孕既成，有赖母体的气血蓄聚以养之。中医理论认为胎孕的形成，主要在于先天的肾气，而长养胎儿又赖母体后天脾胃化生的气血所滋养。

胎动不安（胎漏）或滑胎的主要病机是冲任损伤，胎元不固。其病因病机可以概括为以下几点：①脾肾不足：素体肾气不足，或后天不注意养生，饮食失和，脾运失常，后天不养先天，或多产、频产（包括频繁的人工流产、药物流产），或以紧急避孕药作为常规避孕药使用，或生育年龄过晚，肾气渐衰，孕后出现胎元失固，而发为胎动不安（胎漏）或滑胎之症。②阴血亏虚：女子阴常不足，妊娠阴血下聚养胎，加之孕妇多思多忧，导致肝血更虚，血虚肝郁，木郁土壅，导致脾胃虚弱，气血生化乏源，则血虚益甚；若血海不足，加之肾气亏虚，则发为胎动不安（胎漏）或滑胎之症。③湿热：岭南多湿多热，若孕后过于进补，嗜食滋腻之食物，且素体湿热，引起血海伏热，热扰胎元，则出现胎动不安（胎漏）之症。④血瘀：妊娠之后，胎居母腹，全赖母血滋养，血脉流注正常，气血下达胞宫而养育胎儿；若瘀血阻滞，血运受阻，冲任不畅，瘀不去则冲任不通，瘀不散则新血不生，气血不能畅达于胞宫，故出现胎动不安（胎漏）或滑胎之症。

（二）补先后天，调气养血

1. 补肾安胎法

补肾安胎法适用于禀赋素虚之胎动不安或滑胎患者，常有流产史，甚或屡孕屡堕，每孕至上次胎堕时突然自堕，妊娠之后症见腰痛下坠、腰酸漏红、舌淡红、脉细滑。辨证要点为腰酸漏红。《景岳全书·妇人规》云："妇人肾以系胞，而腰为肾之府，故胎妊之妇，最虑腰痛，痛甚则坠，不可不防。"治宜补肾安胎，方用寿胎丸加味，包括党参、炙黄芪、桑寄生、续断、菟丝子、杜仲、阿胶、白芍、炙甘草等。方中桑寄生、续断、菟丝子强肾固腰以系胎，党参、炙黄芪益气补中且增强固胎作用，阿胶滋阴养血止血。常配伍狗脊补肾，炒炭后止血安胎作用加强。全方共奏固肾益气之功，肾气足、腰痛除，则血停胎固。

2. 健脾安胎法

健脾安胎法适用于脾胃素虚，妊娠后纳食不香，稍食腹胀，大便溏软，腹痛下坠，甚则胎萎不长，或腰酸漏红，舌胖、脉细滑。常见于"妊娠泄泻""胎萎不长"及某些胎漏患者。辨证要点为食后腹胀、便溏。治疗当扶其脾胃，脾得鼓舞则养胎有权。方用四君子汤加减，组成为党参、黄芪、白术、山药、红枣、炙甘草。取党参、黄芪，功专益气补中；白术健脾利湿，擅长补脾止泻；脾虚日久必累及肾，且"胎窃其气以拥护，肾间之阳不能上蒸脾土"，故用山药益脾补肾。全方合用，益气健脾之效彰，则脾气康复，腹泻得止，胎元得养。

（三）有是证用是药，标证之佐药，中病即止

1. 稍佐活血药以安胎

岭南罗氏妇科主张安胎应以补肾健脾、益气养血为主，使先天与后天相互支持、相互促进以巩固胎元，并结合孕妇体质的寒热、虚实辨证用药。对于合并血瘀证的胎漏、胎动不安，只要辨证准确，把握用药剂量，可以大胆运用活血祛瘀安胎之法，瘀去而血滞得通，气血运行和顺，则胎可安。《素问·六元正纪大论篇》曰："有故无殒，亦无殒也。"邓高丕教授亦将此理论贯彻运用于临床之中。

在治疗瘀血标证的同时，还需进一步补肾固本，标本兼顾，既可从根本上解决肾虚致瘀的病机，又可防止活血化瘀药伤及肾气，从而最终达到安胎的效果。

应用活血化瘀药物时，多以和血、活血药为主。和血药具有养血活血作用，如丹参、三七、鸡血藤，素体虚弱、瘀血程度轻者多选用；活血药，如蒲黄、五灵脂，素体强盛、瘀血程度较重者适用，多由小剂量开始，严密观察，中病即止。在方剂中，以上药物一般只选用1~2味，且用作佐药，同时配伍大量补肾健脾、固冲安胎之品作为君药、臣药。使用活血化瘀药物时应药到即止，重点掌握"衰其大半而止"的治疗原则，则于母体和胎儿无恙。破血药药效峻猛，易导致大出血不止，故不宜选用。

2. 结合岭南特色

岭南天蒸地湿，岭南人脾胃虚弱，容易生湿或耗气伤阴，孕妇除常见的脾肾虚损之外，常伴湿邪内阻或气阴两虚表现。兼见妊娠恶阻、舌苔腻者，常加紫苏梗、砂仁、陈皮、藿香、柿蒂等醒脾和胃、行气止呕；小腹下坠，证属气虚者，重用黄芪升提阳气，且常与党参配伍，以健脾培中、益气升阳；妊娠阴道出血者，急以止血，常用艾叶、侧柏叶、地榆、仙鹤草、藕节等，兼以补肾安胎；兼血虚者，加熟地黄、何首乌、阿胶、枸杞子等；阳虚内寒者，加用巴戟天、补骨脂、艾叶等；阴虚内热者，选加墨旱莲、黄芩、女贞子等；大便干结者，选用生地黄、肉苁蓉等滋补肾精、润肠通便之品；口干者，常用西洋参、玉竹等；夜尿多者，加用覆盆子、益智仁；腰痛者，常加杜仲、黄精、狗脊等。

（四）案例举隅

杨某，女，27岁，2019年1月16日初诊。主诉：停经16周余，阴道出血近1个月。现病史：患者平素月经规律，周期23天，经期5~6天。末次月经为2018年9月25日，8天净，量中、夹有血块，痛经。患者近1个月前出现阴道

出血，量多、色鲜红，后至外院住院行安胎治疗（具体治疗不详），治疗后阴道出血症状稍缓解。2019年1月14日外院B超示：宫内妊娠，单活胎，孕16周；宫颈内口上方处囊性包块（58mm×15mm×59mm），考虑积血可能；胎盘成熟度为0级。现症：腹部时有紧缩感，阴道少量出血、色鲜红，每日用1片卫生巾、湿透约2/3，口干，无口苦，纳可，眠差易醒，小便频，大便调，舌红、苔薄黄，脉细滑数。孕产史：孕2产0（G2P0），2008年行人工流产术。中医诊断：胎动不安（肾虚血热证）。西医诊断：先兆流产。治法：滋阴固肾、凉血止血。处方：菟丝子30g，川续断15g，桑寄生15g，阿胶15g，乌豆花30g，仙鹤草30g，地榆20g，女贞子15g，墨旱莲20g，黄芩10g，白术15g，金樱子15g，共7剂。另予助孕丸3瓶，每日3次，每次6g，口服。嘱下腹疼痛加重或阴道出血增多时门诊、急诊随诊。

二诊（2019年1月23日）：患者阴道出血较前减少，每日用1片卫生巾、湿透约1/3，时有腹部紧缩感，纳差，厌食油腻，伴恶心嗳气，睡眠较前明显好转，小便频，无尿急、尿痛，大便调，舌红、苔薄黄，脉滑数。2019年1月23日外院B超示：宫内妊娠17周，单活胎；子宫后壁与绒毛膜囊之间低回声团（69mm×18mm），考虑绒毛膜下血肿可能。处方：仙鹤草30g，地榆15g，白及15g，女贞子15g，墨旱莲20g，菟丝子30g，川续断20g，桑寄生15g，制何首乌20g，竹茹10g，佛手12g，阿胶15g，白芍20g，甘草6g。共7剂。另予助孕丸3瓶，服法同前。

三诊（2019年1月30日）：患者阴道出血较前明显减少，活动或小便后见少量褐色分泌物，偶有腹部紧缩感，胃纳较前好转，眠一般，约半小时可入睡，小便频，大便调，舌尖稍红、苔薄白，脉细滑。处方：菟丝子30g，川续断15g，桑寄生15g，阿胶15g，白芍15g，合欢花15g，酸枣仁15g，麦冬15g，党参15g，金樱子15g，甘草6g。共14剂。嘱患者复查子宫双附件B超。

四诊（2019年2月13日）：患者无阴道流血，无腹部紧缩感，口干，无口苦，纳可，眠一般、易醒，小便频，大便调，舌淡红、苔薄白，脉滑。2019年2月1日外院B超示：宫内妊娠，单活胎，孕18+周；宫颈内口上方处囊性包块（33mm×9mm×32mm），考虑积血可能；胎盘成熟度为0级。2019年2月13日本院B超示：宫内妊娠，单活胎，孕20+周；双叶胎盘声像；胎盘成熟度为0级。处方：菟丝子30g，百合15g，川续断15g，桑寄生15g，白芍15g，合欢花15g，阿胶15g，酸枣仁15g，麦冬15g，党参15g，金樱子15g，制何首乌25g，黑枣15g，甘草6g。共14剂。

按：本病案孕妇孕16+周，临床表现为下腹部紧缩感、阴道少量出血，且超声检查提示宫腔积血，符合胎动不安的典型症状，因此本病案的诊断明确。该孕妇处于孕中期，在此阶段胚胎快速发育，需要大量的营养物质，孕妇血气下聚以滋养胚胎，故易导致阴血不足。阴血亏虚，阴津不能上承，故而出现口干。《医效秘传·不得眠》载："夜以阴为主，阴气盛则目闭而安卧，若阴虚为阳所胜，则终夜烦扰而不眠也。"故而患者眠差且易惊醒。阴虚不能制约阳气，则虚火上越，舌体脉络充盈；虚热熏灼舌面，则舌质红、苔薄黄。胚胎依靠肾精、肾气固载，母体肾气亏虚，则任脉和胞宫无力固摄载举胚胎，肾精不充，胎元不得精微物质濡养，则有欲堕之势。正如树木成荫结子，若枝叶不茂、枝节单薄，无力承托日渐硕大的果实，则果实自落，故《素问·奇病论篇》言："胞络者，系于肾。"《医学衷中参西录》亦云："男女生育，皆赖肾脏作强，肾旺自能荫胎也。"

邓高丕教授在诊断和治疗中擅长将中西医结合，此病案中，患者B超提示宫腔积血可能，宫腔积血乃离经之血，离经之血积于子宫，日积月累之下则化为瘀血，且患者肾阴亏虚，阴虚生热煎灼津液而为瘀血。综合彩超结果及中医理论，在初诊中邓高丕教授辨此患者以肾虚为本，且在肾虚的基础上兼夹虚热，予寿胎丸加减。寿胎丸出自《医学衷中参西录》，原方由菟丝子、桑寄生、川续断、阿胶四味中药组成，方中菟丝子为君药，是旋花科植物南方菟丝子或菟丝子的干燥种子，入肾，善补而不峻，可平补肾阴及肾阳，且菟丝子味辛、甘，性平，辛向下可润肾之苦燥，向上能助脾胃之阳气，同时兼顾先天之肾及后天之脾胃，自能荫胎、载胎。《本草崇原》曰："寄生感桑气而寄生枝节间，生长无时，不假土力，夺天地造化之神功。"桑寄生味甘而性平，甘主滋补，可养孕母血气、壮胎气，故《景岳全书·本草正》云："主女子血热崩中胎漏，固血安胎。"《神农本草经》中载川续断："味苦，微温"。苦养血脉，理血脉之伤损，苦味主降，可去肾之火而坚肾之阴；在《神农本草经》中被载为上品，其味甘、性平，如成无己云："阴不足者，补之以味，阿胶之甘，以补阴血。"阿胶不仅能补血，更兼止血之功，甚得标本兼治之妙。邓高丕教授在寿胎丸的基础上酌加滋阴药物，方中女贞子、墨旱莲为滋阴止血类方剂二至丸，女贞子味甘、苦，性平，《本草纲目》言其具有"强阴，健腰膝，变白发，明目"的作用，而墨旱莲味甘、酸，性寒，酸甘化阴，且这两味药物均归肝、肾二经，不仅能滋阴益肾，还能滋养肝阴、调畅肝气，使阴血自生，血脉通畅，则瘀血自除。此外，在全方大队滋阴药物中酌加少许活血药乌豆花，有化瘀之功却无伤胎之弊。上述药物为全方的基础组成，即滋阴益肾是本病案治疗的基本法则，邓高丕教授施方不仅从病因病机入手，同时也注重标本兼治，现患者有少量的阴道出血及虚火上炎症状，故特别配伍仙鹤草、地榆、金樱子等具有凉血止血、酸收固涩作用的药物，其中仙鹤草味苦、性平，是常用的止血类中药，不论寒、热、虚、实，各类出血皆可应用，并兼能补虚；地榆性微寒，能凉血止血，又兼清火之用；金樱子味酸、性平，在本方中取其酸收固涩之意，用以辅助上述止血药增强止血功效。在虚火上炎方面，特别将黄芩和白术两味安胎圣药相配伍，此类配伍最早见于《金匮要略·妇人妊娠病脉证并治》中，"妇人妊娠，宜常服当归散主之"。黄芩味苦、性寒，具有清热安胎的功效，尤擅清上焦之火，而白术味苦、甘，性温，能补益脾胃。两药合用，有一补一泄、一温一寒、相辅相制之意，共奏安胎之效。

二诊时，患者阴道出血虽较前减少，但并未停止，邓高丕教授仍以寿胎丸为主方，在初诊方的基础上去金樱子而改用白及，增强止血功效，并针对患者出现的厌食油腻、恶心、嗳气等症状，加用佛手、竹茹等疏肝和胃，除烦止呕。在三诊时，患者阴道出血已不明显，但睡眠较差，邓高丕教授认为患者的病机仍为肾阴亏虚，因肾阴耗竭不能上济于心，心血不足而致虚烦不寐。此时仍以寿胎丸为主方，依据患者症状去前方中凉血止血类药物，加用合欢花、酸枣仁。合欢花味甘、性平，能解郁安神，《养生论》云："合欢蠲忿，萱草忘忧。"酸枣仁养阴血，益心肝，大补心脾，则血归而睡卧自安。两药相伍可增强宁心安神之功。四诊时，患者已无阴道出血及腹部紧缩感，B超提示子宫腔内无积血，舌象及脉象也提示虚火上炎之症状改善，邓高丕教授仍从肾阴虚论治，以滋补肾阴为主，辅以宁心安神，标本兼治。

邓高丕教授在临床施治过程中格外注重对基本病机的判断和分析，认为胎动不安可主要分为肾虚血热证和肾虚血瘀证，其中肾虚血热证多见妊娠期下腹疼痛、有坠胀感，腰酸，阴道少量出血、色鲜红，口干口苦，舌红、苔黄，脉细滑数。邓高丕教授将此病案辨证为肾虚血热证，整个治疗过程以滋阴补肾为治疗法则，以寿胎丸为主方随症加减。首先，在遣方用药时选用苦降坚阴之品，一方面苦性降泄，可入肝经和肾经，另一方面苦寒类药物能助桑寄生、续断、女贞子等药清泄虚火，以少量药物而兼顾多重功效，此乃邓高丕教授用药精妙之处。其次，在施治过程中紧扣基本病机，在此基础上随症用药灵活加减，正如《景岳全书·妇人规》中提出的"安胎当随证随经治之"的原则，有口干口苦时加用麦冬、沙参等以清养肺胃，阴道出血时多用仙鹤草、地榆等以凉血止血，睡眠欠佳时加用合欢花、酸枣仁等以宁心安神。最后，在治疗胎动不安时慎用活血化瘀类药物，此患者B超提示宫腔积血，但邓高丕教授在立法用药时考虑周全，仅用乌豆花以活血，契合"以平为期，而不可过"的原则，善抓根本，攻而不伤，故而临床疗效显著。

六、扶脾健胃以治妊娠恶阻

（一）脾胃本虚，土虚本乘，痰湿困脾，气阴两虚

中医学关于诊治妊娠恶阻的论述十分丰富。《胎产心法》云："恶阻者，谓有胎气，恶心阻其饮食也。"由于本病病因复杂，古代医家观点也不尽一致。金元四大家之一的朱丹溪曰："凡孕二三月间，呕逆不食，或心中烦闷，此乃气血积聚以养胎元，精血内郁，秽腐之气，上攻于胃。"《女科指要》则指出："妊娠脾胃虚弱，夹气而痰涎内滞，致病恶阻。"各家总结其病机为"冲气上逆，胃失和降"。妊娠后月经停闭，血海之血专供养胎，血分遂感不足，使气分有余，而导致气血不调。由于冲脉隶属阳明，冲气上升不得下泄，上逆犯胃，使胃失和降而呕吐。历代医家根据病因病机将该病分为脾胃虚弱、肝胃不和及痰湿困阻等证型。邓教授在长期的临床诊治过程中发现，本病以脾胃虚弱、胃气损伤为根本。因脾胃虚弱，肝气乘虚而乘之，水湿不得运化而积为痰湿。脾胃健旺，则肝不得乘虚而犯，即使肝气亢盛亦不得犯胃；脾气盛则水液运化有度，湿不得积聚生痰，即使有痰湿亦可自消，故其病机虽为脾胃虚弱，肝胃不和，痰湿阻滞，但根本却在脾胃虚弱。

1. 脾胃虚弱为主

妊娠恶阻的病位在胃。因先天脾胃虚弱，或后天失养、饮食失节，如过食寒凉损伤胃阳或饥饱失常耗伤胃气，均可导致脾胃虚弱。而冲脉为十二经脉之海，是全身气血运行的要冲，对十二经脉的气血具有蓄溢和调节的作用。孕后胎元初凝，血聚于下以养胎元，冲气偏盛而上逆，胃气虚弱，冲气夹胃气上逆，胃失和降，故呕吐不食，或食入即吐；脾胃虚弱，运化失职，则脘腹胀满、不思饮食；中阳不振，清阳不升，则头晕体倦、怠惰思睡、乏力；舌淡、苔白，脉缓滑无力，均为脾胃虚弱之征。而剧烈呕吐会进一步损伤脾胃，导致气血生化不足，血虚则不能养胎，气虚则系胞无力，故引起胎儿宫内发育迟缓，甚则导致见红、流产等。

2. 肝旺、痰湿为辅

冲脉隶于阳明而附于肝，故妊娠血下聚以养胎，血分不足，气分有余。若患者素体肝旺，或因情志刺激导致肝气郁结或肝气亢逆，抑或肝气正常而脾胃虚

弱，肝气趁其虚而乘之，冲气上升，挟肝气横逆犯胃，使胃失和降而呕吐。肝气不舒，故胸满胁痛、嗳气叹息；肝气上逆走空窍，故头胀而晕；肝胆互为表里，肝气上逆，胆汁亦随之上溢，故呕吐酸水或苦水、烦渴口苦；舌淡、苔微黄，脉弦滑，均为土虚木乘之象。若患者本为痰湿体质，或因脾虚不运，水湿乘胃气之虚停滞中脘，痰湿内生，冲气夹痰湿上犯于胃而致恶心呕吐。痰湿壅盛，故呕吐痰涎、口淡而腻；痰湿阻滞气机，故不思饮食、胸腹满闷；舌淡、苔白腻，脉滑，均为痰湿之象。由于呕吐剧烈妨碍进食，以致体内阴津亏乏，冲气失于阴津之藏纳，上逆犯胃益甚。

3.气阴两虚为继

胃主受纳，脾主运化，将饮食水谷化生为水谷精微并布散全身，为气血生化之源，津液亦来源于饮食水谷。因此，妊娠恶阻日久，不能饮食或食入即吐，则气阴生化无源。此外，吐泻伤津，妊娠恶阻流失大量津液，气随津脱，从而导致气阴两虚。临床表现为精神萎靡，四肢乏力，小便少，发热，口渴，舌红、苔薄黄或光剥，脉细滑无力，等等。

（二）求根治市，首重扶脾

古代医家对妊娠恶阻的治疗有颇多见解。《万氏女科》曰："轻者不服药无妨，乃常病也。重者需药调之，恐伤胎气。"又云："养胎全在脾胃，譬之钟悬于梁，梁软则钟下坠，梁断则钟下堕。"宋代医家陈自明在《妇人大全良方》中云："夫人以胃气壮实，冲调荣和，则胎得其所，如鱼处渊；若气血虚弱，无以滋养，其胎终不能成也。"邓教授结合古训认为，妊娠恶阻的临床辨证治疗尤以健脾和胃、降逆止呕为重，并秉持治病与安胎并举的原则，在健胃止呕的同时兼以安胎，并用生姜、乌梅、半夏、黄连等止呕药物以标本兼顾。因患者呕吐剧烈，易拒药，故宜少量频服、温服以增加药液的摄入量，提高疗效。待患者呕吐症状缓解后再补肝肾、益气血、安胎，以促进胎儿生长发育。

1.健脾和胃为主

邓教授认为，妊娠期间气血下聚以养胎，胎儿发育所需的一切营养物质均系母体提供，而脾胃为气血生化之源，若脾胃虚弱，气血生化不足以养胎，则胎儿发育势必受影响，故在妊娠期间补益脾胃尤为重要。而诸多孕妇在此期间一味进补，大食荤腥及补益滋腻之品，殊不知多食此类食物即碍脾，若不适当调理脾胃，不仅进补之营养不能吸收，而且会损伤脾胃，甚至导致妊娠恶阻，脾胃素虚者尤甚。妊娠恶阻证属脾胃虚弱者，治疗以健脾益胃为主。四川近代名医沈绍九曰："妇人重身，首重安胎，胎隶于阳明，得母气而生长。土为万物之母，故应培土。"邓教授常用药物有党参、白术、茯苓、砂仁、木香、紫苏叶、山药、生姜、甘草等。党参大补元气，健脾益气以助运化；白术健脾益气，燥湿化痰，安固胎元；茯苓健脾化湿；砂仁、生姜温胃降逆止呕；紫苏叶芳香化浊，行气和胃，通降顺气止呕，且能安胎；山药补脾益气，养脾之阴。与此同时，辅以固肾安胎之品，如桑寄生、续断、杜仲、菟丝子、女贞子、墨旱莲等。

2. 柔肝、燥湿为辅

邓教授认为，妊娠恶阻属肝胃不和及痰湿阻滞者，病因为"土虚木乘""脾虚生湿"，病机以脾虚为本，故治疗以健脾和胃为主，辅以柔肝清肝、理气燥湿。肝胃不和者，在健脾益胃、固肾安胎的基础上酌情加用白芍、乌梅、茵陈等以柔肝清肝；呕吐酸水或苦水、烦渴口苦者，酌情加入黄连、黄芩、竹茹等。白芍养血柔肝，补肝体、助肝用，平冲降逆，与甘草合用，可酸甘化阴，缓急止痛而有安胎之效；乌梅养阴生津、平抑肝阳；茵陈清肝利胆；黄连苦寒，降胃气；黄芩清热安胎；竹茹除烦、降逆、止呕。痰湿阻滞，舌苔厚腻者，酌情加用陈皮、半夏、佛手、布渣叶、藿香、佩兰、砂仁、白扁豆等以醒脾化湿；吐剧伤阴者，少用木香、砂仁、白术之品，以免进一步温燥伤阴，并酌情加用沙参、麦冬、石斛、玉竹、百合等以养阴生津。

3. 益气养阴为固

邓教授指出，妊娠恶阻进一步发展则易损伤气阴。气阴两伤者，正气已伤，气虚则无以载胎，阴虚则无以养胎，故治宜益气养阴、止呕固胎。轻用木香、砂仁之品，以免进一步温燥伤阴，常用药物有太子参、黄芪、生地黄、麦冬、石斛、玉竹、芦根、玄参、五味子等。太子参、黄芪益气，且太子参亦能健脾；生地黄、麦冬、玄参合为增液汤，养阴补液；太子参、麦冬、五味子合为生脉散，益气生津；玉竹养阴润燥、除烦止渴；芦根清热、生津、止呕。与此同时，可酌加固肾安胎之品。

4. 外治法

对于恶心呕吐较甚，食入即吐，不能服用中药者，邓教授常辅以真空拔罐于中脘穴的方法帮助患者进食。或将上述口服的处方，改为直肠给药，使药物通过直肠黏膜吸收而达到治疗目的。

（三）案例举隅

龚某，女，34 岁，2019 年 6 月 18 日初诊。主诉：停经 45 天，恶心呕吐 1 周。

现病史：患者末次月经为2019年5月4日，于1周前出现恶心，呕吐胃内容物，量少，每日1~2次，偶有头晕、乏力，无下腹痛、阴道出血等不适，未行专科诊治。现症：患者呕吐次数较前增加，每日4~5次，纳差，眠可，大便稀烂，每日2~3次，小便调，舌质淡、苔薄白，脉细滑。辅助检查：2019年6月17日性激素检查示：β-人绒毛膜促性腺激素（β-hCG）25005IU/L，雌二醇（E$_2$）803.6pmol/L，孕酮（P）25.34ng/ml。子宫附件彩超结果示：宫内妊娠6+周，隐约可见心管搏动。尿常规检查示：尿蛋白（+），尿酮体（+++）。中医诊断：妊娠恶阻（肝胃不和证）。西医诊断：妊娠剧吐。治法：健脾和胃止呕，补肾安胎。处方：党参20g，白术15g，桑寄生15g，盐菟丝子15g，续断15g，砂仁6g，茯苓15g，陈皮10g，生姜10g，紫苏梗10g，甘草6g。共5剂，每日1剂，水煎服。嘱患者若呕吐频作，则少量频服汤剂，避免一次大量口服而致拒药呕吐，达不到治疗目的。另予安胎养血膏方（广州中医药大学第一附属医院院内制剂，部分药物组成为人参40g、白芍20g、陈皮15g、元贞糖40g、制远志15g、阿胶40g、墨旱莲30g、大枣40g、续断65g）口服，早晚各1匙羹，温开水送服。

二诊（2019年6月24日）：患者自诉仍恶心欲呕，较服药前缓解，现呕吐酸水，每日1~2次，偶有胸闷，口干口苦，无阴道出血，无腰酸，无肛门坠胀感，纳一般，眠可，大便干结，小便调，舌红、苔微黄腻，脉弦。2019年6月24日复查尿常规示：尿白细胞酯酶（-），尿蛋白（-），尿酮体（+）。治法：以补脾行气、清热燥湿为主，辅以滋阴润燥。处方：党参20g，白术15g，茯苓15g，甘草6g，木香9g，竹茹12g，半夏12g，陈皮9g，石斛20g，沙参15g，白芍15g，黄芩6g，三七10g。共7剂，每日1剂，水煎服。

三诊（2019年7月1日）：患者自诉稍感恶心，无呕吐，偶有腰酸痛，口淡，无下腹痛、肛门坠胀感、口干口苦等不适，舌稍红、苔白，脉弦。2019年6月28日复查子宫附件彩超示：宫内妊娠7+周，可见心管搏动。治法：健脾益气，滋阴润燥。处方：守二诊方，去黄芩、木香、石斛、三七，加桑椹子15g、狗脊12g、枸杞子15g、山茱萸15g。共7剂，每日1剂，水煎服。

患者此后一直于我院规律产检，孕期顺利。2020年2月顺产1名健康男婴。

按：本病案之妊娠恶阻患者，以脾胃虚弱为本，湿热痰阻为标。脾虚则水运失于通调，痰湿阻滞，积而不去，以致胃失和降，且孕后血壅气盛，冲气上逆，夹痰饮上泛，而致呕吐；痰浊壅塞，则胸膈满闷、食欲减退、口中淡腻；肾精不足，腰府失养，而致腰部酸痛；舌脉亦有脾肾虚弱、湿热夹杂之征象。故治疗上以和胃降逆、清热燥湿为法，同时兼予健脾益气、补肾安胎。方中陈皮理气和中，生姜、砂仁和胃止呕，紫苏梗降逆止呕，菟丝子补肾益精（肾旺自能萌胎），桑寄生、续断固肾填精以系胎，党参、白术健脾益气，补后天以资先天。二诊时，患者恶心欲呕较前缓解，且尿常规结果改善，偶有口干口苦，大便干结。由此可见，补肾健脾、行气利水法疗效显著。《素问·举痛论篇》曰："热气留于小肠，肠中痛……故痛而闭不通矣。"苔微黄腻为湿热之象，故加用黄芩清利湿热。此外，予木香疏肝解郁。三诊时，患者已无呕吐之症，偶有恶心，守二诊方调理，基本达到治疗目的，疗程结束。

七、药物流产不全，消补同用，虚瘀同治

（一）气虚失运、瘀血内阻乃其因

"药物流产不全"在中医古籍中并无相应的病名，邓高丕教授认为可参考中医学"胞衣不下""癥瘕""产后病""产后腹痛""产后恶露不绝""胎堕不全"等病证论治。

药物流产后，妊娠物的排出有赖于气机的推送和气血的调和，药物流产不全又往往伴有阴道出血时间长等表现。邓高丕教授把药物流产不全主要归因于气虚和血瘀。一方面，患者素体虚弱、元气不足，或患病损伤正气，抑或药物流产后出血时间长、血量多，使气随血耗，但终因气虚推动无力使妊娠物无法顺利排出宫腔而致。另一方面，药物流产后阴道出血，血室正开，若调摄失宜感受寒邪，寒邪客于胞脉、阻滞胞宫则寒凝血瘀；或因气虚，血运乏力，血行迟缓，加重血瘀；或因热灼阴津，燥涩成瘀；或因湿热壅遏成瘀；或因情志不畅，肝气郁结，疏泄失常，气滞血瘀；抑或是流产过程中有瘀血阻滞胞脉，均致瘀血产生、气机不畅，使妊娠物无法正常排出体外。气虚不能固摄，热伤冲任，迫血妄行，瘀滞冲任经脉，新血不得归经，均可使患者出血时间延长。

（二）消补同用防传变

"药物流产不全"虽为有形之邪停聚胞宫，然不可一味破血消癥，应本着"不拘于产后，不忘于产后"的原则，根据病情辨证论治。在"汗、吐、下、和、温、清、消、补"八法中，邓教授治疗本病主要灵活运用"消法"和"补法"。具体治法以补虚化瘀为主，寓攻于补，辅以调畅气血。补益气血尤重补血，佐以化瘀，待正气已复，则可化瘀消癥，宜攻宜破。偏虚者补而调之，偏实者通而调之，促使胞宫、胞脉气血流通。此外，根据情况应适当采用清热法防止本病传

变。必要时，可行清宫术清除宫腔内残留物。

（三）虚瘀热邪重辨证，君臣佐使巧论治

选方用药上，虚者补之，但不可太过，以防止血留瘀；实者泄之，但不可妄用推逐之剂。邪毒发热者，当清热解毒、凉血化瘀。

1. 补气为主，兼活血化瘀

此法适用于神疲乏力，头晕心悸，面色苍白，畏寒喜暖，阴道出血多、色淡红、质稀，小腹隐痛、喜按，舌淡、苔薄白，脉细弱者。方用加参生化汤加减（党参15g，川芎6g，当归15g，炒桃仁15g，炮姜6g，甘草6g，大枣15g）。方中常用党参代替原方中人参补中益气健脾，甘草、生姜、大枣健脾补中以资生化之源，当归养血活血，川芎理血中之气，桃仁行血中之瘀，炮姜色黑入营，助当归、甘草以生新，佐川芎、桃仁而化旧。关于生化汤，《傅青主女科》曰："此症勿拘古方，妄用苏木、蓬、棱，以轻人命。其一应散血方、破血药，俱禁用。虽山楂性缓，亦能害命，不可擅用，惟生化汤系血块圣药也。"又有张秉成在《成方便读》中云："治产后恶露不行，腹中疼痛等证。夫产后血气大虚，固当培补，然有败血不去，则新血亦无由而生，故见腹中疼痛等证，又不可不以祛瘀为首务也。"气虚甚者，邓教授常加黄芪、白术、升麻等益气补虚，气帅血行，使气血充足，以促进妊娠物排出；寒盛者，常加小茴香、吴茱萸、艾叶以增温经散寒之功，瘀血得温则化，热助其行；气滞兼见腹胀者，加木香、乌药、枳实，以理气行滞、运气行血；兼见胸胁胀满者，加香附、郁金、柴胡之品，辛以上行，开胸疏肝，入血行气。

2. 活血通经，化瘀生新

此法适用于阴道出血较少，甚或无，色暗，小腹刺痛拒按，舌紫暗，脉沉弦而涩者。方用血府逐瘀汤与脱花煎加减。血府逐瘀汤乃活血化瘀之经典方剂，邓教授于临证中灵活加减，用于各种妇科病属血瘀证者。血府逐瘀汤配伍精当，一是活血与行气相伍，既行血分瘀滞，又解气分郁结；二是祛瘀与养血同施，则活血而无耗血之虑，行气又无伤阴之弊；三是升降兼顾，既能升达清阳，又可降泄下行，使气血调和。

此外，邓教授常合用脱花煎温经养血活血、催生下胎。该方出自《景岳全书》，张景岳云："所谓催生者，亦不过助其血气而利导之耳。"又云："血多则润而产必易，血枯则涩而必产难。"故治在养血活血，令气调血畅，顺应自然，则产自易且速。方中当归、川芎二味，曰佛手散，又名芎蓼汤，《太平惠民和剂局

方》谓其养血活血，滋润产道；辅以牛膝、红花活血化瘀，肉桂温养阳气，以御寒邪，且能流通血脉，而利生产；车前子通利膀胱，减其充盈，而无逼迫胞宫之患。药后饮酒数杯，意在借酒性而行药力，增强活血之功。若瘀滞较甚，酌加五灵脂、蒲黄、延胡索增强活血化瘀止痛之效，五灵脂、蒲黄为失笑散的组成药物，失笑散源于《太平惠民和剂局方》，原方用治产后心腹痛欲死，后人评其"甘不伤脾，辛能散瘀，不觉诸症悉除，直可以一笑而置之矣"。此处之失笑，乃指使瘀血疼痛豁然若失，使人忍俊不禁，故称之曰"失笑散"。热甚且阴道出血时间长或臭秽者，加败酱草、马齿苋、贯众等清热解毒，防止变生他病。

3. 清热凉血，活血化瘀

此法适用于阴道不规则出血时间较长、量时多时少、色暗、味臭秽，舌红、苔黄，脉滑数或弦数者。此类患者多有感染征象，需入院行抗感染治疗，同时予以中药对证治疗。邓教授认为，此乃瘀血与邪热搏结，阻滞冲任、胞宫，气血相搏，邪正相争所致。仅清热解毒唯恐凉遏血运，单用活血化瘀无以泻其热毒，故主张以五味消毒饮合生化汤加减。方中金银花、野菊花清热解毒散结，金银花入肺、胃经，野菊花入肝经，二者相伍，善清气分热结；蒲公英、紫花地丁相伍，善清血分热结；紫背天葵入三焦，善除三焦之火。生化汤养血祛瘀、温经止痛，邓教授强调，热象明显者，不宜加炮姜与酒，但生化汤中之当归、川芎虽性温，仍可用之，是考虑该病乃瘀血留滞胞宫日久所致，不除其瘀，难解其热，血得寒则凝，故稍用温药以助血行。湿热者，加大血藤、败酱草以清利湿热；血块多、小腹刺痛等血瘀明显者，加茜草、牛膝、益母草等活血化瘀。《本草汇言》云："茜草治血，能行能止。……活血气，疏经络，治血郁血痹诸症最妙，无损血气也。配归、芍用，大能有益妇人。"

（四）案例举隅

吕某，女，35岁，2016年12月15日初诊。主诉：宫角妊娠药物流产术后13天，小腹刺痛1周。现病史：末次月经为2016年10月14日。2016年12月2日体检时B超提示右侧宫角妊娠，而后于外院口服米非司酮联合米索前列醇进行药物流产（第1天：米非司酮50mg，早晚各口服1次。第2天：米非司酮50mg，早晨口服1次。第4天：米索前列醇0.6mg，晨起口服，并卧床休息2小时，观察阴道出血量及腹痛程度。每次均餐前服药，服药后禁食2小时）。12月4日经阴道排出一元硬币大小的肉样组织，阴道出血未超过平时月经量。药物流产后口服新生化颗粒、八珍益母丸等药物，12月13日阴道出血停止。12月14

日复查 B 超提示：子宫后位，大小为 45mm×46mm×37mm，子宫内膜厚 4mm，右侧宫角处见 15mm×6mm 不均质偏低回声团，与子宫肌层分界清，周边及内部可见点状血流信号。β–hCG 348.07 IU/L。现症：患者无下腹痛，少量阴道出血，纳眠可，二便调，舌暗、边有瘀点，舌根部苔白腻，脉沉涩。辅助检查：2016年 7 月 26 日 B 超检查提示宫腔低回声带，考虑宫腔粘连。同年 8 月 30 日宫腔镜检查提示宫角右侧可见，左侧欠清。孕产史：孕 3 产 0（G3P0），2005 年因计划外妊娠行手术流产，2014 年孕 11+ 周因胚胎停育行清宫术。中医诊断：胎堕不全（血瘀证）。西医诊断：药物流产不全。治法：养血活血，祛瘀生新。处方：①生化养血膏（广州中医药大学第一附属医院膏方，组成为饴糖 200g、黑枣 50g、炒桃仁 15g、西洋参 20g、赤芍 30g、川芎 30g、山药 30g、益母草 90g、党参 30g 等），早晚各 1 匙羹，温开水送服；②配合中药汤剂：当归 15g、川芎 6g、桃仁 15g、炮姜 6g、益母草 30g、五灵脂 10g、蒲黄 6g、炙甘草 6g。共 5 剂，每日 1 剂，水煎至 200ml，分早晚 2 次饭后半小时温服。嘱腹痛明显或阴道出血增多时随诊。

二诊（2016 年 12 月 29 日）：患者无腹痛及阴道出血，未诉其他不适症状。2016 年 12 月 28 日复查 β–hCG 17.25 IU/L；B 超提示右侧宫角区有不均质实性包块，大小约 12mm×6mm，考虑妊娠物残留。处方：①中药汤剂守上方加茜草根 15g、三棱 12g、莪术 12g。共 6 剂，每日 1 剂，早晚温服；②必要时行清宫术。

三诊（2017 年 1 月 5 日）：患者无腹痛及阴道出血。2017 年 1 月 4 日复查 β–hCG 5.91IU/L，B 超提示宫腔内右侧宫角区有不均质实心团块，大小约 11mm×6mm。处方：①散结养血膏（广州中医药大学第一附属医院膏方，组成为元贞糖 50g、核桃仁 50g、炒桃仁 20g、人参片 30g、皂角刺 20g、烫水蛭 15g、莪术 20g、三棱 20g、荔枝核 30g、牛膝 30g 等），早晚各 1 匙羹，温开水送服；②月经干净后行妇科 B 超检查，必要时行宫腔镜检查。

四诊（2017 年 1 月 26 日）：2017 年 1 月 20 日月经来潮，5 天净，较以往月经量轻微减少，无痛经、腰酸、乳房胀痛等不适。2017 年 1 月 26 日复查 B 超提示：子宫内膜厚约 4mm，宫腔内未见明显异常回声。

按：患者药物流产后 B 超提示右侧宫角处有妊娠组织残留，属瘀血阻滞冲任、胞宫，且为流产后 13 天，又当从产后论治。治当补虚化瘀，方用生化汤合失笑散加减。生化汤享有"产后第一方"之美誉。全方养血温中、祛瘀止痛，化瘀血、生新血，使血流通畅，通则不痛。失笑散源于《太平惠民和剂局方》，由五灵脂、蒲黄两味药组成，是治疗血瘀作痛的良方。五灵脂通利血脉、散瘀止痛，蒲黄能行血、止血，二者相须为用，药简力专，共奏活血祛瘀、化瘀止痛之功。二诊为药物流产后27天，腹痛消失，宫腔残留物稍缩小，加茜草根行血活血，三棱、莪术破血逐瘀，消癥散结。三棱苦平辛散，入肝、脾血分，为血中气药，长于破血中之气，以破血通经；莪术苦辛温香，入肝、脾气分，为气中血药，善破气中之血，以破气消积。二药相伍，气血双施，活血化瘀、行气止痛、化积消块力彰。三诊时宫腔残留物轻微缩小，此时距药物流产已足1个月，配合散结养血膏口服。该方以攻为主，攻补兼施，在消散包块的同时补益气血，在祛邪的同时兼顾保护正气。经净后四诊，患者未诉其他不适，复查B超提示宫腔内未见明显异常回声，完全达到治疗目的，疗程结束。

八、虚实夹杂的癥瘕病机认识与攻补兼施的膏方遣方心得

（一）虚实夹杂的病机认识

癥瘕指腹中有积块，或痛，或胀，或满，或异常出血。癥瘕的病机在中医典籍《黄帝内经》中早有论述，如《素问·骨空论篇》曰："任脉为病……女子带下瘕聚。"《灵枢·水胀》曰："石瘕生于胞中，寒气客于子门，子门闭塞，气不得通，恶血当泻不泻，衃以留止，日以益大，状如怀子，月事不以时下，皆生于女子，可导而下。"可见胞宫中邪气与恶血的凝结是引起胞宫肿块产生的原因。癥瘕又可导致崩漏的发生，临床中常有癥瘕与崩漏并见的情况。《金匮要略·妇人妊娠病脉证并治》中有对于妊娠而见癥痼的记载："妇人宿有癥病，经断未及三月，而得漏下不止，胎动在脐上者，为癥痼害……所以血不止者，其癥不去故也，当下其癥，桂枝茯苓丸主之。"由此可见，出血的发生缘于癥瘕，是因机体正气不足，脏腑、气血、冲任的平衡失调，气滞血瘀而产生的。正如《景岳全书·妇人规》曰："瘀血留滞作癥，惟妇人有之，其证则或由经期，或由产后，凡内伤生冷，或外受风寒，或恚怒伤肝，气逆而血留，或忧思伤脾，气虚而血滞，或积劳积弱，气弱而不行，总由血动之时，余血未净，而一有所逆，则留滞日积，而渐成癥矣。"《妇人大全良方》亦曰："妇人腹中瘀血者，由月经闭积，或产后瘀血未净，或风寒滞瘀，久而不消，则为积聚癥瘕矣。"《医宗必读·积聚》曰："积之成也，正气不足，而后邪气踞之。"

邓教授认为，癥瘕以实邪为其标，纠其因由，乃为本虚。首先，癥瘕除有胞中结块之外，往往伴随腹痛、月经增多、经期延长或带下增多等症状，长期的气随血失、气随液耗，易耗伤人体正气；其次，癥瘕多见于育龄期或围绝经期女

性，多已历经胎产，胎产最耗气血，血虚则不濡，气虚则不固，加之癥瘕阻于局部，气血运行失畅，而致气耗不养，血不上承。癥瘕之形成，非一日所致，是内外因长期作用于体内，积久而聚，日久而成，此乃瘀血内阻、久病必虚所致。邓教授在临床诊治中，除重视腹中包块与月经改变外，亦十分重视四诊，发现癥瘕患者常有精神不振、面色萎黄或晦暗、唇色苍白或紫暗、气短乏力、少气懒言、腰膝酸软、舌淡白或紫暗、脉沉或细涩等一派本虚之象。

（二）攻补兼施的治疗法则

在治疗大法上，邓教授深谙"治积之要，在知攻补之宜"之精要，认为若单纯以活血散结、化瘀消癥，则正气愈虚，攻邪太过则有"虚虚"之嫌，使瘀血不易散去，或去之又生；若一味地扶正固本、益气养血，标实不散，则结块难除，扶正太过恐患"实实"之误，实证胶着，则癥瘕难消。因此，应以标本兼顾、攻补兼施为原则，临证选择升降结合、动静相宜的药物进行治疗。对本虚标实或虚实夹杂证，邓教授主张在不同疾病的不同阶段，应注意轻重缓急而攻补兼施。如子宫肌瘤伴月经过多者，非经期理气活血、软坚散结，以攻为主，投以橘核、荔枝核、夏枯草、莪术、三棱等；月经期养血、活血、和血，以补为主，投以黄芪、当归、三七、仙鹤草等。

（三）灵活剂型，膏方组方繁而有序

在治疗癥瘕的剂型选择上，医圣张仲景已立表率："妇人宿有癥病……当下其癥，桂枝茯苓丸主之。"仲景此立法，以蜜炼丸，丸剂久服，务在缓攻之，在消癥软坚之时不忘佐以扶正固血之品，在养血止血之时不忘佐以化瘀消癥之品，补消结合，以期达到"消癥不动血，止血不留瘀"的目的。

1. 平衡阴阳与顾护脾胃

膏方之组方原则乃达阴阳平衡，张仲景的"桂枝汤"已开方剂平衡配伍之先河，"桂枝汤"药用五味，配伍严谨，发中有补，散中有收，以治缓证。女性体质娇嫩，不耐攻伐，故邓教授认为，妇科膏方同样要以中医平衡观为总则，犹忌偏颇太过，用药以平和为贵，慎用刚燥之品，正如武之望在《济阴纲目·积聚癥瘕门》中曰："善治癥瘕者……衰其大半而止，不可猛攻峻施，以伤元气。宁扶脾正气，待其自化。"务使阴平阳秘，则日久服用无寒热偏颇或补泻太过之虞。

选药方面，补肝肾不选过于刚燥之品，而用狗脊、桑寄生补而能走，以免壮火耗血伤阴；养精血不择过于滋腻之品，而用黄精、鸡血藤等以养血活血，以防过于黏滞而碍脾之运化；行气血不用破散，而取丹参、桃仁等以活血化瘀，浙贝母、牡蛎等化痰散结，皂角刺、路路通等行气通络，避免过度消耗而无以生气血。膏剂黏腻，补益药、行气活血散结药易壅滞脾胃，阻碍运化吸收，且膏方效本图缓，为避免长期服用后出现腹胀、胃纳欠佳等症状，故邓教授强调，在选方用药时要顾护脾胃功能。在膏方中加入醒脾开胃之品以开畅脾气，建筑中焦，灌溉四方，使其升降有度，阴阳平衡，方能周而复始、运化有常。膏方中可选用四君子汤以益气健脾，陈皮、麦芽等以和胃消积，大腹皮、广木香等以行气消滞，炒麦芽、炒谷芽以醒脾开胃，消除补药黏腻之性，以资脾运生津之功。

2. 活血散结与疏肝行气

胞脉停瘀，瘀坚成癥，血瘀是妇科癥瘕的基本病机。因此，邓教授强调在药味配伍上需治血与调气并重，制膏时用行气流动之品散气机，同时亦用活血化瘀之品以散血结。常用药物有香附、桃仁、丹参、水蛭、路路通、皂角刺、重楼、浙贝母、薏苡仁、麦芽等。香附平而不寒，香而能窜，辛而能散，疏肝理气，理气行血，为气中血药，乃"气病之总司，女科之主帅"。桃仁、丹参活血祛瘀，通经散结。水蛭、路路通走而不守，通郁散结，使肝气得疏、瘀血得活。皂角刺通气开闭，浙贝母开痰散结，薏苡仁燥能除湿、味甘健脾。重楼乃深山圣药，又名七叶一枝花或蚤休，味苦，性微寒，具有清热解毒、消肿止痛、化瘀止血之功效，《本草汇言》曰："蚤休，凉血去风。唐本草：解痈毒之药也。"《神农本草经》曰："主惊痫，摇头弄舌，热气在腹中，癫疾，痈疮，阴蚀，下三虫，去蛇毒。"其活血力强，功擅消肿散结以治痈。麦芽为谷之萌芽，顺肝木之性使其条达，与其在镇肝熄风汤中之用意相同。

3. 养血以补益脾气为主

"女子以血为本"，癥瘕患者大多伴有月经量或周期的改变，病势日久，多伴气血两虚。叶天士认为，本病多属阴阳两伤，需慎用香燥之品。故"散结养血膏"，除"散结"外不忘以"养血"命名，以此对应癥瘕"本虚标实"之病机，体现对癥瘕治则的贯彻。

邓教授认为，在该病的治疗上，补益气血、扶正固本十分重要。然补益之品，品类繁多，性味各异，如何精准选药，使之既可养血，又不致助邪固化？原则如下：癥瘕乃有形之邪，多为痰结或瘀血阻滞局部，若过用滋阴养血之品，一则恐致病邪胶着，不利于癥瘕之散化；二则此类药品大多寒凉滋腻，恐妨碍中州之运化，影响脾胃之升降，若脾胃受损则阴血生化无源。故此时养血之法，应以补益脾气为主，而少用质润或黏腻之补血药。《医学实在易》曰："血虽为阴，取汁必在中焦；肾虽为阴，而精生于谷。"指出了中焦健运，化谷生精的重要性，只待脾胃健旺，受纳运化、升清降浊之势固，则阴阳、气血源源可来。

补气药可选用党参、五指毛桃、白术、茯苓、山药等平淡之品以缓补。白术温燥，能益气和中、补阳生血，调经时常用白术补益脾气而固中生血；党参味甘纯正而能补血；茯苓有利窍祛湿、开心益智、燥脾逐水、补中健胃之功。故而，四君子汤类能健运脾胃而补益气血。在补益脾胃的前提下，再配合鸡血藤养血行血，使"气血贵在流通"，黄精补气养阴、润燥生津，而达养血之目的。

4. 兼顾岭南特色

针对岭南地区天蒸地湿的气候特征，以及岭南人脾胃虚弱、气阴易伤之特点，邓教授认为，岭南膏方应做到补而不燥、滋而不腻，注重健脾益气、养血护阴，从而固本却病。"桔荔散结片"是岭南妇科名家罗元恺创制的验方，是以橘核、荔枝核为君药，荔枝核为南药，味甘、性温，善走肝经血分，散滞祛寒，行血中之气；橘核沉降，入肝经，能行气、散结、止痛；二药相须为用，绕少腹而入肝经，功擅祛寒止痛、散结消肿，故散结养血膏亦不忘加入此两味南药。风栗壳苦平，能除痰散结；海藻、生牡蛎软坚散结；三棱、莪术活血消癥；岗稔根为岭南地区特有药材，味甘、涩、性平，能养血止血、通络止痛，配合桑寄生以固肾止血；五指毛桃为岭南常用中药，益气补虚功同黄芪，却不温不燥，药性温和，补而不峻，正合"少火生气"之意；千斤拔强壮筋骨而祛瘀积；苍术、白扁豆、薏苡仁等健脾化湿，在岭南妇科膏方中亦常配合运用。

5. 佐使矫味药配合

膏方药味颇多，矫味药也是必不可少的组成部分。生晒参，味甘、微苦，能益血复脉、养心安神、生津止渴，常用于日常保健、食疗，调和于膏方中，一则配四君子汤类以益气固元，再则味甘甜以矫成膏后之口感；核桃仁，味甘，性温，有健胃、补血、润肺、养神等功效；饴糖味甘，性温，能缓中补虚、生津润燥、解毒，是为使药。

（四）案例举隅

郑某，女，45岁。主诉：子宫肌瘤病史4年，月经量多病史4年。现病史：患者4年前经B超检查发现子宫肌瘤，进行性增大，伴月经量多、有血块。现神疲乏力，面色萎黄，眼眶黧黑，唇色稍紫暗，时有少腹隐痛，易出汗，夜寐较差、易醒，纳可，便结，舌淡暗、苔白，脉沉细。无生育要求。2016年2月B超检查示：子宫增大，前壁可见一肿物，大小约4cm×3.5cm×3cm，考虑子宫肌瘤可能。中医诊断：癥瘕（本虚标实证）。西医诊断：子宫肌瘤。治法：软坚散结、固本养血，以膏代煎，缓缓调治。处方：予散结养血膏加减。橘核、荔枝核、白术、茯苓各50g，牡蛎、薏苡仁、黄精、岗稔根各60g，海藻、风栗壳、乌药、三棱、莪术、香附、三七各20g，木香15g，鸡血藤、五指毛桃、党参各100g，怀牛膝、丹参、续断、桑寄生、狗脊各30g。另加生晒参30g，核桃仁50g，饴糖150g。每2个月服用膏方一料（非经期服药）为1个周期，共3个周期。服药期间无明显不适。半年后复诊，月经量较前减少，虚汗减少，睡眠改善，精神状态佳。复查B超示：子宫肌瘤未见明显增大。

按：散结养血膏，专为癥瘕之本虚标实证所设。患者临近七七之年，肾气渐虚，加之患有癥瘕顽疾日久，故见面色萎黄、眼眶黧黑、唇色稍紫暗；有形实邪集结局部，瘀血阻于冲任、胞脉，血不循经而致月经量多、时有少腹隐痛；气随血耗，久病必虚，故见易出汗、神疲乏力；舌脉亦为正虚血瘀之征。予散结养血膏治之。方中橘核、荔枝核、海藻、风栗壳、牡蛎等行气散结，三棱、莪术活血散结，三七、鸡血藤、怀牛膝、丹参等活血化瘀，乌药、木香等疏肝行气，以上攻邪药物针对癥瘕标实之证；续断、桑寄生、狗脊、黄精等补益肾精，五指毛桃合四君子汤等益气养血，以固本为法用治脾肾两虚；岗稔根养血止血以治经量过多。处方之攻邪与补养力均，不偏不倚，突出膏方平调、缓补、长效的特点。此案可谓审病求因，标本同治，活血散结务使癥瘕可控，补气养血而致气血得养，冲任调和故得月经正常。

邓教授认为，膏方的配伍，应讲求用药平和柔缓，药味剂量适度，分清主次，务使气血互调，阴阳兼顾，动静相宜，升降结合，攻补兼施，胃气得护。邓教授针对癥瘕所立之"散结养血膏"，亦秉承渐消缓散的原则，是在透彻理解癥瘕病机的基础上精当选药，不过用急剂猛攻，在散结的前提下兼以扶正，保证药味多而不杂、攻补兼施，故将其合而为一、熬制成膏后，药效应验而持久。

九、助孕之法：调经种子通胞络

女性不孕症不是独立的疾病，可由单种原因导致，亦可由多种原因共同引起，故病因复杂，且与个人意愿有关。因此，应当充分了解病史，参考西医妇科学检查结果及诊断，根据临床症状和体征认真辨证施治。

（一）无排卵性不孕：填精养卵泡，调经以助孕

1. 女性受孕的条件

邓高丕教授认为受孕是一个复杂的生理过程。首先，胎孕的形成，男女双方均须具备一定的条件。《女科正宗·广嗣总论》曰："男精壮而女经调，有子之道也。"其中"女经调"是指女性月经周期、经期、经量、经色、经质均要正常。月经正常是女性受孕的首要条件，任何原因导致的月经不调，都会影响受孕。肾气旺盛是人体阳气之根本，真阴充足是一身阴液的源泉，正如傅山曰："妇人受妊，本于精气之旺也。"《灵枢·决气》曰："两神相搏，合而成形，常先身生，是谓精。"肾精是机体生殖起源的基本物质，即所谓"受精结胎，阴主成形，阳主生化，胎孕乃成"。因此，女性要肾气旺、真阴足，肝气舒、血脉畅，并在任脉通调、冲脉旺盛的基础上，才能正常排卵与受孕。同时，受孕必须掌握一定的时机，《女科证治准绳·胎前门》曰："天地生物，必有氤氲之时，万物化生，必有乐育之时……凡妇人一月经行一度，必有一日氤氲之候，于一时辰间……此的候也……顺而施之，则成胎矣。"所谓"的候"即排卵日，是易受孕之时。基于以上理论，邓教授在临床上重视调理月经，重视结合监测排卵或基础体温来指导患者服药与夫妻生活。

2. 对行经与排卵的认识

《黄帝内经》认为肾为先天之本，是藏真阴而寓元阳之脏。肾对生殖功能的调节是通过"肾-天癸-冲任-胞宫"轴来完成的。肾精的滋长是卵泡生长的基础，冲任、经脉、气血和畅是排卵的条件，肾阴、肾阳消长转化失常是卵巢功能失调的病机关键，是排卵障碍的根本原因。若肾精充盈，精化阳气，阳气内动，即为排出成熟卵泡的真机期。可通过调整肾阴、肾阳，使阴阳二气达到相对的平衡。只有肾精旺盛，肾阴充足，促进天癸、冲任、气血的功能，卵巢才能温煦化生成熟卵泡，并激活卵泡排出，从而达到排卵受孕的目的。

女性月经一月一见，如月之盈亏，周而复始，信而有期。这种生理功能秉承于肾气的温煦、濡养，以及天癸、冲任、胞宫的共同协调而产生。王冰曰："肾气全盛，冲任流通，经血渐盈，应时而下……冲为血海，任主胞胎，二者相资，故能有子。"肾气封藏有度，肝气疏泄有序，经血通过经脉，汇于血海，达于胞宫，血充气畅则经血应时而下。冲任二脉隶属肝肾，肝藏血，肾藏精，乙癸同源，精血互生；脾统血，为后天之本、气血生化之源；女性又以肝为先天，以血为本。肝、脾、肾三脏，与气血、经络相互协调，共同作用，对女性的行经、排

卵和生育有着十分重要的意义。如肾气虚损，命门火衰，或肾阴不足，精血亏虚，或肝失条达，疏泄无度，或脾不健运，生化失常，固摄无力，均可导致冲任失调、胞宫失养，而出现排卵障碍、月经紊乱、婚后久而不孕或孕后流产。

3. 调经助孕的基本思路

邓教授效法"种子必先调经，经调自易成孕"的医训，在治疗中始终遵循一个基本原则——调理月经。月经不调多因冲任失调，冲任失调多因肾气不足、肝气郁结。因此，邓教授在治疗上注重益肾、疏肝、养血，补先天之真阴，益后天之源，达到肾气足、血脉畅、冲任调和，月经自然应时而下。同时，邓教授认为，患者多年不孕多伴有情志抑郁。《素问·举痛论篇》云："百病生于气也。"心情郁闷则肝气不舒，从而导致机体发生一系列病理变化。因此，治疗女性不孕症时一定要注意疏肝理气。

治疗前必须正确辨证，治病必求于本，要根据病情发展的不同阶段采用相应的治疗方法。此外，不孕症的治疗，强调中西医结合，特别是对于无排卵性不孕的患者，性激素检查、B超监测排卵、基础体温监测等，都是治疗过程中十分常用的西医学检测手段。

（二）输卵管性不孕：应周期而通补兼施

输卵管性不孕是指因输卵管阻塞、粘连而引起的不孕症。输卵管性不孕，多采用宫腹腔镜联合输卵管通液术使原本堵塞的输卵管得以疏通，术后一年内是妊娠的最佳时机，术后的中医调理除以调经助孕为目的外，还可对输卵管局部的病理状态作出干预，预防粘连的再次发生。

1. 对病因病机的认识

邓高丕教授认为，经、带、胎、产等生理活动使女性多伤于血而气分偏盛，故常导致肝失条达，而发为气滞。或因性格抑郁，情志不畅，或因不孕症患者盼子心切，烦躁焦虑，而致肝郁不舒、冲任失和，冲任不调，血海蓄溢失常，血海不宁则难成孕。气郁化火，火与瘀结，酿生瘀热，气滞血瘀相合，瘀滞蕴热，冲任受阻，瘀滞胞脉，或发为浊毒，亦难以摄精成孕。而以上诸多病机，均不离本虚，病程日久往往耗伤人体正气，脏腑功能失常，气血失调，冲任损伤，而致本病。

即使术后扭曲或闭阻的输卵管已被疏通，但仍无法立即改变患者原有的体质因素与本虚标实的状态。故邓教授强调，术后应继续进行中药治疗。

2. 通补兼施的遣方原则

输卵管性不孕的治疗大法以活血通络治其标，补肾促孕顾其本。纵观邓教授的遣方用药，常以丹参、赤芍、桃仁、川芎、香附、王不留行、路路通、皂角刺、穿破石等药通络活血，针对输卵管的局部粘连、阻塞之病理，通过药力来化解、消散、破逐瘀结。丹参、赤芍、桃仁三药相须为用，可增强活血化瘀之力，且赤芍能清热凉血，防止瘀久化热；王不留行、路路通活血通络，又能增强理气之功；皂角刺、穿破石行气通络；川芎为血中之气药，辛香走窜，上达颠顶，下通血海，走而不守，配香附行气机而消瘀滞。

肾为元气生发之本，输卵管性不孕在胞脉、胞络的局部，虽表现为实证，但潜在的本虚才是疾病不易治愈的关键。邓教授认为，治疗本证应注重扶固机体的正气，正气充盛、肾精充实，再配合祛邪药物的治疗，可达到事半功倍的效果。故用菟丝子、桑寄生、续断、杜仲、巴戟天等补肾培元，升发机体阳气，并能填精暖宫促孕；用党参、黄芪、五指毛桃等益气扶正，增强机体的推动之力。如此标本同治，攻补兼施，促进输卵管的血液循环和炎性渗出的吸收，使输卵管蠕动增强，以期松解粘连、疏通卵道。

3. 顺应周期的治疗法则

对于有生育要求的患者，使用活血通络药物时应当谨慎。邓高丕教授认为，在治疗过程中需重视氤氲的候，此乃治疗法则变更的分水岭，西医学各种监测排卵的方法可以协助判断。经后期攻补兼施、以攻为主，经间期指导同房，经前期调补阴阳、固冲助孕，根据月经周期调周助孕，以提高输卵管性不孕患者的受孕率为最终的治疗目的。

（三）案例举隅

林某，女，27 岁。2017 年 2 月 28 日初诊。主诉：正常性生活未避孕未孕 1年。现病史：平素月经欠规则，月经周期 29~35 天，经期 7~10 天，经量少、色暗、无血块，经前腹痛。末次月经为 2017 年 2 月 24 日，至今未净，经量较前明显减少、色暗、无血块，自诉此次月经期曾食用较多辛辣刺激之品。现症：面色晦暗，倦怠乏力，易头晕，纳可，睡眠较差，二便调，舌淡、舌边尖有瘀点，苔白，脉沉细。妇科检查：外阴发育正常，阴道通畅；宫颈轻度柱状上皮移位，子宫后位，大小正常，活动可；双附件未见明显异常。辅助检查：2016 年 11 月 22日性激素五项（月经第 3 天）示：FSH 7.59IU/L，LH 5.93IU/L，PRL 29.08ng/ml，T 0.4ng/ml，E_2 40pg/ml。输卵管造影示：子宫腔未见明显异常，双侧输卵管通畅。

孕产史：孕0（G0），现有生育要求。中医诊断：不孕症（肾虚血瘀证）。西医诊断：原发性不孕。治法：补肾健脾，活血祛瘀。处方：桑寄生15g，山药15g，杜仲15g，酸枣仁15g，鸡血藤30g，郁金15g，丹参15g，党参15g，五指毛桃15g，黄精30g，陈皮5g，甘草6g。共7剂，每日1剂，水煎至200ml，分早晚2次饭后半小时温服。嘱3月6日监测排卵，建议男方查精液分析。

二诊（2017年3月7日）：患者诉初诊至今眠差、梦多，夜尿频（每2小时1次），舌淡、苔薄白，脉沉细。2017年3月6日B超示：子宫内膜厚7mm，左侧卵巢见生长卵泡（13mm×12mm×14mm），右卵巢内可见一囊性包块（14mm×12mm×14mm），内见细密光点，右侧巧囊可能。自诉男方查精液分析未见明显异常。处方：守上方，嘱患者2017年3月10日再行卵泡监测。

三诊（2017年3月10日）：患者昨晚性生活1次。现头晕，眠差，但较前略改善。舌淡红、苔薄黄，脉细涩。2017年3月9日B超示：子宫内膜厚10mm，左侧卵巢见优势卵泡（23mm×16mm×20mm）。处方：白芍15g，丹参15g，酒女贞子30g，钩藤15g，酒山茱萸15g，山药30g，郁金15g，陈皮5g，墨旱莲20g，鸡血藤20g，桑寄生15g，酸枣仁15g。共7剂，每日1剂，水煎至200ml，分早晚2次饭后半小时温服。

四诊（2017年4月4日）：末次月经为2017年2月24日，4月2日患者自测尿妊娠试验阳性。现无阴道出血、腹痛、下腹坠胀感，偶有头晕、恶心，舌体稍红、边尖明显，苔薄黄，脉细。2017年4月3日性激素检查显示：HCG 1199IU/L，P 139.61nmol/L。处方：桑寄生15g，续断15g，菟丝子15g，女贞子15g，墨旱莲20g，枸杞子15g，杜仲15g，石斛15g，山药20g，砂仁6g（后下），党参15g。共7剂，每日1剂，水煎至200ml，分早晚2次饭后半小时温服。

按：符合不孕症定义、有影响生育的疾病史或临床表现的女性患者就诊时，应建议患者配偶同时到男科就诊以明确病因。不孕症的原因复杂，因此在病史采集的时候需要非常仔细。本病案患者已完善超声、输卵管造影、激素检测等，根据检查结果已排除器质性病变可能，故考虑其病因为排卵障碍。多种因素引起卵巢功能紊乱导致排卵障碍是女性不孕症的原因之一。

中医辨证为肾虚血瘀。肾藏精，包括生殖之精，为生胎之元。《傅青主女科》曰："经水出诸肾。"《素问·六节藏象论篇》曰："肾者，主蛰，封藏之本，精之处也。"《妇人良方大全》指出："肾气全盛，冲任流通，经血既盈，应时而下，名之月水。"张锡纯曰："男女生育皆赖肾气作强……肾旺自能荫胎也。"都说明了肾对月经和胎孕的主导作用。邓高丕教授认为，卵子是生殖之精，藏于肾，其发育成熟与肾精充盛密切相关，而卵子的正常排出有赖于肾气充盛、肾阴滋长、肾阳鼓动，以及肝之疏泄和冲任气血调畅，其中任何一个环节出现问题，均会导致排卵障碍而致不孕。因此，排卵障碍，甚或无排卵，必与肾、肝及冲任有关。肾精亏虚，卵子难以发育成熟是排卵功能障碍的根本原因；肾阳亏虚，排卵缺乏内在动力；肝气郁结，肝失疏泄，不能疏泄卵子排出；冲任气血瘀滞，阻碍卵子排出。不孕症病程一般较长，久病必及他病，因此其病机常涉及多个脏腑，往往脏腑、气血、经络同病，故而许多医家认为排卵障碍是综合因素作用的结果。然因女性生殖与肝肾功能最为密切，邓高丕教授认为由肾虚和肝郁导致的生殖功能失调是不孕症的病机本质，而痰湿和血瘀是最常见的继发病机。临床上以肾阳虚夹痰湿、肾阴虚伴肝郁或肾虚夹血瘀等虚实夹杂证多见。因此，温肾助阳、滋肾益阴、健脾化痰、疏肝活血是排卵障碍性不孕症的主要治疗方法，从而调理冲任，滋养胞宫以促排卵、健黄体，实现助孕的目的。

本病案辨证与辨病相结合，监测子宫内膜厚度和卵泡大小，推测排卵期；结合月经周期的变化运用中药，从调理肝、脾、肾三脏着手，使脏腑的功能调畅，阴平阳秘，恢复女性正常的生理功能。在此病案中，邓高丕教授充分发挥了中医调经助孕及调畅情志的优势，并结合西医辅助检查，指导患者排卵期受孕，收效颇佳。

初诊时患者正值月经期，处方攻补并施，一方面补养精血助卵泡滋长，另一方面稍佐活血之品使经行通畅。方中桑寄生、杜仲补益肝肾，《本草从新》论黄精"平补气血而润"，《滇南本草》称黄精"补虚添精"，因卵子为生殖之精，故邓高丕教授认为黄精尤其适用于排卵障碍之不孕症；丹参、郁金、鸡血藤活血化瘀；党参、五指毛桃、山药健脾益气，以促气血生化；患者睡眠较差，酸枣仁养血安神；陈皮理气，甘草调和诸药。二、三诊时B超可见生长或优势卵泡，排卵期阴血充、阳气盛，值肾中阴阳协调转化时期，同时结合患者临床表现可知，故以滋补肾阴之品，佐以活血通络之味，益肾以促排卵、维持黄体功能。方用桑寄生、酒山茱萸、枸杞子补益肝肾；丹参、郁金、鸡血藤活血化瘀；山药、陈皮健脾理气；女贞子、墨旱莲二味为二至丸的组方药物，二至丸出自《医方集解》，专补肝肾之阴，取女贞子甘苦凉，滋肾养肝，配墨旱莲甘酸寒，养阴益精、凉血止血；酸枣仁、白芍养血安神。邓高丕教授结合患者月经周期进行辨证论治，使脏腑调、冲任通畅、气血条达，故能自然受孕。四诊时患者已受孕，以补肾固胎为法，方以寿胎丸加减。方中菟丝子补肾益精，肾旺自能荫精，桑寄生、续断、杜仲固肾壮腰以系胎，女贞子、墨旱莲滋肝肾之阴以安胎，山药、党参、砂仁、石斛补脾固肾益精。

十、子宫内膜异位症、子宫腺肌病的个体化治疗

子宫内膜异位症是指具有活性的子宫内膜组织（腺体和间质）出现在子宫内膜以外的其他部位所引起的疾病，临床主要表现为痛经、性交痛、慢性盆腔痛，可导致盆腔痛性结节、卵巢子宫内膜异位囊肿、月经不调和不孕等。子宫腺肌病是指具有生长活性的子宫内膜侵入子宫肌层而引起的一种良性病变，临床主要表现为继发性痛经进行性加重、子宫增大、经量增多或经期延长，甚至引起贫血或不孕。邓教授使用中药临证治疗子宫内膜异位症、子宫腺肌病，能够明显缓解痛经并减少经量，临床疗效显著。

（一）以瘀为本、虚瘀交错的发病机制

邓教授认为，在子宫内膜异位症、子宫腺肌病的发病过程中，可将随经血流溢、种植在盆腔的子宫内膜视作"离经之血"，即瘀血。瘀血不仅是病理产物，也是继发性致病因素。瘀血阻滞冲任气血运行，渐蓄坚牢，则出现《医林改错》所描述的"少腹积块疼痛，或有积块不疼痛，或疼痛而无积块，或少腹胀满"。这些描述与子宫内膜异位症、子宫腺肌病的临床表现相似。患者经产留瘀，或平素抑郁，或平素肾虚，致脏腑失和、气血失衡、冲任损伤。经期部分经血不循常道而逆行，血溢脉外，离经之血蓄积胞中，"离经之血"即是瘀血，瘀久成积则为癥瘕，形成子宫腺肌病或子宫腺肌瘤。月经期前后，血海由满盈至溢泻，气血变化急骤，瘀血等致病因素乘时而作，使胞脉不畅，冲任瘀阻，胞宫内经血流通障碍，无法顺利排出，瘀阻冲任，"不通则痛"则痛经；瘀阻胞脉，新血难安，迫血妄行，溢于脉外，血不循经则月经过多、经期延长；瘀滞日久，胞脉不通，阻碍两精相搏，则不孕。而非月经期气血平和，致病因素尚未能引起冲任、胞宫气血瘀滞，故无疼痛。因此，子宫内膜异位症、子宫腺肌病以瘀阻冲任、胞宫为主要病机。子宫内膜异位症是慢性病，因病灶长期存在，"久病必虚""久病必瘀"，临床证候往往虚瘀交错，或因虚致瘀，或因瘀致虚，病机错综复杂。

（二）痛者通之，结者散之，不孕者助之

子宫内膜异位症、子宫腺肌病以活血化瘀为基本治则。邓教授认为，子宫内膜异位症虽有虚有实，但发病的根本机制乃是"瘀阻冲任、胞宫，不通则痛"。其治疗当遵《黄帝内经》"实者泻之""坚者削之""结者散之""血实者决之"的

治则，以"活血化瘀，消癥散结止痛"的治法，根据患者证候的寒热、虚实，灵活运用"通"法。气滞者，行气活血以通；血瘀者，活血化瘀以通，佐以行气。虚者补之以通，实者消之以通，寒者温之以通，热者清之以通。同时要注意月经周期不同阶段的治疗各有侧重，月经期以活血祛瘀、理气止痛为先，非月经期重在化瘀攻破。其基本思想可概括为"活血化瘀少动血，消癥散结慎攻破，通脉调经以助孕，补益勿用壅补剂"，务求祛邪不伤正、扶正不留瘀。在临证时，患者可能无瘀血证之舌脉象，但可结合西医学检测结果，一旦诊断成立，即可施以活血化瘀、消癥止痛之法。另外，还应根据患者的疼痛、包块、不孕等表现，施以针对性对症治疗。

邓教授认为，中医治疗本病的优势在于无抑制卵巢功能的副作用，故尤其适合于有生育要求的轻、中度子宫内膜异位症患者，或作为子宫内膜异位症患者术后的辅助治疗。中医治疗对于改善痛经症状、消除粘连、提高受孕率均有较好疗效，但对子宫内膜异位结节或巧克力囊肿的消除效果不明显。治疗方法的选择必须个体化，即根据患者的年龄、生育要求、疼痛程度、临床分期、病灶部位（有无合并巧克力囊肿、子宫腺肌病，有无涉及生殖系统以外部位），以及治疗史和疗效、经济状况及随诊条件来决定治疗方案。

1. 无生育要求者

针对子宫内膜异位症患者的痛经及月经不调，可积极选用中医药疗法以调经止痛、改善症状，并根据月经周期按阶段分别用药，非经期注重化瘀攻破，月经期注重调经止痛。此外，还应把握经前期的治疗"时间窗"（自经前5~10天开始至经期疼痛消失），常用的治法有理气活血、消痰散结化瘀、清热凉血化瘀、温经散寒祛瘀、益气活血祛瘀、补肾活血祛瘀等。

2. 有生育要求者

对有生育要求（合并不孕）的子宫内膜异位症患者，由于药物治疗对其生育力的改善较缓慢，孕期的生理性闭经本身亦有助于治疗，故对有生育要求者，应积极助孕。有手术指征者首先考虑腹腔镜手术，主张术后酌加药物治疗以积极促排卵、改善黄体功能、增加受孕机会。若1年后仍未孕，可辅以助孕技术。

3. 有盆腔包块者

对于有卵巢巧克力囊肿的子宫内膜异位症患者，若囊肿较小（最大直径＜4cm）可采用口服中药辨证加减治疗，同时辅以中药灌肠、热敷、针灸等综合治疗手段；对于较大的囊肿，仅用药物保守治疗往往效果欠佳，可予以手术，术后中西医共同调理以尽可能达到缓解症状、减少复发的效果。

(三) 动植物药协同用，疑难证治有玄机

邓教授治疗子宫内膜异位症的常用药物有丹参、赤芍、桃仁、海螵蛸、鸡内金、九香虫、水蛭、血竭、乳香、没药等，结合患者体质寒热、虚实之偏颇，随证加减应用。以上药物中，丹参、赤芍、桃仁的组合实为宫外孕Ⅰ号方，功擅活血化瘀消癥，对于瘀血包块疗效显著。邓教授将其巧妙化裁以治疗同为血瘀病机之子宫内膜异位症，收异病同治之功。

《神农本草经》曰"丹参，味苦，微寒，主治心腹邪气……寒热，积聚，破癥除瘕，止烦满，益气。"又云:"（芍药）主邪气腹痛，除血痹，破坚积寒热，疝瘕，止痛，利小便，益气。"《名医别录》曰:"桃仁味苦、甘性平，苦重于甘，苦以泄滞血，甘以生新血，主治瘀血，闭瘕邪气，消心下坚……破癥瘕，通月水，止痛。"三者同用，乃方中活血化瘀之君药。邓教授认为，血竭一味专入血分，虽一药但功兼补血、破血、止血之用，攻补兼施，散瘀生新，活血定痛，与攻积散瘀之品同用较稳妥，使之无后顾之忧。乳香能宣通经络、活血消肿止痛，没药能通滞散瘀止痛，为行气散瘀止痛之要药，二药相辅相成，对胞宫、胞络积瘀之痛，有其殊效。九香虫理气止痛、温肾助阳，水蛭功擅破血逐瘀，二者合用，一药主温，一药主通。关于虫类药的应用，清代医家叶天士有"每取虫蚁迅速，飞走诸灵，俾飞者升，走者降，血无凝着，气可宣通"之说，可以虫类药搜剔络脉之瘀血，松动其病根。

海螵蛸与鸡内金乃邓教授喜用药对之一，临证用此药对治疗病之标——血瘀，取其温和化瘀而不伤正之功，治疗病之本——脏腑功能失调，取其调养肝、肾、脾、胃之力，从而达标本兼收之意。《本草纲目》云:"乌鲗骨，厥阴血分药也，其味咸而走血也，故血枯血瘕、经闭崩带、下痢疳疾，厥阴本病也。"性微温则可入血分而化瘀，咸涩收敛则化瘀之力温和，且入肝、肾经，能固肾精、养肝血。海螵蛸固涩之功强于化瘀之力，而正因其兼可化瘀，遂无固涩留邪之虞。鸡内金为雉科动物家鸡的干燥沙囊内壁，味甘，性平，归脾、胃、小肠、膀胱经。《医学衷中参西录》云:"鸡内金，鸡之脾胃也……中有瓷、石、铜、铁皆能消化，其善化瘀积可知。……不但能消脾胃之积，无论脏腑何处有积，鸡内金皆能消之，是以男子疝癖，女之癥瘕，久久服之，皆能治愈。又凡虚劳之证，其经络多瘀滞，加鸡内金于滋补药中，以化其经络之瘀滞，而病始可愈。至以治室女月信一次未见者，尤为要药。盖以其能助归、芍以通经，又能助健补脾胃之药，多进饮食以生血也。"又云:"盖鸡内金善化瘀血，即能催月信速于下行也。"鸡

内金化瘀通经消癥之功著，且能消食健胃，助气血化生。《日华子本草》云其能"止泄精，并尿血、崩中、带下、肠风、泻痢"。《名医别录》曰："主小便利，遗溺。"说明鸡内金具涩精止遗之功。鸡内金化瘀消癥之力强于固涩之功，然正因兼能固涩，使其无化瘀伤正之弊。海螵蛸、鸡内金均具收涩、化瘀双重功用，走守兼备。海螵蛸偏收涩，擅"守"，鸡内金偏化瘀，擅"走"，二药合用则化瘀之力略强于收涩之功。海螵蛸能固肾精、养肝血，鸡内金擅消食健胃、调养气血，用于治疗子宫内膜异位症、子宫腺肌病，以防攻伐太过，损伤胃气。

以上诸药合用，全面囊括植物药及动物药，堪称化瘀消癥方之重剂，最适用于治疗子宫内膜异位症、子宫腺肌病之宿瘀癥结。兼寒凝者，加桂枝、乌药以温经散寒、活血止痛；兼肝郁者，加白芍、甘草，取芍药甘草汤酸甘敛阴、柔肝养血、调达肝气之功；疼痛甚者，加金铃子散（川楝子、延胡索）以疏肝行气、化瘀止痛；兼脾虚者，加北黄芪以益气健脾，使气行则血行；兼肾虚者，酌加桑寄生、川续断、杜仲、狗脊、山茱萸，以补益肝肾、温通血脉。若化瘀力较弱，则加三棱、莪术、蒲黄、五灵脂等，以助活血化瘀、消癥散结。

邓教授在治疗子宫内膜异位症、子宫腺肌病时，强调根据患者阴阳气血变化、症状改善情况及主观要求，突出重点，适当调整补肾、消瘀、止痛药物比例，但总以改善症状和控制癥瘕的增长速度为治疗目的。

（四）案例举隅

郑某，女，32岁，已婚，2011年2月24日初诊。主诉：痛经5年，进行性加重半年。现病史：患者15岁初潮，既往月经尚规则，周期30~40天，经期5~6天。末次月经为2011年1月23日，经量少、色暗、夹小血块，痛经，以行经第1~3天为甚，腰、腹、肛门坠胀疼痛难以忍受，不能坚持工作。平素手足冰冷，腰酸，乳房胀痛，畏寒，偶有性交痛，舌暗红、边有瘀点苔淡白，脉沉涩。妇科检查：外阴已婚式，阴道通畅，阴道后穹窿可触及黄豆大小数个结节，触痛明显，宫颈中度糜烂，子宫后位、大小正常，双附件未见明显异常。既往史：6年前行人工流产术1次。曾因不孕症行腹腔镜检查，诊断为子宫内膜异位症（腹膜型）。中医诊断：痛经（寒凝血瘀证）。西医诊断：子宫内膜异位症（腹膜型）。治法：温经散寒，活血祛瘀止痛。处方：丹参15g，赤芍15g，桃仁15g，海螵蛸15g，鸡内金12g，九香虫9g，水蛭6g，血竭3g，乳香6g，没药6g，乌药20g，山茱萸15g。共7剂，每日1剂，水煎服。

二诊（2011年3月9日）：患者末次月经为2011年2月28日至2011年3

月 5 日，较上次月经量有所增多，仍痛经，经血色暗，有血块、块下痛减。现腰骶酸痛，口淡，舌暗红、苔淡白，脉沉涩。处方：丹参 15g，海螵蛸 15g，鸡内金 12g，血竭 3g，益母草 30g，白芍 15g，五灵脂 10g，黄芪 15g，川续断 15g，杜仲 15g，桑寄生 15g，狗脊 15g。共 14 剂，每日 1 剂，水煎服。

三诊（2011 年 3 月 31 日）：患者末次月经为 2011 年 2 月 28 日至 2011 年 3 月 5 日，现为经前期，口干，无乳房胀痛，舌暗红、苔淡白，脉细涩。处方：丹参 15g，赤芍 15g，海螵蛸 15g，鸡内金 12g，佛手 12g，大腹皮 12g，九香虫 9g，水蛭 6g，血竭 3g，乳香 6g，没药 6g，麦冬 15g。共 7 剂，每日 1 剂，水煎服。

四诊（2011 年 6 月 22 日）：患者末次月经为 2011 年 5 月 29 日。自诉前 2 次月经色红、无血块，排出较通畅，痛经大为减轻，要求继续服中药以巩固疗效。舌暗红、苔薄白，脉弦细。妇科检查：阴道后穹窿仍可触及结节，但已无触痛。处方：丹参 15g，赤芍 15g，桃仁 15g，海螵蛸 15g，鸡内金 12g，九香虫 9g，水蛭 6g，三棱 12g，莪术 12g，乌药 20g，延胡索 12g，川楝子 10g。共 7 剂，每日 1 剂，水煎服。

按：临床中子宫内膜异位症以寒证、实证多见，热证、虚证少见。此患者经行时腹痛难忍，月经量少、色暗、有血块，畏寒，舌暗红、边有瘀点，苔淡白乃一派寒凝瘀阻之象，故采用活血化瘀兼消寒凝之法治疗。二诊时月经刚过，血海亏虚，腰骶酸痛，遵循周期气血消长规律，经后期治疗以补肾健脾调冲、活血化瘀为主，故加用黄芪、川续断、杜仲、桑寄生、狗脊等。三诊为经前期，治疗以活血祛瘀、理气止痛为主，故加用佛手、大腹皮。如此缓消细治，3 个周期后患者痛经症状基本得到控制，临床疗效较满意。

临床医案精选

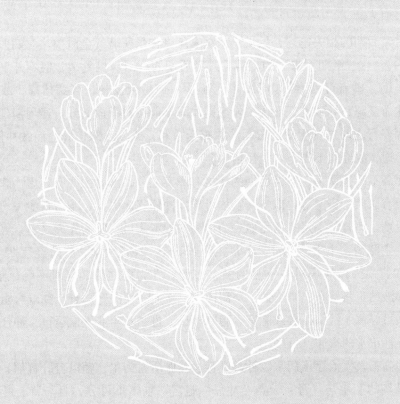

第二章　月经病

第一节　月经不调

一、月经后期

月经后期是指月经周期延长 7 天以上，甚至 3~5 个月一行，或伴有经量、经期的异常，连续 2 个周期以上，又称"月经错后""经水后期""经迟""经行后期"等。月经后期是妇科常见病，可单独出现，也可作为某些疾病的临床症状出现，常伴有月经过少，严重者可发展为闭经，甚至不孕症。西医学卵巢储备功能减退、多囊卵巢综合征、高催乳素血症、月经稀发等出现月经后期征象者均可属月经后期范畴。

月经后期的相关论述，始见于东汉末年张仲景所著《金匮要略·妇人杂病脉证并治》，有"至期不来"的记载。月经后期的病因病机复杂，但不外乎虚、实两个方面。虚者可因素体虚弱，精亏血少，或后天损伤，久病体虚，或脾气虚弱，化血乏源，导致冲任血虚，血虚则血海不能按时满盈而致月经周期延长。实者可因经行之时过食生冷、冒雨涉水感受寒邪，或因恚怒伤肝，而致冲任阻滞，胞脉不通，故经血不得下，经行错后。

邓高丕教授认为，月经后期的病机有虚实之分，虚者主要有肾虚、脾虚，实者主要有血瘀、痰湿等，虚实两端均可导致冲任气血失调、胞宫藏泄失司，发为月经后期。但肾气不足、精亏血少为本病的根本病机。肾为先天之本，气血生化之源，主藏精，主生殖。肾气不足，经血不充，冲任亏虚，致月经后期。此外，血瘀和痰湿为该病病机中常见的两个方面。气为血之帅，气机不畅，阻碍气、血、津液的正常输布，则瘀血、痰湿内生。瘀血、痰湿等病理产物既可阻滞于脏腑，又可停留于经络，导致胞宫、胞脉不畅，进一步阻滞气血运行，冲任受阻则影响女性正常的排卵、行经。

邓高丕教授治疗该病常以补益肝肾、养血活血为主，辅以疏肝解郁、调畅气机。月经的产生与"肾 – 天癸 – 冲任 – 胞宫"轴密不可分，且与肾、肝、脾三脏密切相关。因此，在治疗方面主要从肾、肝、脾三脏入手，并根据虚者补之、实者泻之、寒者温之、痰者化之、滞者行之的治疗原则，调理冲任、疏通胞脉以调经。

案例：吴某，女，37岁。2019年6月19日初诊。

[主诉]月经延后而至半年余。

[现病史]患者近半年出现月经延后而至，周期3~4个月，经期7~8天。末次月经为2019年3月初，初起量中、色暗红、夹有血块，后呈咖啡色、点滴而下，8天净。前次月经为2019年1月11日，8天净。自诉从2019年5月11日至今无性生活。

[现症]形体消瘦，面色暗沉，胸胁胀痛不适，无口干口苦，偶有晨起腰酸，纳可，眠易醒，二便调，舌暗、苔薄，脉弦细。

[辅助检查]2019年5月15日性激素六项示：P 0.29ng/ml，LH 3.97mIU/ml，FSH 8.27mIU/ml，E_2 40.12pg/ml，T 0.19ng/ml，PRL 31.24ng/ml。抗米勒管激素检查示：AMH 14.42ng/ml。

[既往史]孕2产0（G2P0），2次胚胎停育。2015年因乳腺癌行保乳切除肿瘤术，未见淋巴转移，术后行化疗、放疗及内分泌治疗，2018年停药备孕。

[中医诊断]月经后期（肾虚肝郁血瘀证）。

[西医诊断]月经稀发。

[治法]疏肝益肾，化瘀通经。

处方：生地黄15g   桃仁15g   柴胡12g   当归15g
　　　川芎12g   赤芍15g   红花3g   川牛膝15g
　　　桔梗12g   枳壳12g   皂角刺15g   瞿麦20g

共7剂，每日1剂，水煎至200ml，分早晚2次饭后半小时温服。

二诊（2019年6月26日）：现无口干口苦，无咽痛咽痒，有咽部异物感，偶有晨起腰酸，纳眠可，二便调，舌淡、苔薄，脉弦。

处方：守上方，加茺蔚子15g、刘寄奴15g。共7剂，水煎服，每日1剂。

三诊（2019年7月3日）：服药后月经来潮，患者要求继续调经。末次月经为2019年7月1日，至今未净，经量中、色鲜红、无血块，无痛经，无腰酸、乳房胀痛。现头晕，咳嗽，咳痰，痰质稀、色淡黄，伴咽痒，自觉小腿发凉，入睡困难，纳可，二便调，舌淡暗、边有齿痕，苔薄白，脉沉。

处方：麒麟丸3瓶，每次6g，每日3次。

四诊（2019年7月10日）：现多梦，大便偏干，纳可，舌淡、苔白，脉沉弦。2019 年 7 月 5 日抗米勒管激素检查示：AMH 10.75ng/ml；性激素检查示：LH 2.82mIU/ml，FSH 8.86mIU/ml，E$_2$ 42.37pg/ml，PRL 30.35ng/ml。

处方：菟丝子 15g 山茱萸 15g 桑椹子 15g 女贞子 15g
　　　枸杞子 15g 穿破石 20g 皂角刺 15g 穿山甲 10g（先煎）
　　　王不留行 15g 当归 10g 川牛膝 15g 制何首乌 20g

共 7 剂，水煎服，每日 1 剂。

五诊（2019 年 7 月 24 日）：末次月经为 2019 年 7 月 1 日，6 天净。现无口干口苦，纳眠可，二便调，舌暗淡、苔薄，脉弦。

处方：覆盆子 15g 续断 15g 桑寄生 15g 金樱子 15g
　　　白芍 15g 甘草 6g 枸杞子 15g 女贞子 15g
　　　车前子 10g 桑椹子 15g 白术 15g 砂仁 6g（后下）

共 7 剂，水煎服，每日 1 剂。

六诊（2019 年 8 月 21 日）：末次月经为 2019 年 8 月 1 日，7 天净，经量中、色红，无血块，无痛经，无腰酸、乳房胀痛。前次月经为 2019 年 7 月 1 日，6 天净。近期未避孕。现晨起口苦，无口干，纳眠可，小便黄，无尿频、尿痛，偶有大便 2 日一行，舌淡、苔薄，脉弦细。

处方：覆盆子 15g 续断 15g 桑寄生 15g 巴戟天 15g
　　　枸杞子 15g 制何首乌 20g 女贞子 15g 车前子 10g
　　　金樱子 15g 白芍 15g 菟丝子 15g 山茱萸 15g

共 7 剂，水煎服，每日 1 剂。

另予助孕丸 3 瓶，每次 6g，每日 3 次，口服。

按：《傅青主女科》提出"经水出诸肾""精满则子宫易于摄精，血足则子宫易于容物，皆有子之道也"。此患者既往行乳腺肿瘤切除术及两次胎停手术。中医学认为，手术金刃所伤、气血大伤可直接影响肾脏，损耗肾气，因"胞胎上系于心包，下系于命门……系命门者通于肾"。叶天士在《临证指南医案》中讲道"女科病，多倍于男子，而胎产调经为主要"，并且提出了女子以肝为先天的理论。肝主疏泄，具有疏通、畅达的生理特点。《景岳全书·妇人规》云："产育由于血气，血气由于情怀，情怀不畅则冲任不充，冲任不充则胎孕不受。"患者因多次不良妊娠史（2 次胚胎停育）且现年 37 岁却未得一子而急迫再孕，承受着一定的心理负担，故患者有舌暗、脉弦等肝气不舒表现；加之多次盆腔操作史，致冲任阻滞不通，瘀阻胞宫脉络，气血运行不畅，胞脉、胞络受阻，冲任不能相资，则导致月经后期且难以受孕。因此，根据该患者病史及临床表现，辨为肾虚肝郁血瘀证。

在排除患者早孕可能后，先予血府逐瘀汤加减，以行气活血、化瘀调经。血府逐瘀汤出自清代医家王清任所著《医林改错》，具有活血祛瘀、疏肝行气之功，广泛应用于各类妇科疾病。"治病之要诀，在明白气血"，邓高丕教授处方多从气血出发，认为气血和、经脉和、腠理固、阴阳调则病无从生。患者服药2周后月经来潮，月经期予麒麟丸补肾填精、益气养血；经后期以补肾滋阴为主，辅以白术、砂仁健脾养胃。在补肾益精的过程中可见邓高丕教授对五子衍宗丸的灵活运用，如在使用覆盆子、枸杞子、菟丝子、车前子的同时，配以川续断、桑寄生等滋补肝肾之品，补中寓泻，补而不腻，使患者月经周期逐步恢复。

二、月经过多

月经过多是指月经量较正常明显增多，或每次经行总量超过80ml，而周期、经期基本正常者。《金匮要略·妇人杂病脉证并治》中最早将该病称作"月水来过多"。月经过多是妇科常见病、多发病，如不及时诊治易引发贫血、崩漏、不孕症等疾病。

西医学认为，月经过多一般是由神经内分泌功能失调、器质性病变（如子宫肌瘤、子宫内膜息肉等）或药物等因素所致。现代女性生活和工作压力大，加之情志不调、节食过度、缺乏睡眠、经产期受寒等因素影响，易出现月经过多的情况。

邓高丕教授认为，月经过多多为"虚""热""瘀"三者所致虚实夹杂证，即气虚、血热或瘀血导致血海不宁、冲任不固、胞宫失于封藏之职。如素体脾胃虚弱、饮食不节或劳倦思虑过度而损伤脾气，脾气虚弱，统摄失职，冲任不固，不能制约经血，以致月经过多；若脏腑阴阳失衡，邪热内生，热扰冲任，迫血妄行，血海不宁，以致月经过多；若情志不遂，阻滞气机，血行不畅，瘀血内留胞宫，旧血阻滞冲任，新血不得归经，以致月经过多。若病程日久，进一步发展，气随血耗，则气虚更甚，气虚运血无力，进一步加重血瘀，瘀久化热，终致"虚""热""瘀"三者夹杂，互为因果，循环往复，则病久难愈。《女科撮要》曰："夫经水，阴血也，属冲任二脉主。"冲脉主疏、通、泄、溢，任脉主封、藏、蓄、固，经水与冲任关系密切。《素问·上古天真论篇》曰："二七而天癸至，任脉通，太冲脉盛，月事以时下。"冲任依赖肾气发挥效应。肾者寓元阴、元阳，为精之处、封藏之本。若肾气亏虚，冲任失固，必然导致经水溢出过多，只有肾中阴平阳秘才能使精血俱旺、血行有度。故邓高丕教授认为，该病乃本虚标实，以肾虚、气虚为本，"热""瘀"为标，冲任不固、经血失于制约为主要病机，可分为血热证、血瘀证、气虚证、气虚血瘀证四大证型。需要注意的是，这几种证型并不是独立存在的，如血热者亦可兼见血瘀，且同一患者在不同的时期亦可以不同的病机为主。故临证应掌握病机转化，随证变方。一般来说，经色紫红、质稠，或有血块，口干，属热；经行不畅有血块，小腹疼痛、痛处不移，属瘀；经色淡红、质清稀，神疲乏力，属气虚；病程日久，"虚""热""瘀"夹杂者，可见经色暗、淡红或紫黑，有血块，伴有神疲乏力、下腹刺痛等。

邓高丕教授对于月经过多的论治，依据疾病发展阶段、患者月经周期及临床表现的不同，善于分阶段、分期、分型遣方用药，灵活加减，形成了一套较为完备的诊疗方案，临床疗效显著。邓高丕教授认为，月经过多的治疗应区分经期与非经期，经期遵循"急则治其标"，重在固冲任以止血，减少月经量；非经期遵循月经周期阴阳序贯变化，辨证求因，调经治本。止血之法，应根据月经的颜色、质地及伴随症状，并结合舌象、脉象，施以凉血止血，或化瘀止血、补气摄血、固冲止血之法。慎用温燥辛散药物，以免动血耗血而加重病情。

案例：刘某，女，36 岁。2015 年 8 月 6 日初诊。

[主诉] 经行量多 1 年。

[现病史] 患者近 1 年经行量多，色暗，有血块。末次月经为 2015 年 7 月 25 日至 2015 年 7 月 30 日，色暗、量多、有大量血块，痛经剧烈，伴头晕、乏力。

[现症] 面色暗淡，眼眶黧黑，神疲体倦，语音低微，小腹空坠，头晕乏力，胃纳一般，舌淡暗、边有瘀点，苔白，脉细涩。

[辅助检查] 8 月 4 日外院查血液分析示：血红蛋白 87g/L。

[孕产史] 孕 4 产 1（G4P1），2013 年顺产 1 女，2005 年至 2008 年因计划外妊娠先后行人工流产术 3 次。现无生育要求，使用工具避孕。

[中医诊断] 月经过多（气虚血瘀证）。

[西医诊断] 异常子宫出血。

[治法] 补气摄血，化瘀止血。

处方：
党参 15g	白术 12g	茯苓 20g	山药 20g
黄芪 20g	升麻 10g	五指毛桃 30g	制何首乌 20g
黄精 15g	海螵蛸 15g	鸡内金 12g	丹参 15g

共 7 剂，每日 1 剂，水煎至 200ml，分早晚 2 次饭后半小时温服。

二诊（2015 年 8 月 13 日）：患者诉服上方后头晕、疲倦、乏力等不适较前减轻。末次月经为 2015 年 7 月 25 日至 2015 年 7 月 30 日。舌淡暗、苔薄白，脉细涩。

处方：丹参 15g　　赤芍 15g　　桃仁 15g　　党参 15g
　　　　白术 12g　　茯苓 20g　　山药 20g　　黄芪 20g
　　　　升麻 10g　　五指毛桃 30g　补骨脂 10g　山茱萸 15g

共 7 剂，每日 1 剂，水煎至 200ml，分早晚 2 次饭后半小时温服。

三诊（2015 年 9 月 2 日）：面色稍暗淡，眼周黧黑较前减轻，头晕、乏力较前明显好转。末次月经为 2015 年 8 月 28 日，现未净，量较前减少，无血块。

处方：菟丝子 15g　覆盆子 15g　金樱子 15g　山茱萸 15g
　　　　补骨脂 15g　海螵蛸 15g　鸡内金 12g　制何首乌 20g
　　　　党参 15g　　白术 15g　　山药 20g

共 7 剂，每日 1 剂，水煎至 200ml，分早晚 2 次饭后半小时温服。

按：患者诉近 1 年月经量多，查血液分析提示中度贫血，月经过多属实。结合患者头晕、乏力、纳差，经色暗、夹有血块，辨证为气虚血瘀证。治疗当以补气摄血、化瘀止血为大法。

初诊时，患者头晕、乏力明显，提示此时以气血亏虚为主，清代医家吴鞠通在《温病条辨》中曰："善治血者，不求之有形之血，而求之无形之气。"所谓"有形之血不能速生，无形之气所当急固"，故初诊时当以补气生血、益气摄血为主。辨证遣方，以举元煎为主方补气生血，并佐以化瘀之品。举元煎出自《景岳全书》，能够治疗气虚下陷、血崩血脱、亡阳垂危等证，实为补中益气汤去当归、柴胡、陈皮，方中人参、黄芪、白术、炙甘草补中益气，升麻助黄芪升阳举陷，补气力专，又无当归辛温动血之弊。"治血必先理气，血脱必先益气"，根据"急则治其标，缓则治其本"的原则，以举元煎从补气入手"治本"，通过补脾气以保气血生化之源，且脾的统血功能还可以防止血溢脉外而生成新的瘀血。临证时再结合全身症状及月经的色、质差异灵活加减，集补气、止血于一体，以达到固冲任、补肾精、摄血调经的目的。另患者正值经后期，精血亏虚，故适当加入黄精、制何首乌补益肝肾之精血；瘀血不去，新血不生，且瘀血阻滞，新血不得归经，故加入海螵蛸、丹参，共奏化瘀止血之功，化瘀而不耗血，止血而不留瘀，并使瘀血去而新血生。患者处于岭南地区，气候炎热潮湿，加之本土人恣食生冷及凉茶，多见脾胃功能不佳，在补益的同时须时刻顾护脾胃，故加入鸡内金健脾消积，使补而不滞。

二诊时，患者诉头晕、乏力、疲倦等症状较前改善，补气生血之功效显。此时患者正值经间期，即将过渡到经前期，为由阴转阳的转化期，当以调和阴阳、温肾助阳活血为主，故易初诊方之黄精、何首乌为补骨脂；为增强化瘀之功，又加入赤芍、桃仁。

三诊时，患者逢月经期，经量明显减少、无血块，头晕、乏力症状明显改善，疗效显著。考虑患者此时为月经第6天，待月经干净后以五子衍宗丸为主方，增强补肾填精及补脾益气之力。

总体而言，月经过多的治疗以减少月经量为目的，经期重在"摄血止血"。清代医家程钟龄在《医学心悟》中以"汗和下消吐清温补"八法论治病之方，邓高丕教授受此启发，认为血热者宜"清"，血瘀者宜"消"，气虚者宜"补"，虚实夹杂者宜通、补、清、消兼施。热入血分者当以"清"法清营凉血为要；而对于单纯的血瘀，当以"消"法清除有形实邪；补法当以补气为要，然亦有五脏之偏重。《景岳全书·妇人规》曰："调经之要，贵在补脾胃以资血之源，养肾气以安血之室。"损其脾者，当健脾益气，而"肾虚"乃发病之本，无论针对何时何证，治疗均应以"补肾"贯穿始终。《景岳全书·胁痛》曰："凡人之气血犹源泉也，盛则流畅，少则壅滞，故气血不虚则不滞，虚则无有不滞者。"即因虚致实，成虚实夹杂之证，此证型往往于临床多见且论治更为复杂。基于此，邓高丕教授认为，本病虽重在止血，但此时"虚"中有"瘀"，"瘀"久有"热"，瘀邪未清之时，不可单用补益之品，血非但不止，反而容易演变成崩漏，论治时需审证求因，推陈出新，灵活变通。张仲景于八法之外开"通"法之先河，邓高丕教授亦借鉴、巧用"通补"之法，寓通于补，以通为用，以防瘀血不去，新血不安。

邓高丕教授治疗月经过多，分经期与非经期。经后期血海空虚，血室已闭，子宫藏而不泻，阴长至盛，治宜滋肾养阴，多用菟丝子、熟地黄、白芍、当归、川芎等，偏气虚者加党参；偏血热者去当归、川芎，加生地黄、赤芍、墨旱莲。经间期阴血充盛，阳气渐旺，重阴转阳，冲任气血渐生，治宜补肾活血，多用菟丝子、川芎、当归、红花等，偏气虚者加党参；偏血热者当归、川芎减量，加赤芍、牡丹皮等；偏血瘀者加鸡血藤等。经前期阴阳皆盛、血海渐满，当平补肾阴、肾阳，多用菟丝子、党参、覆盆子、女贞子、枸杞子等，偏血热者加赤芍、牡丹皮等；偏血瘀者加红花、鸡血藤。

此外，邓高丕教授在治疗期间尤为注重辅以精神心理治疗、饮食调理和运动保健干预，并叮嘱患者在经期注意劳逸结合，多休息，防止病情持续发展，预防并发症，从而改善患者的精神状态，提高患者的生活质量。

三、月经过少

月经过少是指月经周期正常，但经量明显减少，少于平时正常经量的1/2，或不足20ml，或行经时间不足2天，甚或点滴即净者。

秦汉时期，《素问·腹中论篇》曾载"血枯"一证，论述其病因时提到"月事衰少"，其曰："此得之年少时，有所大脱血……故月事衰少不来也。"这可能是关于"月经过少"最早的记载。晋代医家王叔和在《脉经·平妊娠胎动血分水分吐下腹痛证》中称之为"经水少"。隋代医家巢元方在《诸病源候论·月水不调候》中载有"月水乍少"之述，并记载其病因病机。金元时期，朱丹溪在《丹溪心法》中提到"经水微少""经水涩少"之名。明代医家王肯堂所著《女科证治准绳·调经门》进一步发挥，其曰："经水涩少，为虚为涩。"

关于月经过少的病因病机，邓高丕教授认为应分虚实两个方面：虚者多为精亏血少，冲任气血不足，经血乏源；实者多由寒、痰、瘀、气阻滞冲任，气血不畅所致。其病位可及五脏，但以肾、脾、肝为主，尤以肾为关键。《景岳全书》云："经血为水谷之精气……其源源而来，生化于脾，总统于心，藏受于肝，宣布于肺，施泄于肾。"提示五脏皆可参与经血的产生与调节，但主要与肾、肝、脾关系密切。

西医学认为，月经周期的调节是一个非常复杂的过程，主要涉及下丘脑、垂体和卵巢，即下丘脑-垂体-卵巢轴（hypothalamic-pituitary-ovarian axis，HPO）。激活素-抑制素-卵巢抑制素系统也参与了HPO对月经周期的调节过程。此外，HPO的神经内分泌活动还受到大脑高级中枢的影响。因此，以上任何环节异常都会导致月经过少，病因主要包括手术损伤、生殖系统炎症、卵巢因素、药物作用、生活情绪因素等，其中以反复宫腔操作史最为常见。

邓高丕教授治疗月经过少，注重病证结合、辨证施治、根据月经周期论治，以养血活血调经为要，虚者兼以补肾益精、养血调经，实者兼以理气、活血化瘀、化痰，疗效颇佳。

案例：陈某，女，26岁。2016年9月28日初诊。

[主诉]经行量少1年。

[现病史]患者自2015年2月顺产1子而后年底月经复潮开始，经量明显

减少，减少至原来的 1/3 左右，经期 3~4 天，色暗红、有大量血块，无痛经，腰酸痛，无乳房胀痛，月经周期尚规律。末次月经为 2016 年 9 月 14 日。

［现症］形体适中，面色晦暗，腰脊酸痛，纳可，眠差，夜尿多，舌淡暗、边散在瘀斑，苔薄白，脉沉细涩。

［辅助检查］2016 年 5 月 30 日子宫附件彩超示：子宫前位，大小约 45mm×46mm×37mm，子宫内膜厚 7mm，宫腔内未见异常回声，双附件区未探及明显包块。

［孕产史］孕 2 产 1（G2P1），2011 年行人工流产术 1 次，2015 年 2 月足月顺产 1 子、哺乳 8 个月。

［中医诊断］月经过少（肾虚血瘀证）。

［西医诊断］异常子宫出血。

［治法］补肾益精，活血化瘀。

处方：丹参 15g　　赤芍 15g　　桃仁 15g　　当归 15g
　　　鸡血藤 15g　　牛膝 15g　　覆盆子 15g　　菟丝子 15g
　　　黄芪 15g　　枸杞子 15g

共 7 剂，每日 1 剂，水煎至 200ml，分早晚 2 次饭后半小时温服。

二诊（2016 年 10 月 12 日）：患者诉服上药后无明显不适，现经期将至，偶有腰酸，眠差，夜尿 1~2 次，舌暗红、苔薄白，脉细涩。

处方：丹参 15g　　赤芍 15g　　桃仁 15g　　当归 15g
　　　鸡血藤 15g　　牛膝 15g　　覆盆子 15g　　菟丝子 15g
　　　黄芪 15g　　枸杞子 15g　　巴戟天 15g

共 7 剂，每日 1 剂，水煎至 200ml，分早晚 2 次饭后半小时温服。

三诊（2016 年 10 月 20 日）：患者于 10 月 15 日月经来潮，经量较前增加一倍，色暗红，血块较前减少，4 天净，无痛经，伴腰酸，舌暗红、苔薄白，脉沉细。

处方：丹参 15g　　赤芍 15g　　当归 15g　　桑椹子 15g
　　　鸡血藤 15g　　牛膝 15g　　覆盆子 15g　　菟丝子 15g
　　　黄芪 15g　　枸杞子 15g　　山茱萸 15g

共 7 剂，每日 1 剂，水煎至 200ml，分早晚 2 次饭后半小时温服。

后于三诊的基础上，经后期加滋阴养血之品，经前期加补肾阳之品，随症加减连续用药 3 个月，月经量逐月增多至产前经量，且经色红、血块少。停药后随访 3 个月，患者月经周期、经量、经血颜色及质地均正常。

按：本病案患者月经量减少至平常的三分之一，子宫双附件彩超未提示器质性病变，辨病当属月经病中的月经过少。月经病的辨证主要依据月经周期、经期、经量、经色、经质的变化，以及伴随月经周期而出现的症状。该患者月经量少、色暗、血块多，面色暗而无华，应责之于瘀，舌淡暗、边散在瘀斑亦为血瘀之舌象。本病案患者月经量减少的症状于产后始发，产时劳动肾气、耗伤肾精，腰为肾之府，肾虚不能荣养腰府，故见腰酸、腰痛，舌脉亦为虚证之佐证。故四诊合参，辨证为肾虚血瘀证。

溯其缘由，乃因患者产时气血耗伤，肾精受损，精血亏虚，冲任失养，血海不满，加之瘀血阻滞胞脉，冲任不畅，经血下行受阻，以致月经过少。《素问·上古天真论篇》曰："女子……二七而天癸至，任脉通，太冲脉盛，月事以时下。"不仅揭示了女性生理发育过程，更表明"任通冲盛"是"女经调"的基础。对该患者的治疗，须正确处理好"通"与"盛"的关系。

初诊时，结合患者症状，辨血瘀重于肾虚，当先"通"之，兼顾"盛"之。故以活血化瘀为主，使瘀血得去，新血始生，辅以滋补肝肾而养精血。方以桃红四物汤合五子衍宗丸加减。方中桃仁、赤芍活血化瘀；当归、鸡血藤活血兼能补血，使祛瘀而不伤正；丹参可通经调脉，兼入心经以养血安神；菟丝子、枸杞子滋补肝肾，益精填髓；覆盆子入肝、肾经，补肝肾、敛精气；牛膝补益肝肾，兼能逐瘀通经、引血下行。诸药相伍，使化瘀而不伤正，补而不滞，温而不燥，共奏活血化瘀、补肾填髓之功。血滞者得之可奏行血之效，肾虚者得之可奏填精益髓之功。

二诊时，患者正处经前期，气血相对充盛，此时在补肾活血的基础上加用巴戟天补肾阳，使冲任通盛，重阳得以转阴，血海由满而溢，则月经来潮顺畅。

三诊时，患者正处经后期，末次月经的经量明显增加，血色、血块较前有明显好转，活血化瘀初见成效。应遵循"衰其大半而止"的原则，减少活血化瘀药的用量，以补肾填精为主，故去桃仁，加用桑椹子、山茱萸。

此后在三诊的基础上，根据月经周期的变化、气血阴阳的消长，调补肾之气血阴阳，兼以活血化瘀，随症加减，巩固治疗3个月，使肾精盛、冲任畅、经血自调。

邓高丕教授认为肾虚血瘀既是引起该患者月经过少的主要原因，又是其病理本质。故治疗上以补肾调经、活血化瘀为主要治法，非经期用药以补肾益精、益气养血为主，月经期用药以活血化瘀、和血调经为主，并随症加减。非经期以治本为主，常选用五子衍宗丸或归肾丸为主方加减。月经期以治标为主，常采用桃红四物汤、桂枝茯苓丸为主方加减。

五子衍宗丸源流深远，流传极广，起源于唐代，最早见于道教的《悬解录》，书中记载了张果献于唐玄宗的圣方"五子守仙丸"，即五子衍宗丸的原方名。之所以叫作"五子"，是因为此方选择了五种以"子"为名的中药，中医学又将男性不育症称为"无子""无嗣"，因而一语双关。早在唐代，五子衍宗丸就是皇亲贵胄养生保健的秘方，为历代医家所推崇，被誉为"古今种子第一方"，还被誉为"补阳方药之祖"，有"五子壮阳、六味滋阴"之说（六味即六味地黄丸）。五子衍宗丸中的"衍"为广布长流之意，极言本方所具有的繁衍宗嗣之效。王肯堂在《证治准绳》中提到："嘉靖丁亥得于广信郑中函宅，药只五味，为繁衍宗嗣种子第一方也。"《摄生众妙方》云："男服此药，填精补髓，疏利肾气，不问下焦虚实寒热，服之自能平秘。有人世世服此药，子孙繁衍遂成村落。"此外，《备急千金要方》《医学入门》《妙一斋医学正印种子编》《傅青主男科》中亦收录本方。五子衍宗丸中菟丝子平补肾气、益精髓；覆盆子甘、酸、微温，能固肾涩精；枸杞子酸甘化阴，能补肾阴；五味子五味俱，入五脏大补五脏之气；车前子下降利窍，且能补肾阴而固精，性微寒又制约其他四子温补之力。

桃红四物汤出自清代医家吴谦等所著《医宗金鉴·妇科心法要诀》，以祛瘀为核心，辅以养血、行气。该方由四物汤加桃仁、红花组成，以强劲的破血之品桃仁、红花为主，力主活血化瘀。四物汤被后世医家称为"妇科第一方""妇科圣药"，《河间六书》曰："若妇人经水少而血色和者，四物四两，加熟地、当归各一两。"其中熟地黄滋养阴血、补肾填精；当归补血养肝、和血调经，既可助熟地黄补血之力，又可行经络之滞；白芍养血敛阴，协助当归、熟地黄滋阴养血，并可缓急止痛；川芎辛散温通，上行头目，下行血海，中开郁结，旁通络脉，活血行气，调畅气机。全方以补血为主，行血为辅，配伍得当，使瘀血去、新血生、气机畅，具有化瘀生新的显著特点。若瘀滞重，白芍易为赤芍；若有血热，熟地黄易为生地黄。

历代医家应用四物汤治疗月经过少有诸多心得。朱丹溪《丹溪心法》曰："四物汤……经行微少，或胀或疼，四肢疼痛，加延胡、没药、白芷与本方等，淡醋汤调下末子。"在四物汤养血补血的基础上，加入延胡索、没药等活血化瘀之品，治疗血虚血瘀气滞之月经过少。明代医家李梴所著《医学入门·妇人门》记载"内寒血涩来少，或日少五六日以上者，四物汤加桃仁、红花、牡丹皮、葵花"，较朱丹溪之方略加调整，增其活血化瘀之功。王肯堂《女科证治准绳·调经门》曰："经水涩少，为虚为涩，虚则补之，涩则濡之。"并提到治疗之法为和血气、平阴阳。赵献可《邯郸遗稿·经候》曰："经水涩少，渐渐不通，潮热瘦弱者，宜四物汤倍加泽兰治之。"用四物汤倍加泽兰以养血活血、祛瘀调经、活血利水。清代医家鲍相璈《验方新编》曰："经血凝涩，月信虽行，而血却少……用桂枝桃仁汤：桂枝、槟榔各一钱五分，白芍、生地、枳壳各一钱，桃仁二十五粒，炙草五分，姜、枣引，水煎服。更宜常服四制香附丸。"

邓高丕教授治疗月经过少，除病证结合、辨证论治外，还十分注重根据月经周期论治，尤其注重经后期的治疗。邓高丕教授指出，中医临床总归是法于阴阳，通过调整失衡的阴阳状态以求实现阴阳的动态平衡。在女性的月经周期中，阴阳、气血具有周期性的消长变化，具有定期藏泄的规律。治疗月经过少，应根据胞宫的周期性藏泄规律协调阴阳，使胞中精血充沛、藏泄有序则该病自愈。经后期血海空虚，胞宫、胞脉相对空虚，以阴血不足为其主要生理特点，此期宜补宜藏，以助阴长。"藏之无源，泻从何出，水源枯竭，何来水出？"故认为经后期是治疗月经过少的重要时期，此期主要治以补肾填精、滋养肝肾、蓄养阴血、充盛冲任，充分行使胞宫藏之功能。经间期阴精充沛，气血充盛，重阴必阳，此阶段可在蓄养胞宫的基础上适当加用行血活血之品，如当归、丹参、牛膝，以进一步改善子宫内膜的血运情况，促进内膜丰盈。至经前期，阴精、阳气均已充盛，胞宫、胞脉气血满盈，阳长至重，重阳必阴，此阶段需注意阴阳平衡。此外，经前期的治疗需注意患者是否有生育要求。若患者无生育要求，可适当加用牛膝、桃仁、红花等活血通经之品以利于经血外泄；若患者有生育要求，则不可妄加攻伐之品，以免伤害胎元。月经期经血外泄，予行气活血、理气通络之品，因势利导，引血下行，帮助经血顺畅排出。胞宫藏泄有时，则月经按期而至；胞宫藏泄有度，则经量适中。

四、经期延长

月经周期基本正常，行经时间超过 7 天，甚或淋漓半月方净者，称为"经期延长"，又称"月水不断""经事延长"，是妇科常见病。本病始见于《诸病源候论》，云："妇女月水不断者……劳伤经脉，冲任之气虚损，故不能制其经血，故令月水不断也。"相当于西医学由黄体萎缩不全、盆腔炎、子宫内膜炎、子宫内膜息肉等疾病或宫内节育器、剖宫产后瘢痕憩室所引起的"异常子宫出血"。

异常子宫出血是指与正常月经的周期频率、规律性、经期长度、经期出血量中的任何一项不符的源自子宫腔的异常出血。西医学将异常子宫出血按病因分为 2 大类、9 个类型，9 个类型即"PALM-COEIN"。"PALM"存在结构性改变，可采用现代影像学技术和（或）病理学方法诊断；"COEIN"无子宫结构性改变。"PALM-COEIN"的具体内容：P指代子宫内膜息肉、A指代子宫腺肌病、L指代子宫平滑肌瘤、M指代子宫内膜恶性病变和不典型增生、C指代全身凝血相关疾病、O指代排卵障碍相关疾病、E指代子宫内膜局部异常、I指代医源性相关和N指代未分类。对于育龄期女性，诊断异常子宫出血，首先需要排除妊娠相关疾病，再明确有无器质性病变。根据诊断及患者个人意愿可考虑采用中西医结合治疗或纯中医治疗。

邓高丕教授把经期延长归因于肾、肝、脾三脏及冲任二脉的功能失调。肾藏精、主生殖，肾精的化生能够促进人体生长发育及生殖，且精血同源，血是月经、胎孕的物质基础。因此，肾在其中占据了头等重要的地位。肝主疏泄，主藏血、司血海，肝阳、肝气常有余，肝阴、肝血常不足。脾为气血生化之源，为月经提供物质基础，是资养先天、健固任带二脉之本，且脾主统血，与肝共同治理、调节经血的藏泄。冲任二脉起于胞中，冲为血海隶属于肝，任主胞胎归属于肾，冲任失调源于肝失疏泄和肾失封藏。肝、肾藏泄有度，脾统摄有权是维持经行有常的关键所在；若肝失疏泄、肾失封藏、脾失统摄，则致经期延长。

根据多年临床经验，邓高丕教授又提出经期延长的病机以肾虚和血瘀为主。肾与血的关系包括以下三种：肾虚导致血瘀，血瘀导致肾虚，肾虚与血瘀并见。精与血同源，肾精不足则无以化源，致气血亏虚，血脉失于濡养，精枯血少，血行缓滞而致瘀；气能行血，肾中元气亏虚不能推动血液运行亦可致瘀，《医林改错》云："元气既虚，必不能达于血管，血管无气，必停留而为瘀。"反之，瘀血是阴血凝集的产物，瘀血的形成本就耗伤精血，加之血脉瘀阻有碍阴血化生肾精而致肾虚。因此，肾虚、血瘀互为因果，常同时存在，肾虚血瘀是经期延长的常见证型。

此外，邓高丕教授临证常以月经之期、量、色、质的变化，结合全身症状、舌脉进行辨证。如经血紫红、有血块者，属血瘀；经量偏多、色红、有血块者，乃血瘀兼血热；经色紫红、质黏腻、有痰状血块者，乃血瘀夹湿热；仅见经色红、质稀，无血块者，属阴虚血热证。

经期延长的预后一般较好，虽然出血时间较长，但因出血量不多，故对身体健康影响不大；若合并月经过多，或持续半月不净者，有转为崩漏之势，应予以重视。治疗上应辨证论治，以补肾活血配合中医药周期疗法为主。临证时还需注意，如按常规治疗未愈，则要反思有无合并黏膜下肌瘤、子宫内膜息肉、盆腔炎或宫内节育环及子宫内膜恶性病变等，应辅以西医学知识来提高临床诊治疗效。

案例 1：符某，女，35 岁。2015 年 7 月 2 日初诊。

[主诉] 阴道不规则出血 12 天。

[现病史] 患者平素月经规律，月经周期 26~30 天，经期 10~12 天。末次月经为 2015 年 6 月 20 日，至今仍未净，色鲜红、血块较多，下腹部疼痛不适。前次月经为 2015 年 5 月 23 日，12 天净。

[现症] 阴道出血，淋漓不尽，色鲜红、血块较多，下腹部疼痛不适。夜寐不宁，小便黄，舌淡暗、苔薄白，脉细弦。

[辅助检查] 2015 年 7 月 2 日尿妊娠试验阴性，子宫附件彩超未见明显异常。

[孕产史] 孕 1 产 0（G1P0），2013 年因计划外妊娠行人工流产术 1 次。现工具避孕，无生育要求。

[中医诊断] 经期延长（肾虚血瘀证）。

[西医诊断] 异常子宫出血。

[治法] 补肾调经，化瘀止血。

处方：女贞子 15g　　墨旱莲 15g　　菟丝子 15g　　山茱萸 15g
　　　丹参 15g　　　赤芍 15g　　　桃仁 15g　　　海螵蛸 15g
　　　鸡内金 12g　　五灵脂 10g　　蒲黄 6g　　　益母草 30g

共 7 剂，每日 1 剂，水煎至 200ml，分早晚 2 次饭后半小时温服。嘱下腹痛明显或阴道出血增多时随诊。

二诊（2015 年 7 月 9 日）：患者诉服上方后阴道出血已净，无下腹痛。现腹胀，纳差，舌暗红、苔薄白，脉细弦。

处方：菟丝子 15g　　丹参 15g　　　赤芍 15g　　　桃仁 15g
　　　海螵蛸 15g　　山茱萸 15g　　女贞子 15g　　墨旱莲 20g
　　　鸡内金 12g　　党参 15g　　　白术 12g　　　怀山药 20g

共 7 剂，每日 1 剂，水煎至 200ml，分早晚 2 次饭后半小时温服。

三诊（2015 年 7 月 15 日）：末次月经为 2015 年 6 月 20 日，16 天净。现无阴道出血，纳眠尚可，舌暗红、苔薄白，脉细数。

处方：丹参 15g　　　赤芍 15g　　　桃仁 15g　　　当归 12g
　　　川牛膝 15g　　白术 12g　　　生地黄 15g　　制何首乌 15g
　　　熟地黄 15g　　党参 15g　　　山茱萸 15g　　覆盆子 15g

共 7 剂，每日 1 剂，水煎至 200ml，分早晚 2 次饭后半小时温服。

四诊（2015 年 7 月 29 日）：末次月经为 2015 年 7 月 23 日，5 天净，无明显不适。舌淡红、苔薄白，脉弦数。

处方：丹参 20g　　　赤芍 15g　　　桃仁 12g　　　当归 10g

　　　　怀山药 15g　　白术 12g　　　北黄芪 20g　　益母草 30g

　　　　熟地黄 15g　　党参 15g　　　山茱萸 15g　　覆盆子 15g

共 7 剂，每日 1 剂，水煎至 200ml，分早晚 2 次饭后半小时温服。

辨证调理 3 个月后，患者月经经期如常。

按： 本例患者平素月经规律，初次就诊以经期延长、淋漓不尽、色鲜红、血块多、下腹部疼痛不适为主症。尿妊娠试验阴性，子宫附件彩超未见明显异常，可排除器质性疾病及妊娠病所致阴道出血。故诊断为"经期延长"。

邓高丕教授认为，经期延长的发生与脏腑、经脉气血失调，冲任不固或冲任损伤，经血失于制约密切相关。肾主导月经的产生，肾藏精，主生殖，为天癸之源。肾气盛，天癸至，则月事以时下；若肾气衰，天癸竭，则月经断绝。经期延长与瘀血也有关，唐代医家孙思邈《备急千金要方·月水不调》载"瘀血占据血室，而致血不归经"，指出瘀血与本病关系密切。因此，祛除瘀血乃治疗本病的关键，只有子宫瘀血排出后，子宫才能正常藏泻。国医大师夏桂成主编的《中医临床妇科学》同样提出，其经之所以延长者，与瘀血有关，所以排出瘀血为首要任务。瘀血作为病理产物可由多方面原因引起，可因实致瘀，亦可因虚致瘀。本例患者的中医病机为肾虚（偏阴虚），冲任不固，经血失于制约，气虚运血无力，而致血瘀。

肾虚（偏阴虚）冲任不固，经血失于制约，故经行过期不净；瘀血阻滞冲任，新血难安，气血运行不畅，"不通则痛"，故经行小腹疼痛，经血色鲜红、有血块；治宜固本治标，一方面补肾滋阴，另一方面化瘀止血。注重化瘀不伤阴，滋阴而不留瘀，标本兼顾。治疗以养阴滋肾、活血止血为主。邓高丕教授在临床中擅长以二至丸合失笑散、四君子汤加减治疗经期延长，疗效显著。本例患者初诊时处于经期，邓教授治以补肾滋阴、化瘀止血为主，予二至丸合失笑散配伍活血化瘀之药。二至丸（女贞子、墨旱莲）具有滋补肾阴、凉血的作用；菟丝子既补肾阴，又补肾阳，在此应用菟丝子是如《景岳全书·妇人规》所言"善补阴者，必于阳中求阴，则阴得阳升，而泉源不竭"，经血充足、肝肾藏泄有度则血止；丹参、赤芍、桃仁三药活血化瘀以消积血，丹参、赤芍两药相伍，散中有收，行中寓敛，敛中寓泻，桃仁有活血化瘀、祛瘀生新之功；失笑散（蒲黄、五灵脂）具有祛瘀止痛、止血之功效；海螵蛸、鸡内金同样具有化瘀止血之效。诸药合用，使阴平阳秘，虚火自灭，瘀血自除，出血自止。血止后，配以四君子汤加减，益气健脾，既培补肝肾精血之源，使肝肾得养以复其藏泄之功，又能益气以复脾气固摄止血之职。

经期延长的治疗重在缩短经期，以经期服药为主。邓教授认为固经止血虽重要，但排出子宫残存的瘀血更为重要，只有瘀血排出，子宫才能恢复正常藏泻。邓高丕教授临床常用验方合失笑散加减治疗，特别是月经末期，阴精已经开始增长，此时需结合补肾养阴药同治，以滋阴祛瘀、攻补兼施。邓高丕教授强调，阴道出血过多、时间过长，虽然为血证，但临证中对于止血药的选用必须注意两点：一是不能一味止血，应以调节自身固血机制以止血。前者为治标之法，后者方为治本之举。二是不能过早、过多应用止血之品，出血止血是为常法，但止血药都有收敛之性，有留瘀之弊。因此，运用止血药的关键是把握好运用的时机。除临床上崩漏大失血迅速危及生命的情况应急则治标外，止血药只有在适当调理自身摄血机制的前提下运用，才能收效。故临床治疗阴道出血，应在体内无瘀滞的情况下应用止血药，以助自身收敛之性，否则易于闭门留寇，以致瘀血不去而出血不止。故临证中多选用兼具化瘀与止血功能的药物，如海螵蛸、鸡内金、五灵脂、蒲黄等。

《陈素庵妇科补解·经水淋漓不止方论》曰："妇人经行，多则六七日，少则四五日，血海自净。若迟至半月或一月，尚淋漓不止，非冲任内虚，气不能摄血，即风冷外感，使血滞经络，故点滴不已，久则成经漏，为虚劳、血淋等症。"《沈氏女科辑要笺正·淋漓不断》提出"须知淋漓之延久，即是崩陷之先机"，经血失约，也可出现月经过多，若失治或误治，常可发展为崩漏。

案例 2：尚某，女，39 岁。2019 年 1 月 30 日初诊。

[主诉] 经行时间延长伴经量减少 3 年余。

[现病史] 患者月经尚规律，周期 27~28 天，自 3 年前出现经行时间延长伴经量减少，经期 7~14 天。末次月经为 2018 年 12 月 16 日，14 天净，第 1~2 天月经量中，后逐渐减少，色暗红、夹有血块，无痛经，伴有腰酸、经前乳房胀痛。

[现症] 面色暗淡，心烦易怒，时有潮热，无盗汗，腰膝酸软，眠差易醒，舌暗红、苔薄白，脉细。

[辅助检查] 2018 年 11 月 17 日性激素六项示：FSH 14.27IU/L，LH 9.82IU/L，E_2 38.9pmol/L，P 0.68nmol/L，T 0.162nmol/L，PRL 328.4mIU/L。2018 年 12 月 20 日查 AMH：0.345ng/ml；2018 年 10 月 25 日子宫附件彩超示：子宫大小 48mm×44mm×33mm，子宫内膜厚约 5mm，可疑子宫前壁下段瘢痕憩室（大小约 5mm×3mm）。

［孕产史］孕3产2（G3P2），2012年顺产1次，2015年剖宫产1次，2018年人工流产1次。现已结扎。

［中医诊断］经期延长（肾虚肝郁血瘀证）。

［西医诊断］异常子宫出血；卵巢储备功能减退。

［治法］补肾活血，疏肝理气。

处方：菟丝子15g　　覆盆子15g　　金樱子15g　　海螵蛸15g
　　　鸡内金12g　　丹参15g　　　赤芍15g　　　川续断15g
　　　桑寄生15g　　柴胡12g　　　郁金12g　　　北黄芪15g

共14剂，每日1剂，水煎至200ml，分早晚2次饭后半小时温服。

另予麒麟丸3瓶，每次6g，每日3次，口服。

二诊（2019年1月17日）：末次月经为2019年1月6日，至今未净，第1~2天量中、色暗红、夹有血块。第3天至今月经量少、纸巾擦拭可，色褐，偶有小腹胀痛感，腰酸，眠差易醒，纳可，二便调，舌暗红、苔白，右脉沉、左脉弦细。

处方：菟丝子15g　　桑椹子15g　　覆盆子15g　　金樱子15g
　　　海螵蛸15g　　鸡内金12g　　益母草30g　　白芍15g
　　　女贞子15g　　仙鹤草30g　　柴胡12g　　　血余炭12g
　　　山茱萸15g

共7剂，每日1剂，水煎至200ml，分早晚2次饭后半小时温服。

三诊（2019年4月11日）：末次月经为2019年3月25日，14天净，第1~3天量中，后用护垫即可，色暗红、夹有血块，无痛经，伴腰酸、乳房胀痛。前次月经为2019年2月27日，14天净。现无其他不适，纳眠可，二便调，舌淡红、苔薄，脉弦。

处方：覆盆子15g　　巴戟天15g　　补骨脂15g　　川续断15g
　　　桑寄生15g　　柴胡12g　　　素馨花12g　　郁金12g
　　　合欢花12g　　海螵蛸15g　　鸡内金12g

共14剂，每日1剂，水煎至200ml，分早晚2次饭后半小时温服。

另予麒麟丸3瓶，每次6g，每日3次，口服。

四诊（2019年4月25日）：末次月经为2019年4月23日，至今未净，量中、色暗红、夹有少量血块，无痛经，经行疲乏。患者诉服上方后咽喉肿痛，头皮多发红肿，伴有丘疹，现已停药1周，症状明显好转，纳可，眠欠安、易醒，二便调，舌淡红、苔薄白，脉弦。

处方：女贞子 15g　　墨旱莲 20g　　火炭母 20g　　生地黄 15g
　　　玄参 15g　　　麦冬 15g　　　益母草 30g　　茜草根 30g
　　　仙鹤草 30g　　地榆 20g　　　金樱子 15g　　海螵蛸 15g
　　　鸡内金 12g

共 7 剂，每日 1 剂，水煎至 200ml，分早晚 2 次饭后半小时温服。

五诊（2019 年 5 月 9 日）：末次月经为 2019 年 4 月 23 日，9 天净，量较前增多、色暗红、夹有少量血块，无痛经，无腰酸、经前乳房胀痛。面部痤疮，大便干硬，小便可，纳可，睡眠较前改善。

处方：太子参 15g　　五味子 10g　　麦冬 15g　　　合欢花 12g
　　　女贞子 15g　　菟丝子 15g　　山茱萸 15g　　金樱子 15g
　　　海螵蛸 15g　　鸡内金 12g　　枸杞子 15g　　制何首乌 20g

共 14 剂，每日 1 剂，水煎至 200ml，分早晚 2 次饭后半小时温服。

六诊（2019 年 5 月 29 日）：末次月经为 2019 年 5 月 20 日，7 天净，第 1~2 天月经量中，第 3 天之后经量少、色暗红、夹有血块，无痛经，无腰酸。纳可，眠稍差，二便调，舌淡胖、苔薄白，脉弦滑。

处方：菟丝子 15g　　覆盆子 15g　　金樱子 15g　　巴戟天 15g
　　　补骨脂 15g　　海螵蛸 15g　　鸡内金 12g　　仙鹤草 30g
　　　白芍 15g　　　麦冬 15g　　　五味子 10g

共 14 剂，每日 1 剂，水煎至 200ml，分早晚 2 次饭后半小时温服。

另予麒麟丸 3 瓶，每次 6g，每日 3 次，口服。

按：该患者症状较复杂，不仅经期延长，还有月经量少、月经推迟的临床表现，根据患者性激素六项及抗米勒管激素检查结果，可知患者在患异宫子宫出血的同时兼有卵巢储备功能减退。从西医学角度分析，本例患者经期延长的原因可能有二：一是剖宫产术后子宫瘢痕憩室形成，由于憩室结构的原因，致使憩室里的经血无法引流通畅，故该患者剖宫产后月经周期正常，但经血淋漓不净；二是无排卵性异常子宫出血，虽然多数无排卵女性表现为月经紊乱，即失去正常的月经周期和出血的自限性，但仍有少数无排卵女性可有规律的月经周期，临床上称为"无排卵月经"。患者 39 岁，随着年龄的增长，卵巢功能不断衰退，卵泡数量急剧减少，剩余卵泡往往对垂体促性腺激素的反应低下，故雌激素分泌量锐减，以致促性腺激素水平升高，其中卵泡刺激素水平常比黄体生成素更高，无法形成排卵前黄体生成素高峰，故不排卵。

从中医学角度来看，可将本例患者归属于"经期延长""月经量少"的范畴。

邓高丕教授根据自己丰富的临床经验，认为本病的形成和发展与其独特的病史有关，金刃损伤胞宫、胞脉是造成子宫切口憩室的基本病因，而在病情缠绵发展的过程中，大多数患者都存在虚证、瘀证并存的病理状态。"虚"或因患者剖宫产术后体虚，或由患者素体气血不足，而致子宫收缩乏力，亦无力濡养、修复伤口，使创面难以愈合；而憩室引起经血淋漓不尽，日久气随血脱，又可进一步加重患者的气虚。无论是子宫切口本身造成的出血，还是因气虚运血无力而积蓄在憩室内的积血，都形成了离经之血，经血离经叛道成"瘀"，"恶血不去，新血难安"而致胞脉瘀阻。"热"则因瘀阻冲任，瘀久化热。热与瘀相搏，日久而成瘀热互结，使新血不守、不得归经，导致经漏不止。兼之患者同时患有卵巢储备功能减退，治疗应以补肾为主，佐以补血化瘀之法，方可事半功倍。患者心烦易怒，肝气不舒，无以推动血行，故佐以疏肝解郁之品，使气行则血行。故初诊以川续断、桑寄生补益肾气，菟丝子、覆盆子、金樱子补肾固精，海螵蛸化瘀止血，丹参、赤芍活血，柴胡、郁金疏肝理气解郁，鸡内金固精且能运脾消食，使诸药补而不腻。

二诊时，患者诉月经提前，就诊时正值月经期，当增强化瘀止血之功，故加益母草、仙鹤草、血余炭化瘀止血。三诊时，患者为经间期，经间期由阴转阳，治宜促进阴阳转化，故加巴戟天、补骨脂补肾阳。但在四诊时患者诉服药后上火，考虑患者体质偏于阴虚，且就诊时为春末夏初，阳气上升，故将治法调整为滋阴凉血，兼以化瘀止血。待症状改善后，继续以补肾固精、化瘀止血、解郁为法治疗。经过几个月的辨证施治，患者经期逐渐缩短至 7 天，但经量仍较少，所谓"有形之精血难以速生"，患者体内子宫瘢痕憩室持续存在，治疗需循序渐进，缓图以消。

本例患者受经期延长困扰 3 年，邓教授结合经期延长而经量不多的表现，大胆地在经前期与月经期使用活血通经的药物，是中医学"通因通用"之法的体现，并兼用麒麟丸以补肾健脾、疏肝益气，收获了较为理想的治疗效果。本案先天、后天同补，气血、阴阳兼顾，不滋腻，不温燥，治疗效果显著。

第二节　崩漏

崩漏是月经的周期、经期、经量发生严重紊乱的疾病，可表现为月经非时而下，或暴下不止，或淋漓不尽，是妇科常见的难治疾病之一。西医学中并无崩漏之病名，相当于排卵障碍引起的异常子宫出血。

邓高丕教授认为，对于各个年龄段的患者，崩漏的发病原因各有其不同特点。崩漏的病因繁多，病机复杂，各因素在疾病过程中常互相转化，互为因果。但其根本病机在于肾虚不固、失于封藏，冲任、气血失调。因虚可致瘀，而虚、瘀日久可生热，热入血脉动血、耗血而致出血，损伤营阴而致血液黏稠，运行不畅，加重瘀血，从而形成恶性循环。肾为月经生成的主导因素，肾主封藏，若肾气、肾阳不足，则失于封藏，冲任不固，不能固摄经血，也可导致崩漏的发生。另一方面，崩漏使血液耗损，血为气之母，气随血出，因此也可导致气虚的发生，气为血之帅，气虚而无力运行血液，更加重血行之瘀滞。因此，邓教授认为在崩漏发生发展的过程中，瘀血贯穿于全程，而虚、热亦可致瘀，三者互为因果，易形成恶性循环。

因此，在治疗中要时刻重视治本调经。在临床诊疗过程中，要通过望、闻、问、切四诊详细了解患者的身体和心理状态，了解疾病的情况及其所处发展阶段，并且进行适当的心理疏导，使患者保持良好的心态、重视治疗过程并配合治疗。

案例1：程某，女，33岁。2017年10月19日初诊。

[主诉] 月经周期不规律2年，阴道不规则出血1个月余。

[现病史] 患者近2年月经欠规律，周期不定，经量时多时少，时有经行时间延长。末次月经为2017年9月15日，至今未净。其间9月15日至10月14日经量少、色鲜红、无血块，下腹隐痛，无腰酸；10月15日至今量多，每日湿透卫生巾8~10片，色鲜红，血块较多，无明显下腹痛。

[现症] 面色㿠白，两颧暗斑，神疲乏力，手足不温，阴道出血量多，色鲜红，伴血块，无头晕头痛，无腰酸腰痛，舌淡红、苔薄白，脉沉细弱。

[辅助检查] 2017年10月18日自测尿妊娠试验阴性。自诉1周前于外院查子宫附件彩超未见异常（具体结果未见）。

[孕产史] 孕2产2（G2P2），均顺产。

[中医诊断] 崩漏（气虚血瘀证）。

[西医诊断] 异常子宫出血。

[治法] 健脾益气，化瘀止血。

处方：茜草15g　　仙鹤草30g　　墨旱莲15g　　黄芪15g
　　　　白术20g　　煅牡蛎15g　　海螵蛸20g　　棕榈炭15g

蒲黄炭 10g　　　续断 15g　　　五灵脂 10g　　　补骨脂 15g

共 7 剂，每日 1 剂，水煎至 200ml，分早晚 2 次饭后半小时温服。嘱阴道出血增多时随诊。

二诊（2017 年 10 月 26 日）：患者诉服上方 2 剂后经量逐渐减少，4 剂后基本血止，剩余 3 剂未服。现无特殊不适，无头晕，纳眠可，二便调，面色淡暗，双颧暗斑，舌淡红，苔薄、中干裂，脉沉细。

处方：熟党参 20g　　　黄芪 15g　　　茯苓 20g　　　山药 30g

炙甘草 10g　　　熟地黄 15g　　　当归 10g　　　白芍 15g

鸡血藤 20g　　　鸡内金 15g　　　香附 10g

共 7 剂，每日 1 剂，水煎至 200ml，分早晚 2 次饭后半小时温服。

二诊后患者未规律复诊，3 个月后因崩漏再次就诊，遵前法辨证施治 2 个月余，周期、经期恢复如常。

按：患者阴道不规则出血 1 个月余，近日出血量突然增多，且伴有大量血块，后期更伴有疲乏、脉细弱，此属脾胃不足，气虚血瘀之证。李东垣在《兰室秘藏·妇人门》中提及崩漏"皆因饮食不节，或劳伤形体，或素有心气不足，饮食劳倦，致令心火乘脾"所致。脾为后天之本，气血生化之源，脾气有统血、摄血之功，使血液于脉中运行而不溢出脉外。因此，若脾胃虚弱，中气升举无力而气陷，气之统摄失司，血溢出脉外而成崩漏。如《妇科玉尺》曰："思虑伤脾，不能摄血致令妄行。"《薛氏医案·血崩治法》曰："崩之所患……因脾胃虚损，不能摄血归源。"邓高丕教授认为，育龄期的女性处于工作及家庭的重担下，忧思过度，或饮食劳倦，极易损伤脾胃，致脾虚统摄无权，血不归经，形成崩漏。因此在此案中，脾胃不足为重要病机之一。另一方面，血瘀也是此案的重要病机之一。因气不足而运血无力，血脉运行不畅而致血瘀。《诸病源候论·崩中漏下候》中指出："崩而内有瘀血，故时崩时止，淋漓不断。"《圣济总录·漏下》曰："盖由血虚气衰，不能约制，又有瘀血在内，因冷热不调，致使血败。"而唐容川对瘀血的认识更为深入，其在《血证论》中云："女子胞中之血，每月一换，除旧生新，旧血即是瘀血，此血不去，便阻化机。"又曰："吐、衄、便、漏，其血无不离经……然既是离经之血，虽清血、鲜血，亦是瘀血。"因此，瘀血虽为气虚无力运血所致，但因血瘀致败血妄行，崩漏加重，而气随血出，气虚更为严重，因此也更加重血行之瘀滞。气虚与瘀血互为因果，形成恶性循环，故而病程较长，病势缠绵，易于复发。

在治崩三步法中，当先塞流，其次澄源，最后复旧。初诊时，患者出血量较多，因此急则塞流，治应以止血为首。《素问·上古天真论篇》曰："太冲脉盛，月事以时下，故有子。"女子以血为本，而冲为血海，对女性的发育和生殖起到至关重要的作用，且冲任二脉源于胞中，若劳伤过度，冲任不固，则不能制约经血。邓高丕教授认为，此案患者正因劳伤过度，耗伤脾胃，气血虚弱，冲任失调而致血海蓄溢失常，瘀血内生，导致月经周期、经量皆紊乱。因此，初诊以使用安冲汤为主，调经塞流以治本，以健脾益气、化瘀止血为法，固冲任，健脾胃，化瘀血，摄经血。安冲汤是清末民初中西医汇通学派的著名医家张锡纯在《医学衷中参西录》中所创的方剂，原方由炒白术六钱、生黄芪六钱、生龙骨（捣细）六钱、生牡蛎（捣细）六钱、大生地六钱、生杭芍三钱、海螵蛸（捣细）四钱、茜草三钱、川续断四钱组成，主治"妇女经水行时多而且久，过期不止或不时漏下"。该方组方精练，配伍严谨，疗效显著，邓教授临证常加减应用。方中黄芪补气升提以治崩漏，白术为资生后天之要药，如《二续名医类案》中记载齐秉慧治周大有之妾案："其人暴崩欲脱，医者以黄芪、白术各一两，人参二钱煎汤，调三七末三钱，一剂而崩止。"齐氏认为："血崩之后，唯气独存，不补气而单补血，缓不济事。"即重视白术补气之性。黄芪、白术合用则补气健脾、统摄经血。牡蛎能收敛正气，凡元气、精血滑脱皆能止，且敛正气而不敛邪气。《药性论》云："主治女子崩中，止盗汗，除风热，止痛。"《医学衷中参西录》中谈到："牡蛎能镇敛冲气。"徐大椿则认为"牡蛎涩脱以摄带脉之不收"，且牡蛎煅则味涩，涩则收敛，亦使崩血可固。续断补肾以固冲任、摄精血，配合补肾温阳、补脾健胃之补骨脂，则补肾之力更强。海螵蛸即乌贼骨，能补益肾精而助其闭藏之用，兼能活血化瘀。《本草纲目》云："乌鲗骨，厥阴血分药也，其味咸而走血液。故血枯血瘕、经闭崩带、下痢疳疾，厥阴本病也……故诸血病皆治之。"而牡蛎与海螵蛸均味咸而涩，共入冲脉，二者配伍有镇摄冲脉之功。此外，冲为血海，血过寒则凝，过热则妄行，牡蛎微寒，海螵蛸微温，共用则寒温调和，血海安宁。茜草功效凉血止血、祛瘀通经，为开通之品，又具收涩之力。邓高丕教授认为久漏必有瘀，患者经血中见大量血块便是佐证，故方中加用蒲黄炭、五灵脂、仙鹤草、墨旱莲、棕榈炭等化瘀收敛止血之药。蒲黄善治气血不和，生用活血化瘀力强，炒用又善止血之妄行。

二诊时，患者虽月经已净，但其临床表现仍以气血不足为主，崩漏病程日久，气血尚未调复。因此，邓高丕教授认为，虽然患者崩漏已停，但仍需针对其根本病因病机进行治疗，缓则治其本。故以补肾健脾、补气行血为主，方以四君子汤为主加减，辅以活血养血之药，顾护脾气，使脾胃健运，气血调复。其中党参、黄芪补中益气，党参益气养血生津，健脾运而不燥，养血而不偏滋腻；黄芪能补中益气、健脾升阳，主治一切气虚血亏之证。党参补益脾胃，兼顾益气养血；黄芪补脾益肺，善于升阳固脱。二者合用使气血化源得济，血脉统摄有权，又使气旺推动血行以消瘀生血。此外，茯苓利水渗湿；白芍养血敛阴、柔肝止痛；炙甘草和中益气补虚；山药健脾益肾，温补而不骤，微香而不燥；熟地黄滋阴补血，大补血之不足，通血脉，益气力；当归、鸡血藤补血活血，调益荣卫，滋养气血；香附理气调经，为妇科调经之要药。该方以补为主，攻补兼施，扶正而不留瘀，祛邪而不伤正。

邓高丕教授认为，此患者因脾胃不足，气血生化乏源，气虚统摄失权，致经血妄行而成崩漏，气随血失，加重气虚；气虚运血乏力，血行迟缓易成瘀，而离经之血积存体内则为瘀血，加重血瘀。因此在出血期，邓高丕教授注重补益正气（补脾益肾）、化瘀止血、收敛止血相结合，以达到止血的目的，但应注意不能使用走而不守之川芎、桃仁。血止后则当澄源复旧，治病求本，应用中药周期疗法，在辨证论治的基础上，根据不同患者的具体情况进行处理，注重温肾或滋肾，同时健脾益气以生血，补后天以养先天，使生殖轴得以调控，月经逐渐恢复正常。

案例2：王某，女，49岁。2019年7月15日初诊。

［主诉］阴道不规则出血3个月余。

［现病史］患者既往月经尚规律，经期7~10天，周期33~35天。末次月经为2019年7月6日，至今未净。2019年4月月经来潮，经期10天，经量偏多、色暗红、有血块，无痛经，无腰酸，无乳房胀痛，可自行停止。2019年5月23日月经再次来潮，量多，2小时可湿透1片卫生巾，经色暗红、血块多，无下腹痛，无腰酸。2019年5月30日出现乏力，久行后加重，伴心慌心悸、头晕乏力，遂于2019年6月5日至外院就诊，外院予中药治疗（具体不详），自诉服药后未见明显好转。

［现症］患者神志清，精神一般，面色㿠白，阴道出血量多，约4小时湿透1片日用卫生巾，经色暗红、有血块，胸闷，乏力，偶有气促，头晕，无头痛，无下腹痛，无腰酸，无肛门坠胀感，纳一般，眠可，二便调，舌淡、苔薄白，脉细弱。

［辅助检查］2019年5月7日液基薄层细胞学检查示：无上皮内病变或恶性病变。人乳头瘤病毒检查未见明显异常。子宫附件彩超示：子宫内膜增厚（厚约

21mm）且回声不均匀（大小约 3mm×2mm）；宫颈肥大并多发性囊肿；左侧附件区囊性声像（大小约 40mm×25mm）。2019 年 6 月 19 日血液分析示：血红蛋白 61g/L。子宫附件彩超示：①子宫增大，肌层回声不均匀；②双附件区囊肿（左侧大小约 28mm×19mm，右侧大小约 23mm×13mm）。2019 年 6 月 21 日行宫腔镜检查术＋诊断性刮宫术，术后病理示：子宫内膜单纯性增生过长。

［孕产史］孕 2 产 1（G2P1），1998 年顺产 1 次，2008 年行人工流产术 1 次。现工具避孕。

［中医诊断］崩漏（脾虚证）。

［西医诊断］异常子宫出血；中度贫血。

［治法］补气升阳，止血调经。

处方：白术 20g　　黄芪 15g　　当归 10g　　牡蛎 30g
　　　龙骨 30g　　海螵蛸 15g　　茜草 10g　　续断 15g
　　　生地黄 15g　　白芍 10g　　鸡血藤 20g　　广升麻 10g

共 5 剂，每日 1 剂，水煎至 200ml，分早晚 2 次饭后半小时温服。

另予中成药补气生血片以补益气血。嘱患者阴道出血增多或腹痛加重时及时就诊。

二诊（2019 年 7 月 20 日）：患者已无阴道出血，偶感胸闷气促，无头晕头痛，无下腹痛，无腰酸，无肛门坠胀感，纳一般，眠可，近 3 日未解大便，小便正常，舌淡、苔薄白，脉细数。

［治法］健脾补气，固冲调经。

处方：熟党参 15g　　白术 10g　　黄芪 30g　　当归 10g
　　　升麻 10g　　柴胡 10g　　陈皮 10g　　丹参 20g
　　　熟地黄 10g　　白芍 15g　　茯苓 20g　　甘草 6g

共 7 剂，每日 1 剂，水煎至 200ml，分早晚 2 次饭后半小时温服。

嘱继续服用补气生血片。

三诊（2019 年 7 月 27 日）：患者面色少华，偶感乏力，易疲劳，无阴道出血，无胸闷气促，无头晕头痛，无下腹痛，无腰酸。纳一般，眠可，二便正常，舌淡、苔薄白，脉细。要求择期行子宫内膜消融术。

处方：熟党参 15g　　白术 10g　　黄芪 30g　　当归 10g
　　　升麻 10g　　北柴胡 10g　　陈皮 10g　　丹参 20g
　　　熟地黄 10g　　白芍 15g　　茯苓 20g　　甘草 6g

共 7 剂，每日 1 剂，水煎至 200ml，分早晚 2 次饭后半小时温服。

患者后于我院行宫腔镜检查术＋子宫内膜消融术，术后门诊随访半年，阴道出血未再发。

按： 崩漏可发生在月经来潮至绝经的任何阶段，若延误治疗，则存在发生失血性休克或死亡的风险，严重危害患者的身体健康、降低患者生活质量。而止血后若调摄不当，则易复发。初诊时，患者月经经期、周期、经量已紊乱3个月余，崩漏诊断较为明确，经手术干预后病情仍缠绵反复发作，且出血量较大，合并头晕、乏力等贫血症状，病情危急，需谨慎治疗。

中医学普遍认为，崩漏的本质是"肾－天癸－冲任－胞宫"轴的严重失调。常见病因为脾虚、肾虚、血热、血瘀，四者可单独或复合成因，或互为因果，最终致冲任不固，经血失于制约，胞宫藏泻失常。邓高丕教授认为，患者崩漏日久，气血耗损严重，应急则治其标，以止血为首要任务。此患者脾胃虚弱，中气下陷，统摄失司，则血溢于脉外形成崩漏。李东垣在《兰室秘藏·妇人门》中认为崩漏"皆因饮食不节，或劳伤形体，或素有心气不足，饮食劳倦，致令心火乘脾"所致。《妇科玉尺》曰："思虑伤脾，不能摄血致令妄行。"《薛氏医案·血崩治法》曰："崩之为患……因脾胃虚损，不能摄血归源。"初诊时，患者血量如崩，应以迅速止血塞流为要，以补气升阳、止血调经为原则，处方以固冲汤加减。固冲汤出自张锡纯的《医学衷中参西录》治女科方。张锡纯认为"后天诸气之纲领，并为全身血脉之纲领"，是一切生命活动的动力。脾气作为后天之气，若脾气虚弱，统摄无权，则冲脉不固，致经血妄行。固冲汤在治疗中谨守病机，治以益气健脾、固摄冲任。方中白术"善健脾胃"，与"滋阴药同用，又善补肾"，且"具土德之全，为后天资生之要药，故能于金、木、水、火四脏，皆能有所补益"，故重用白术。龙骨、牡蛎煅用，取其"唯女子血崩，或将流产，至极危时恒用煅者"，因其"煅之则收涩之力较大，借之以收一时之功"。且二者皆能收涩，张锡纯认为"龙骨乃天生妙药""因元气脱者多因肝主疏泄功能失常，肝取象青龙，与龙骨同气，所以龙骨既能入气海以固元气，更能入肝经以防其疏泄元气"。黄芪能补气，补气之功最优，兼能升气，善治胸中大气下陷，故治疗流产、崩、带疗效颇佳。白芍味酸，入肝经以生肝血，取其滋阴养血之力，与白术共用以柔肝，因其"调和气血之力独优"。升麻升阳举陷，与黄芪合用加强升提之力。海螵蛸、茜草二药取自《黄帝内经》中四乌贼骨一藘茹丸，原方治伤肝之病，"时时前后血"，用乌贼骨四、藘茹一，丸以雀卵，大如小豆，每服五丸，鲍鱼汤送下。《中药大辞典》中记载："（当归）主治血虚诸症，月经不调，闭经，痛经、癥瘕、结聚、崩漏，虚寒腹痛。"《日华子本草》中也载有当归"治一切风，一切血，补一切劳，破恶血，养新血及主"。续断入肝、肾经，具有补肝肾、强筋骨、调血脉、止崩漏之功，《本草别录》中指出其有"主崩中漏血"之功。《日华子本草》中也指出其"助气，调血脉，补五劳七伤，破癥结瘀血"生地黄清热养阴凉血，鸡血藤活血养血。全方既能开通，又兼收涩，相助为理，相得益彰。此外，再配合院内制剂补气生血片兼顾患者贫血症状。补气生血片的主要组成是黄芪、党参、补骨脂及鸡血藤等，其中黄芪补气摄血，党参益气健脾，鸡血藤补血活血，补骨脂温阳滋肾阴，诸药共奏益气补血、滋阴补肾之功，常用于治疗各种血虚以及贫血之症。主要以补气为主，兼补血，有"有形之血不能速生，无形之气所当急固"之寓意。

二诊时，患者阴道出血已停止，按照"塞流、澄源、复旧"三法，此时应该澄源、复旧，即治本求因，针对病因、病机分别进行辨证论治，调理善后。根据此案中患者的病程以及舌脉，邓高丕教授考虑脾肾不足为其病因、病机，并且此时患者处于经后期，血海空虚，气血不足，需健脾补气以助后天，脾胃为后天之本，气血生化之源，脾胃健运而气血得生。邓高丕教授以健脾补气、固冲调经为法，方以补中益气汤加减。补中益气汤乃金元名家李东垣所创，他认为"夫脾胃者，因饮食劳倦，心火亢甚，火乘土位，其次肺气受邪"，因此方中黄芪补肺，益气升提、补气止崩，用党参、甘草补脾，更以甘草甘温泻心之火热，以白术除胃中热，利腰脐间血，以升麻、柴胡二味"味之薄者"，引诸甘温之气上升，又以陈皮理胸中之气，且亦助清阳上升，能散滞气。黄芪、党参、甘草配伍，《医宗金鉴》曰："黄芪补表气，人参补里气，甘草补中气"，三者合用有"芪外参内草中央之妙用，可大补一身之气。"党参与当归二药相伍，为补血之要。陈皮与甘草、人参等配伍，则可疏散而使气机不滞，升麻、柴胡与黄芪、甘草配伍，使甘温之气通过升、柴引之，方可使其气上达，从而使陷可升，脱可固。另再配伍丹参凉血化瘀，熟地黄滋肾养阴补血，茯苓与陈皮合用使滋补药物不碍脾。在此案中，此方既能益气血之源，又防气血之脱，既补肺以调百脉，又平心火以和血脉，血脉调畅，崩漏可安。

临床中，邓高丕教授常强调中医学的传统治疗方法需与现代先进诊断技术及治疗手段相结合，提高治疗的针对性。此患者反复阴道不规则出血，经量较大，严重影响患者的生活质量。此次虽然配合中医治疗及时止血，但不排除仍会反复发作的可能，长期异常子宫出血可导致贫血，并出现内科疾病，如不及时治疗，也可增加子宫内膜恶性病变的发生率。邓高丕教授与患者及时、详细地沟通，提供不同的治疗方案，患者经慎重考虑后，选择子宫内膜消融术，术后再配合中药治疗，以达到针对根本病因进行治疗的目的。

案例 3：陈某，女，44 岁。2019 年 5 月 9 日初诊。

［主诉］阴道不规则出血 3 个月余。

［现病史］患者近 3 个月月经欠规律，周期 35~50 天，经期 10 余天。末次月经为 2019 年 5 月 8 日，经量中、色鲜红、无血块，无痛经，腰酸。前次月经为 2019 年 4 月 18 日，13 天净，量稍多。再上次月经为 2019 年 4 月 1 日，10 天净，量中。

［现症］面色无华，语音低微，下肢浮肿，手足不温，阴道出血量中、色鲜红、无血块、舌淡暗、苔薄白，脉沉细。

［辅助检查］2019 年 4 月 14 日我院子宫附件彩超示：①子宫内膜回声欠均（子宫内膜厚度 9mm）；②子宫多发肌瘤声像（较大者 25mm×16mm，前壁）；③右附件区囊性包块（72mm×16mm，输卵管积液？）。

［既往史］孕 2 产 1（G2P1），2002 年顺产 1 次，2000 年因计划外妊娠人工流产 1 次。现工具避孕。2016 年 11 月于外院行"腹腔镜下子宫肌瘤剔除 + 左卵巢巧克力囊肿剔除术"，术后 GnRH-α 治疗 3 个周期。2018 年 5 月 28 日因"子宫肌瘤、左卵巢子宫内膜异位症"于我院行"腹腔镜下盆腔粘连松解术 + 左侧卵巢囊肿剔除术 + 左侧输卵管切除术 + 右侧卵巢塑形术 + 宫腔镜检查术 + 诊断性刮宫术"，术后 GnRH-α 治疗 6 个周期。2019 年 3 月 26 日于我院行"宫腔镜检查术 + 宫腔粘连松解术 + 宫颈粘连分解术 + 诊断性刮宫术"，术后病理提示增殖早期样子宫内膜。

［中医诊断］崩漏（脾肾虚弱证）。

［西医诊断］异常子宫出血。

［治法］补肾健脾，养血调经。

处方：菟丝子 15g　　淫羊藿 15g　　仙茅 15g　　　生地黄 15g
　　　山茱萸 15g　　泽泻 20g　　　茯苓 20g　　　海螵蛸 15g
　　　鸡内金 12g　　黄芪 20g　　　防风 12g　　　白术 15g

共 7 剂，每日 1 剂，水煎至 200ml，分早晚 2 次饭后半小时温服。嘱患者阴道出血增多或腹痛加重时及时随诊。

二诊（2019 年 5 月 16 日）：末次月经为 2019 年 5 月 8 日，至今未净。现月经量少，使用护垫即可，色暗红，有血块，无痛经，无腰酸，无乳房胀痛，纳可，眠一般，多梦易醒，二便调，舌暗红、苔薄白，脉细弱。

处方：菟丝子 15g　女贞子 15g　金樱子 15g　桑椹子 15g

覆盆子 15g　海螵蛸 15g　鸡内金 12g　五指毛桃 30g

黄芪 15g　仙鹤草 30g　益母草 25g　贯众炭 12g

共 7 剂，每日 1 剂，水煎至 200ml，分早晚 2 次饭后半小时温服。

三诊（2019 年 5 月 30 日）： 末次月经为 2019 年 5 月 28 日，至今未净，现阴道有少量咖啡色分泌物，无血块，无痛经，无腰酸，无乳房胀痛。前次月经为 2019 年 5 月 8 日至 2019 年 5 月 18 日，第 1~2 日量少，第 3~6 日量增多，后逐渐减少，色暗红，有血块，无痛经，无腰酸，无乳房胀痛。自诉服药后症状有所好转，现纳眠可，多汗，无潮热，小便可，大便偶不成形，舌淡、苔白、脉细。

处方：菟丝子 15g　白术 15g　黄芪 20g　防风 12g

海螵蛸 15g　鸡内金 12g　覆盆子 15g　巴戟天 15g

金樱子 15g　山茱萸 15g　女贞子 15g　茜草根 15g

共 7 剂，每日 1 剂，水煎至 200ml，分早晚 2 次饭后半小时温服。

四诊（2019 年 6 月 6 日）： 末次月经为 2019 年 5 月 28 日，现阴道有少量咖啡色分泌物，烘热汗出，晨起较重，下腹坠胀痛，纳眠可，二便调，舌暗红、苔薄白、脉弦滑。2019 年 5 月 30 日我院子宫附件彩超提示：①子宫内膜回声欠均（子宫内膜厚 9mm）；②子宫多发肌瘤声像（较大者 25mm×16mm，前壁）；③右附件区囊性包块（75mm×55mm，输卵管积液？）。

处方：地黄 15g　桃仁 15g　柴胡 12g　当归 15g

川芎 10g　赤芍 15g　红花 3g　川牛膝 15g

枳壳 12g　桔梗 12g　重楼 15g

共 7 剂，每日 1 剂，水煎至 200ml，分早晚 2 次饭后半小时温服。

五诊（2019 年 6 月 13 日）： 自诉烘热汗出较前好转，偶有呃逆，纳可，眠一般，服中药后腹泻，每日 3~4 次、质偏稀，便后自觉舒适，舌淡、苔白微腻、脉弦细。

处方：党参 15g　赤芍 15g　泽兰 15g　海螵蛸 15g

鸡内金 12g　五指毛桃 30g　黄芪 15g　川续断 15g

桑寄生 15g

共 7 剂，每日 1 剂，水煎至 200ml，分早晚 2 次饭后半小时温服。

另予桔荔散结片 4 瓶，每次 4 片，每日 3 次，口服。

六诊（2019 年 7 月 4 日）： 末次月经为 2019 年 7 月 3 日，至今未净，量中、色暗、有血块，伴痛经、腰酸、乳房胀痛。前次月经为 2019 年 6 月 6 日，量少、有血块，伴痛经、腰酸、乳房胀痛。现偶有腹胀，口干，无口苦，纳眠可，小便调，大便每日 1~2 次，舌暗、边有齿痕，苔白稍腻，脉弦缓。

处方：海螵蛸 15g　　鸡内金 12g　　益母草 30g　　泽兰 15g

　　　五灵脂 10g　　炒蒲黄 6g　　　血余炭 12g　　贯众炭 12g

　　　仙鹤草 30g　　地榆 20g　　　金樱子 15g　　黄芪 15g

共 7 剂，每日 1 剂，水煎至 200ml，分早晚 2 次饭后半小时温服。

按： 崩漏是月经的周期、经期、经量发生严重失常的病证，是指经血非时暴下不止或淋漓不尽，前者谓之崩中，后者谓之漏下。此患者月经周期、经期紊乱，病程较长，反复发作。《济生方·妇人门·崩漏论治》曰："崩漏之疾，本乎一证，然有轻重之别焉。轻者谓之漏下，漏下者淋漓不断是也；重者谓之崩中，忽然暴下，乃漏证之甚也。"强调崩与漏同为一病。此患者有时以崩为主，有时以漏为主，交替出现。若崩中日久，气血大衰可转为漏；久漏不止，病势日进，亦能成崩。二者可相互转变。因此，及时进行治疗，控制疾病发展，非常重要。

崩漏的病因繁多，病机复杂，在发病过程中常相互转化，因果相干，因此要根据患者的不同情况调整方药。中医学认为，崩漏是"肾－天癸－冲任－胞宫"轴失调所致。此患者处于围绝经期，"肾－天癸－冲任－胞宫"轴严重失调为其本质。围绝经期为女性衰老的转折点，为女性步入老年期的过渡阶段，机体逐渐由盛转衰，生理、病理、心理都在发生变化，从而使得这一阶段崩漏的形成原因更加复杂。在此病案中，邓高丕教授认为脾、肾二脏的功能失调与其发病密切相关。古代各医家对该期女性脾肾两脏虚损进行了大量论述，如《素问·上古天真论篇》所言："七七，任脉虚，太冲脉衰少，天癸竭，地道不通，故形坏而无子也。"李东垣在《兰室秘藏·经漏不止有二论》中指出："妇人血崩，是肾水阴虚，不能镇守胞络相火，故血走而崩也。"肾为先天之本，肾气充足则封藏有司。若肾阴不足，阴虚内热，可致冲任不固，经血失守。《古今医统大全》中也指出："中年以上人，及高年嫠妇，多是忧思过度，气血俱虚。"又如《妇科玉尺·崩漏》中指出："思虑伤脾，不能摄血，致令妄行。"脾为后天之本，脾气健旺则冲脉旺盛。若饮食不节，或忧思伤脾，或素体脾虚，或房劳过度，均可致脾气虚损。脾虚则中气下陷、统摄无权，故冲任不能制约经血，经血非时而下。围绝经期女性肾气渐衰，天癸将竭，封藏失职，忧思劳倦，耗气伤脾，加之历经经、孕、胎、产、乳，脾肾两虚，先后天无力滋养，经血无生化之源又失于固摄，则发为崩漏。

初诊和二诊时，邓高丕教授认为需要针对患者的根本病机进行治疗，以补肾健脾、养血调经为法。补肾健脾为治疗之关键，需要固本培元，固先后天之根本，补脾固肾、培补元气以达到固冲摄血的目的。初诊方中仙茅温肾壮阳、强筋骨，《本草纲目》言其"性热，补三焦，命门之药也，惟阳弱精寒，禀赋素怯者宜之"；淫羊藿也可以温肾壮阳、强筋骨，《本草纲目》言其"性温不寒，能益精气，乃手足阳明、三焦、命门药也。真阳不足者宜之"。菟丝子补肝肾、益精血，《本草汇言》称其"补而不峻，温而不燥，故入肾精。虚可以补，实可以利，寒可以温，热可以凉，湿可以燥，燥可以润"。三者合用有温肾阳、补肾阴、调冲任、泻相火之功，适合围绝经期综合征患者。山茱萸入肝经，重在补益肝肾。茯苓味甘、淡，性平，入肺、脾、肾经，有健脾和胃、宁心安神等功效。泽泻有利水渗湿、泄热之功，与茯苓、生地黄共用，使处方补益而不滋腻。海螵蛸又名乌贼骨，《本草纲目》曰："厥阴血分药也，其味咸而走血也，故血枯血瘕、经闭崩带、下痢疳疾，厥阴本病也。"因其性微温，故可入血分而化瘀，因其咸涩收敛，故化瘀之力温和，入肝、肾经，能固肾精、养肝血，固涩之功强于化瘀之功，而正因其兼可化瘀，遂无固涩留邪之虞。鸡内金为雉科动物家鸡的干燥沙囊内壁，味甘，性平，归脾、胃、小肠、膀胱经，《日华子本草》曰："止泄精，并尿血，崩中，带下，肠风，泻痢。"鸡内金具有涩精止遗之功，且化瘀消癥之力强，使其无化瘀伤正之弊。鸡内金与海螵蛸共用，能消壅滞气机之瘀血，使气机调畅，新血复生，海螵蛸擅固肾养肝以调经，此为"宁血"；鸡内金擅消食化滞、健运脾胃，助气血之化生，此为"补血"，多用于血瘀之象较轻，瘀阻经络，体虚夹瘀不耐攻伐者。《中药大辞典》中记录黄芪的功效为"益气升阳、固表止汗、利水消肿、托毒生肌"，故黄芪主治一切气虚血亏之证。《景岳全书·本草正》曰："（黄芪）因其味轻，故专于气分而达表……所止血崩血淋者，以气固而血自止也。"《名医别录》曰："黄芪主妇人子脏风邪气，逐五脏间恶血。"白术"健脾益气、燥湿利水、止汗安胎，乃俱土德之全，为资后天之要药"。黄芪益气兼扶阳，与白术配伍可增强白术健脾益气统血之功效，治疗脾虚不摄之崩漏。著名的治崩方剂——固本止崩汤，即重用白术与黄芪配伍，补气固本使血止而经固。患者服药后出血量逐渐减少，至二诊时量少至使用护垫即可。但因病程较长，崩漏日久而耗伤阴血，故在二诊时增强补肾滋阴、收敛止血之力，加用女贞子、桑椹子以滋补肝肾，覆盆子、金樱子以补益肝肾、涩精止崩，仙鹤草、益母草、贯众炭以收敛止血。

早在隋代，便有医家认识到瘀血与崩漏有关。《诸病源候论·崩中漏下候》曰："崩而内有瘀血，故时崩时止，淋漓不断。"《圣济总录·漏下》中载有治妇人内夹瘀血，经后淋漓不断的方剂，曰："盖由血虚气衰，不能约制，又有瘀血在内，因冷热不调，致使血败。"《血证论》曰："女子胞中之血，每月一换，除旧生新，旧血即是瘀血，此血不去，便阻化机。"崩漏无论因虚、因热、因寒还是因瘀而致出血，往往因血液离经而夹瘀，从而损伤冲任，致使冲任不能制约经血，经血非时而下，形成崩漏。此时瘀血滞留络道，冲任受阻，瘀血下则经血行，瘀血不下则经血不行。再者崩漏往往病程迁延，日久亦可致瘀滞脉络。四诊时，患者子宫附件彩超提示子宫多发肌瘤，结合阴道出血量少、色暗红，以及舌象、脉象，邓高丕教授考虑患者此时以瘀滞胞宫为主要病机，因此在治疗上主张"瘀血不去，崩漏不止"，采用通因通用的方法，以血府逐瘀汤为主加减治疗。血府逐瘀汤来源于王清任编撰的《医林改错》，方中桃仁性平味苦，活血祛瘀；红花、川芎性温味辛，当归性温味甘，赤芍性微寒味苦，四者合而助桃仁祛瘀；生地黄入心、肝、肾经，主五劳七伤，补肾水真阴不足，善凉血清热养阴以除瘀热，兼入血分，合当归养血润燥，祛瘀而不伤阴；柴胡、枳壳行气活血，疏肝解郁；桔梗开宣肺气，载药上行，又合枳壳一升一降，可宽胸行气，使气行血畅；牛膝祛瘀滞兼通血脉，引瘀血下行。诸药配伍，不寒不热，解气分之郁结，行血分之瘀滞，活血而不伤阴，祛瘀又能生新，共奏活血祛瘀、疏肝清热之功。但此患者兼具虚象，若滥用破血攻瘀之药恐更耗伤正气，故需中病即止。

五诊时，患者处于经后期。经后期血海空虚，为肾阴渐长时期，此时应以健脾补肾为主，又顾及患者瘀象，因此要兼顾活血化瘀消癥。方中党参、黄芪、五指毛桃功擅补气升提、摄血止血，桑寄生、续断补肾益气，五药合用，脾肾双补，先后天共治；赤芍、泽兰活血凉血祛瘀；海螵蛸偏收涩，能固肾精、养肝血，鸡内金偏化瘀，能消食健胃、调养气血，二者合用温和化瘀，调养脏腑，标本兼顾，共显收涩、化瘀之功。配合广州中医药大学第一附属医院院内制剂桔荔散结片，兼顾患者子宫肌瘤的器质性病变。桔荔散结片是罗元恺教授借鉴《济生方》中的橘核丸（橘核、川楝子、海藻、昆布、厚朴、桃仁、延胡索、枳实、桂心等）和《景岳全书》中的荔核散（荔枝核、川楝子、沉香、小茴香等）加减而成的，具有益气活血化瘀、燥湿化痰、软坚散结之功效。方中荔枝核软坚散结，板栗壳散结消肿，橘红燥湿化痰，乌药、小茴香、青皮理气散结止痛，浙贝母、海藻、醋鳖甲、牡蛎软坚散结，莪术破血消癥，牛膝、皂角刺、五灵脂活血化瘀通经，全方共奏行气燥湿、软坚散结、益气活血之功。

患者年逾六七，病机复杂，多脏受累，标本夹杂，治疗务求灵活变通，勿求速愈而妄用药石，缓缓治之方可奏效。

第三节　痛经

痛经是指经期或经行前后，出现周期性小腹疼痛坠胀，或痛引腰骶，甚至剧痛晕厥的病症，常伴恶心呕吐及腰酸等不适症状。早在《金匮要略·妇人杂病脉证并治》中便有痛经的相关描述："带下，经水不利，少腹满痛，经一月再见者，土瓜根散主之。"《诸病源候论》中记载为"月水来腹痛候"。西医学将痛经分为原发性痛经和继发性痛经。原发性痛经指生殖器官无器质性病变的痛经；继发性痛经指由盆腔器质性疾病，如子宫内膜异位症、子宫腺肌病、盆腔炎或宫颈狭窄等引起的痛经。

在月经周期的不同阶段，女性的生理状态亦不同。非经期，冲任气血平和，致病因素尚不足以引起冲任、胞宫气血的瘀滞或不足，故不出现症状；经行前后，血海由满盈至泄溢，气血由盛至虚，冲任、胞宫气血变化急剧，若受致病因素干扰，或素体虚损诱发，冲任、胞宫气血运行不畅或失于濡养，而致"不通则痛"或"不荣则痛"，但经净后气血渐复则疼痛止。因此，痛经伴随月经周期而发。

《景岳全书·妇人规》云："经行腹痛，证有虚实。实者或因寒滞，或因血滞，或因气滞，或因热滞；虚者有因血虚，有因气虚。然实痛者多痛于未行之前，经通而痛自减；虚者多痛于既行之后，血去而痛未止，或血去而痛益甚。"然临床虚实夹杂之证者多，往往不在于一证，痛经的性质也各异，不可单独根据疼痛与经行的时间关系来判断。

邓高丕教授认为，痛经的病因病机总不离"虚""瘀"两个方面。一方面，若后天调摄失常，嗜食生冷，寒邪积于体内，阻碍气血运行，或素性抑郁、恚怒伤肝，气郁不舒，均可致血行不畅，日久而成血瘀，如《张氏医通》所云："经行之际……若郁怒则气逆，气逆则血滞于腰腿心腹背肋之间，遇经行时则痛而重。"《女科正宗》曰："妇人月水将来，而先腹腰痛者，乃血滞而气逆不通也。"若素体湿热内蕴，或经期、产后摄生不慎，湿热内蕴，与血搏结于胞宫，经前、经期气血下注胞宫，冲任气血壅滞更甚，亦可致经血排出不畅，积于小腹，"不通则痛"。另一方面，若素体脾胃虚弱或久病气血不足，冲任气血方虚，行经后血海愈虚，不能濡养冲任、胞宫，或先天肾气不足、后天房劳多产，抑或他脏虚损及肾，如脾阳虚衰日久损及肾阳，均可使肾气虚损，冲任、胞宫失于濡养，

"不荣则痛"，发为痛经。对此《傅青主女科》中亦有"妇人有少腹疼于行经之后者，人以为气血之虚也，谁知是肾气之涸乎"的记载。

案例：屈某，女，33 岁。2015 年 7 月 1 日初诊。

［主诉］经行下腹部疼痛 5 年。

［现病史］患者于 5 年前开始出现经行下腹部疼痛，伴有腰痛、恶心呕吐，经色暗、血块多。自诉外院曾诊断"子宫腺肌病"，间断服中西药治疗（具体用药不详），效果不明显。患者平素月经尚规则，经期 4~5 天，月经周期 30~32 天，末次月经为 2015 年 6 月 28 日，现未净，量多、色暗、血块多，下腹疼痛剧烈，昨晚于外院肌内注射哌替啶后疼痛稍缓解，现仍阵发性下腹疼痛。

［现症］面色无华，阵发性下腹疼痛，腰痛，痛时有便意，恶心呕吐，心烦心慌，肢冷畏寒，纳少，舌淡暗、苔白，脉弦细。

［辅助检查］2015 年 5 月 18 日外院妇科彩超示：子宫腺肌病。

［孕产史］孕 4 产 1（G4P1），顺产 1 次，人工流产 3 次。

［中医诊断］痛经（气虚血瘀证）。

［西医诊断］子宫腺肌病。

［治法］健脾温阳益气，活血化瘀，通络止痛。

处方：丹参 15g　　　赤芍 15g　　　桃仁 15g　　　五灵脂 10g
　　　蒲黄 6g　　　　九香虫 9g　　　水蛭 9g　　　　乌药 20g
　　　党参 15g　　　白术 12g　　　五指毛桃 30g　　山茱萸 15g

共 7 剂，每日 1 剂，水煎至 200ml，分早晚 2 次饭后半小时温服。

二诊（2015 年 7 月 8 日）：末次月经为 2015 年 6 月 28 日至 2015 年 7 月 3 日。患者诉服药后疼痛明显减轻，恶心呕吐缓解，舌淡红、苔白，脉细。妇科检查示外阴、阴道无异常，分泌物中；宫颈轻度抬举痛，子宫前位，均匀增大如孕 3 个月左右，质硬，活动可，无压痛；双附件未见异常。肝功能及血液分析未见异常。

处方：守上方加毛冬青 20g、当归 12g、北黄芪 20g、三棱 12g、莪术 12g、白芍 15g、甘草 6g，去党参、白术、五指毛桃、山茱萸、乌药。共 7 剂，每日 1 剂，早晚温服。

三诊（2015 年 7 月 15 日）：患者诉平时稍感乏力，无口干口苦，纳眠可，二便正常，面色淡白，舌淡红、苔白，脉细弦。

处方：党参 15g　　　白术 12g　　　北黄芪 20g　　　五指毛桃 30g

| 牡丹皮 15g | 桃仁 15g | 三棱 12g | 莪术 12g |
| 九香虫 9g | 水蛭 6g | 山萸萸 15g | 当归 12g |

共 7 剂，每日 1 剂，早晚温服。

四诊（2015 年 7 月 29 日）：末次月经为 2015 年 7 月 23 日至 2015 年 7 月 27 日，患者诉服药后经期疼痛缓解约 50%，既往疼痛时呕吐十余次，现仅呕吐 2 次。现下腹坠胀，心慌，舌淡红、苔白，脉细弦。

处方：五灵脂 10g	蒲黄 6g	九香虫 9g	水蛭 6g
乌药 20g	乳香 10g	没药 6g	血竭 6g（冲服）
白芍 20g	甘草 6g		

共 6 剂，每日 1 剂，早晚温服。

后继续予补脾益气、活血化瘀方药调理，经前 1 周服药，随诊 6 个月，患者经行腹痛症状明显缓解。

按：此患者经行腹痛剧烈，伴随月经周期而发，当属痛经。B 超检查提示子宫腺肌病，子宫腺肌病是子宫内膜侵入子宫肌层所致，好发于育龄女性，表现为明显的痛经，绝经后症状消失，为性激素依赖性疾病。子宫腺肌病药物治疗效果差，目前仍以手术治疗为主，子宫切除可达到根治的目的，但不适合年轻有生育要求者。临床诊断时，应结合西医学检查技术辅助诊断、治疗，更好地了解患者的生理、病理状态，才能做到心中有数，不漏诊、不误诊。

患者摄生不慎，寒邪侵袭胞宫，寒凝血瘀，经行不畅，故经行腹痛，经色暗、血块多、舌淡暗、苔白；又因寒邪损伤脾阳，导致脾阳虚衰，失于温煦，故肢冷畏寒、痛时有便意；脾阳不足，脾气亦虚，中枢升降失常，故恶心呕吐；脾为后天之本，后天之本失职，运化失司，气血生化乏源，而致气血虚弱，脏腑失于濡养，损及肾阳，则腰痛、心烦心慌、面色无华、气短、纳少、脉弦细。综合判断，此患者证属脾肾两虚，气血虚弱，瘀血阻滞，虚实夹杂。故以健脾温阳益气、活血化瘀、通络止痛为主要治法，并结合月经周期进行治疗。

初诊时，患者正处于月经期，瘀阻较甚，急则治其标，处方予宫外孕Ⅰ号方合失笑散加减。方中丹参、赤芍、桃仁、蒲黄、五灵脂活血化瘀，调经止痛；患者病史较长，瘀血久而日甚，上五药活血之力尚平和，故加虫类药水蛭破血消瘀；患者腹痛即有便意、畏寒肢冷，为脾阳虚衰损及肾阳所致脾肾阳虚，故予乌药、九香虫、山萸萸温肾助阳，且乌药、九香虫可行气止痛；患者气短乏力，脾气虚衰，遂予五指毛桃、党参、白术补气健脾。宫外孕Ⅰ号方由丹参、赤芍、桃仁三味药组成，临床常用于治疗痛经、异位妊娠、冠心病、高脂血症、慢性胃炎等疾病属瘀血停滞者。失笑散出自《太平惠民和剂局方》，方药组成为五灵脂、蒲黄两味药，具有活血祛瘀、散结止痛之功效，主治瘀血停滞证。《医宗金鉴·删补名医方论》曰："凡兹者，由寒凝不消散，气滞不流行，恶露停留，小腹结痛，迷闷欲绝，非纯用甘温破血行血之剂，不能攻逐荡平也。是方用灵脂之甘温走肝，生用则行血；蒲黄甘平入肝，生用则破血；佐酒煎以行其力，庶可直抉厥阴之滞，而有推陈致新之功。甘不伤脾，辛能散瘀，不觉诸症悉除，直可以一笑而置之矣。"水蛭、九香虫为虫类药，具走窜之性，用之可增强行气活血止痛之功。

二诊时，患者处于经后期，此期气血虚衰，阴血尤亏。效不更方，中药守初诊方加当归活血补血，白芍滋养阴血，北黄芪增强补气之功。虽然初诊用药后患者瘀血阻滞的程度减轻，但其病史较长，血瘀成瘤，且B超提示子宫腺肌病，亦为癥瘕积块瘀阻胞宫，需以破血行气之力增强疗效，遂加毛冬青、三棱、莪术增强活血破血行气之功。毛冬青味微苦、甘，性平，功能清热解毒、活血通脉；三棱味辛、苦，性平，归肝、脾经，功能破血行气、消积止痛，长于破气，常用于治疗癥瘕痞块、痛经、瘀血经闭、胸痹心痛、食积胀痛；莪术始载于《雷公炮炙论》，味辛、苦，性温，归肝、脾经，功能行气破血、消积止痛，长于破血，主治血气心痛、饮食积滞、脘腹胀痛、血滞经闭、痛经、癥瘕痞块、跌打损伤。三棱、莪术相须为用，活血消癥之力佳，为治癥瘕积块的良效组合。患者气血亏虚，恐攻伐太过，故予甘草调和诸药。因患者处于经后期，以滋阴养血为主，方中已有黄芪补气，故去党参、白术、五指毛桃、山茱萸、乌药等温燥之药以避免伤阴之弊。

三诊时，患者诉平时稍感乏力，此时正由经间期向经前期过渡，是由阴向阳转化的过渡期，且患者气虚症状明显，处方应在辨证的基础上顺应月经周期加入温阳补气健脾之药。方中党参、白术补气健脾，北黄芪、五指毛桃补气。北黄芪即为黄芪，因盛产于北方而得名，味甘，性微温，入脾、肺经，补气之力强，与党参、白术合用可增强补气健脾之效；五指毛桃又名五爪龙，产于岭南一带，为岭南地区的道地药材，素有"南芪"之称，味甘，性平，入脾、肺、肝经，有补气健脾、行气利湿、舒筋活络之功效，与北黄芪性温不同，其性平，补气而不燥，与北黄芪相须为用，增强补气健脾之功而无劫阴之弊。山茱萸补肾温阳，九香虫既能温肾壮阳又可行气止痛。经前期血海满盈为行经做准备，经行时血海满溢而下，是祛除体内瘀血癥块的最佳时机，故予桃仁、三棱、莪术、水蛭增强活血化瘀消癥之力，再予牡丹皮活血凉血以防辛热太过，并加入当归活血补血。该方攻补兼施，以期在不损伤正气的情况下消除癥块。

四诊时，患者诉经期疼痛缓解约50%，呕吐明显减少，表明前期治疗补气健脾、活血之效显著。三棱、莪术，一为破气，一为破血，攻伐消癥之力甚强，但也有损伤正气之弊端，现疼痛缓解一半，再用恐耗伤气血，宜中病即止，但癥积的形成并非一日之功，活血化瘀消癥亦应贯穿治疗的始终，需多个月经周期的连续治疗，故仍以活血消癥、行气止痛为主要治法。予五灵脂、蒲黄、乳香、没药、血竭活血止痛，水蛭破血消癥，九香虫、乌药温阳行气止痛，白芍养血柔肝，甘草调和诸药。

邓高丕教授辨证论治继发性痛经，常采用行气活血之法，以求气行则血行。此类患者病程较长，遣方用药时勿忘补虚。邓教授在诊疗过程中注重衷中参西，善于利用现代科学技术，如确诊为子宫腺肌病，则当以破血消癥为治疗方向，同时加以情志疏导。针对痛经患者，宜分月经期与非经期治疗。月经期，以活血行气止痛为主；经后期及经前期，在活血消癥的同时，予补气健脾温阳。邓高丕教授临证用药颇具岭南特色，善于应用岭南道地药材，药味精简，配伍严谨，如三棱、莪术相须为用，再结合虫类药物走窜之性，可明显增强活血行气之功。

第四节 月经前后诸证

一、经行头痛

经行头痛是指伴随月经周期性发作以头痛为主要症状的疾病，每于经期或经行前后发作，经后则止。本病属西医学"经前期综合征"范畴，为临床常见病、多发病。其发病率高，约占女性偏头痛患者的60%，且发病率逐年上升，严重影响患者的工作、生活。

邓高丕教授将经行头痛归因于气血为病。"女子以血为本，以气为用"，气血是月经来潮的物质基础，气血宣畅充盛则冲任通盛，经水调和，如期来潮，无经行前后诸证之虞；气血失调，阴阳愆伏，冲任损伤则致月经诸病。《素问·脉要精微论篇》载"头者，精明之府"，脑为髓之海也，五脏六腑之气血皆上荣于头，经行时气血下注于冲任、胞宫而为月经，阴血相对不足，加重"不通"或"不荣"之候而发为头痛。邓高丕教授以脏腑辨证为主，认为女性气血的调畅与肝、脾、肾三脏关系密切。"女子以肝为先天"，肝藏血、主疏泄，肝气疏泄有常，气机调畅，血行亦通畅，月事能以时下。女性素性忧郁，或七情内伤，或病久缠绵，情怀不畅，或他脏病变伤及肝木，致肝木失于升发条达，郁而成结，气血自然无以宣通。脾为后天之本，气血生化之源，主运化、升清及统血，脾气健旺，则精微物质得以转输、布散，"洒陈于六腑而气至，和调于五脏而血生"，血液循于脉道则无离经之血，水谷精微上输于头目而得养。《医林改错》曰："灵机记性在脑者，因饮食生气血，长肌肉，精汁之清者，化而为髓，由脊髓上行入脑。"故脾之健运，气血生化有源，方能荣养髓脑。若素体脾胃薄弱，或饮食不节、起居失常，损伤脾胃，或木乘脾土，郁结伤脾，均可导致脾失健运，生化乏源，气血亏虚，不荣则痛；或气虚运化水液、血液无力，成痰成瘀，不通则痛。肾为先天之本，藏精、主骨生髓，与脾之后天之精相互依存，肾中精气不断充盛方能"天癸至，任脉通，太冲脉盛，月事以时下"，肾中精气的盛衰，也影响着骨髓与脑髓的充盈，肾中精气充盈，则髓海得养，脑能够充分发挥"精明之府"的生理功能。若先天不足，或后天调护不当，或久病伤肾，均可引起肾精不足，则髓海充养无源，亦无法资助"后天之精"的化生，行经时髓海空虚愈甚，故成头痛。

案例：韦某，女，31岁。2019年7月17日初诊。

[主诉]经行头痛3年余。

[现病史]患者自3年前产后开始每于月经期第2日则出现左侧头部跳痛，偶有乳房溢乳，余无不适。平素月经周期为27天左右，经期5~7天。末次月经为2019年6月29日，7天净、量中、色鲜红、有血块，痛经，无腰酸，伴乳房胀痛，行经第2天左侧偏头痛，需服止痛药缓解，纳可，眠差、多梦，二便调，夜间口干口苦，口气较重。

[现症]面红赤，头晕目眩，口苦咽干，暂无头痛，多梦易醒，舌红、苔薄白，脉弦细数。

[辅助检查]2019年6月22日子宫附件彩超示：子宫后位，大小约45mm×46mm×37mm，子宫内膜厚8mm，宫腔内未见明显异常回声。2019年6月22日乳腺彩超示：双侧乳腺增生。

[孕产史]孕2产1（G2P1），2016年顺产1次，2013年人工流产1次。现工具避孕。

[中医诊断]经行头痛（肝风上扰证）。

[西医诊断]经前期综合征。

[治法]平肝息风，补益肝肾。

处方：丹参15g   海螵蛸15g   鸡内金12g   蔓荆子12g

| 白芷 15g | 柴胡 12g | 葛根 30g | 石菖蒲 20g |
| 天麻 10g | 钩藤 10g | 益母草 25g | 川牛膝 15g |

共 14 剂，水煎服，每日 1 剂。

二诊（2019 年 7 月 31 日）：末次月经为 2019 年 7 月 24 日，4 天净，第 3 天开始量少、色鲜红、夹有血块，无痛经，无腰痛，经期见乳头溢乳，左侧偏头痛较前缓解。现仍夜间口干口苦，纳可，夜间易醒，二便调，舌红、苔薄白，脉细弦。

处方：
麦冬 15g	海螵蛸 15g	鸡内金 12g	蔓荆子 12g
白芷 15g	柴胡 12g	葛根 30g	石菖蒲 20g
天麻 10g	钩藤 10g	生地黄 15g	川牛膝 15g

共 14 剂，水煎服，每日 1 剂。

三诊（2019 年 8 月 28 日）：末次月经为 2019 年 8 月 20 日，5 天净，色鲜红、夹有血块，无痛经，腰酸，经前少量溢乳。现经期偏头痛较前明显减轻，仍有口干口苦，平素乳房稍挤压仍有少量溢乳，眠差，纳可，舌红、苔薄黄，脉细数。2019 年 8 月 1 日性激素检查示：PRL173.6mU/L。

处方：
太子参 30g	麦冬 15g	五味子 10g	夜交藤 30g
合欢花 12g	酸枣仁 12g	柴胡 12g	郁金 12g
海螵蛸 15g	鸡内金 12g	生地黄 15g	砂仁 6g（后下）

共 14 剂，水煎服，每日 1 剂。

四诊（2019 年 9 月 11 日）：患者诉前日晨起头晕，中午至傍晚头痛，但症状较前减轻。现食辛辣后夜间口干口苦，纳眠可，二便调，舌红、苔薄白，脉细数。

处方：
柴胡 12g	白芍 15g	郁金 12g	海螵蛸 15g
鸡内金 12g	白芷 15g	川芎 10g	蔓荆子 10g
葛根 25g	石菖蒲 20g	天麻 10g	钩藤 10g

共 7 剂，水煎服，每日 1 剂。

五诊（2019 年 9 月 24 日）：末次月经为 2019 年 9 月 23 日，色鲜红，无血块，无痛经，无腰酸，经前无溢乳。现为行经第 2 天，经量中、色红、轻微腰酸，经行头痛不明显、偶有隐痛，口干不苦，舌淡红、边见齿痕，苔白，脉细弱。

处方：
| 菟丝子 15g | 桑椹 15g | 山茱萸 15g | 白芍 15g |
| 白芷 15g | 海螵蛸 15g | 益母草 15g | 石菖蒲 15g |

蔓荆子 10g　　　　鸡内金 12g　　　　甘草 6g

共 4 剂，水煎服，每日 1 剂。半年后随访，未再复发。

按： 经行头痛多见气血为病。该患者平素易怒，肝木失于条达，气机不畅，久之伤肝血；肝阴不足，肝阳上亢，生风化热，风阳上扰，故头痛；肝阳有余，化热扰心，故心神不安、失眠多梦。另一方面房劳不节、人工流产伤肾元，肾气渐衰，月经期、经后期肾虚证候更为明显。故此患者证属本虚标实，而以标实为主。初诊处方予天麻钩藤饮加减化裁。天麻钩藤饮始载于胡光慈所著的《中医内科杂病证治新义》一书，由天麻、钩藤等 11 味中药组成，属平肝降逆之剂，始为"治高血压头痛，眩晕，失眠"而设。方中天麻、钩藤为君药，均入肝经，有平肝息风之效。天麻味甘性平，功擅祛风湿止痛、息风止痉、平抑肝阳，能通能补能降，与肝体阴用阳的生理特点相符合，肝用不调每兼肝体亏虚，阴血不足每致肝用失调，用天麻可以体用兼顾，虚证、实证、虚实兼夹证皆可应用，有前贤认为"天麻乃肝经气分之药""入厥阴之经而治诸病""同补药则治虚风，同散药则治外风……不特阴虚之风可用，即阳虚之风亦可用"。正如周学海所说："医者善于调肝，乃善治百病。"牛膝引血下行，直折亢阳，为臣药，以助君药平肝息风之功。《景岳全书》谓牛膝"其性下走如奔……引诸药下降"，《本经疏证》谓牛膝"妙其苦，本系火化，其体柔润……是为纳火气于水中，化炎上为润下"。天麻得牛膝镇肝逆、息肝风之力尤胜，是肝火头痛、肝阳头痛的殊胜配伍。益母草活血利水，以利于肝阳之平降；丹参入心、肝经，为活血化瘀、调经止痛之要药，亦合乎"治风先治血，血行风自灭"之理；柴胡味苦、辛，性微寒，轻清升散，入肝、胆经，为治疗肝郁之要药。头痛常因部位不同而属不同经络，邓高丕教授临证常主张分清脏腑、经络，在平肝息风、清热活血的基础上酌加引经药，治有风邪者，善用疏风祛痰之品，如蔓荆子、白芷、石菖蒲、葛根等。蔓荆子辛寒，能散风清热，轻浮上行，助散头面之邪，《名医别录》云："去长虫，主风头痛，脑鸣，目泪出。"白芷辛温，芳香走窜上达，祛风通窍止痛，又入脾经，温升清阳。《本草纲目》云："白芷，色白味辛，行手阳明庚金；性温气厚，行足阳明戊土；芳香上达，入手太阴肺经。如头目眉齿诸病，三经之风热也；如漏带痈疽诸病，三经之湿热也。"石菖蒲辛苦而温，芳香而散，开窍宁神，《神农本草经》云："开心孔，补五脏，通九窍，明耳目，出音声。"葛根味甘、辛，性凉，入手太阴肺经、足阳明胃经，解肌退热、透疹、生津止渴、升阳止泻，《神农本草经疏》云："解散阳明温病热邪之要药也……发散而升，风药之性也，故主诸痹……伤寒头痛兼项强腰脊痛，及遍身骨疼者，足太阳也，邪犹未入阳明，故无渴证，不宜服。"患者肝风上扰，加鸡内金健运脾气，以防传脾。全方共奏平肝息风、清热活血之效。终使肝木疏泄有序，脾土健运有常，肾水充盛有源，阴平阳秘，髓海得养，故头痛缓解。

二诊时患者仍诉经期泌乳，应完善PRL检查以排除由高催乳素血症引起的相关器质性病变。患者正处于经后期，气血虚弱，且仍有口干口苦，在原方基础上去丹参、益母草，加麦冬益胃生津、养阴润肺，生地黄清热凉血、养阴生津。

三诊时患者头痛症状已明显改善，但眠差、口干口苦，考虑为阴虚血少，虚火内扰所致，治当滋阴清热、养血安神。方中生地黄甘寒，入心养血、入肾滋阴，壮水以制虚火；麦冬滋阴清热；酸枣仁、夜交藤养心安神；太子参健脾生津润燥；五味子味酸，敛心气、安心神。肝郁不舒者，常用柴胡、合欢花、郁金等疏肝行气，柴胡为治疗肝郁之要药，用量宜轻，谨防疏泄太过而耗伤肝阴，郁金味辛、苦，性寒，为解郁之珍品，既入气分又入血分。四、五诊时继以辨证化裁治疗，而后随访半年，患者未复发。

邓高丕教授辨证论治经行头痛时主要以脏腑辨证为主，认为女子气血的调畅与肝、脾、肾三脏关系密切；重视鉴别诊断，在诊治过程中借助辅助检查排除高催乳素血症的可能，明确诊断以免失治误治，贻误病情；常从气血论治，注重调肝，目的在于行气活血，气血行则疼痛止。由于经行头痛与月经周期密切相关，因此治疗需结合女性月经周期的生理特点，顺应阴阳消长变化，补肾疏肝养血，使气畅血和，清窍得养，头痛自愈。此外，邓高丕教授还重视引经药物的使用，使药效直达病所，事半功倍。由于本病常反复发作，考虑与情志、精神压力等因素密切相关，因此邓高丕教授常结合情志疏导，强调日常调护的重要性，调情志、避风寒、慎起居，如此治疗，每获良效。

二、经行吐衄

经行吐衄是指每逢经行前后或正值经期，出现有规律的吐血或衄血，并伴随月经周期作止，亦称"倒经""逆经"。出于口者为吐，出于鼻者为衄，临床以鼻衄最为常见。相当于西医学"代偿性月经"。《本草纲目》云："有行期只吐血衄血，或眼耳出血者，是谓逆行。""经行吐衄"一词，始载于清代医家吴谦所著《医宗金鉴·妇科心法要诀》。《傅青主女科》谓"经逆""倒经""经不住下行，而从口鼻中出，气之乱也"。"经行吐衄"乃火热为病，引起肝气上逆，气逆血乱所致。叶天士曰："过食椒姜辛热之物，热伤其血，则血乱上行。"《沈氏女科辑要笺正·月事异常》认为倒经"多由阴虚于下，阳反上冲"所致，故治疗宜"重剂抑降""甚者且须攻破，方能顺降"，而后傅青主在此理论基础上提出"宜平肝以顺气"的治法。

邓高丕教授把经行吐衄主要归因于肝经郁火，肺肾阴虚。本病由血热而冲气上逆，破血妄行所致。一方面，肝司血海，冲脉隶于阳明而附于肝。若患者素性抑郁，冲任之血不能下注，随肝气迫血上溢，或大怒伤肝，肝郁化火，经行时冲气旺盛，冲气夹肝火上逆，血热气逆，灼伤血络，破血上溢，故上逆而为吐血、衄血。正如朱丹溪言："血气冲和，万病不生，一有怫郁，诸病生焉。"《傅青主女科》亦有记载："经行前一二日，忽然腹疼而吐血，人以为火热之极也，谁知是肝气之逆乎! 夫肝之性最急，宜顺而不宜逆，顺则气安，逆则气动。血随气为行止，气安则血安，气动则血动。"另一方面，肝藏血，肾藏精，精血同源，相互依赖。若素体阴虚，或久病之后，或房劳过度，耗伤肾阴，肝肾阴虚则水不涵木，经行时阴血下溢，虚火上炎，灼肺伤络，络伤血溢，以致吐衄。此外，根据五行学说，肝与脾相克，肝用强则横逆克土，致脾不统血而发鼻衄。

案例：罗某，女，32岁。2017年6月8日初诊。

[主诉] 经期衄血4个月余。

[现病史] 近4个月无明显诱因出现经期鼻衄，血量少、色鲜红，经后鼻衄自止。平素月经周期尚规则，周期28~32天，经期6~7天，末次月经为2017年5月13日，7天净，量中、色红、有少量血块，无痛经，无腰酸，无乳房胀痛。

[现症] 面红目赤，眼干眼涩，两胁胀痛，耳鸣，小便黄，大便干结，失眠、易醒，舌红、苔薄黄，脉弦数。

[孕产史] 孕4产0（G4P0），既往因计划外妊娠人工流产4次。现有生育要求。

[中医诊断] 经行吐衄（肝郁化火证）。

[西医诊断] 代偿性月经。

[治法] 清肝泻火，调经止衄。

处方： 牡丹皮12g   栀子10g   当归12g   白芍15g

      茯苓10g   白术12g   柴胡12g   薄荷6g

      川牛膝15g   郁金15g   甘草6g

共7剂，水煎服，每日1剂。

二诊（2017年6月22日）：末次月经为2017年6月11日，6天净，经量中、色红、有大量血块，无痛经，无腰酸，经期鼻衄、量少。现口苦，烦躁，腹稍胀，胃纳可，睡眠较前改善，舌红、苔薄黄，脉弦数。

处方：牡丹皮 12g　　栀子 10g　　当归 12g　　白芍 15g
　　　　柴胡 12g　　薄荷 6g　　素馨花 15g　　合欢皮 15g
　　　　川牛膝 15g　　郁金 15g　　甘草 6g

共 7 剂，水煎服，每日 1 剂。

三诊（2017 年 7 月 18 日）：末次月经为 2017 年 7 月 10 日，6 天净，量中、色暗红、夹有血块，无痛经，腰酸，无鼻衄。现腰部酸软，口苦，烦躁，纳眠可，二便调，舌红、苔白，脉细数。

处方：菟丝子 15g　　桑椹子 15g　　山茱萸 15g　　白芍 15g
　　　　金樱子 15g　　枸杞子 15g　　黄芪 15g　　甘草 6g
　　　　柴胡 12g　　素馨花 12g

共 7 剂，水煎服，每日 1 剂。

四诊（2017 年 8 月 3 日）：患者仍诉口干口苦，大便偏稀，小便可，纳眠可，舌红、苔薄白，脉弦细。

处方：牡丹皮 12g　　栀子 10g　　当归 12g　　白芍 15g
　　　　茯苓 10g　　白术 12g　　柴胡 12g　　薄荷 6g
　　　　川牛膝 15g　　郁金 15g　　甘草 6g　　砂仁 6g（后下）

共 7 剂，水煎服，每日 1 剂。

五诊（2017 年 8 月 15 日）：末次月经为 2017 年 8 月 13 日，经量中、色红，无血块，无痛经，轻微腰酸。现为行经第 3 天，轻微腰酸，无鼻衄，口干，无口苦，纳眠可，二便调，舌红、边见齿痕，苔白，脉细。

处方：菟丝子 15g　　桑椹子 15g　　山茱萸 15g　　白芍 15g
　　　　党参 15g　　海螵蛸 15g　　益母草 15g　　白术 10g
　　　　鸡内金 12g　　甘草 6g

共 4 剂，水煎服，每日 1 剂。

六诊（2017 年 9 月 10 日）：患者诉暂无鼻衄，腰酸较前缓解，口苦，纳眠可，二便调，舌红、苔薄白，脉弦数。

处方：牡丹皮 12g　　栀子 10g　　当归 12g　　白芍 15g
　　　　生地黄 15g　　柴胡 12g　　薄荷 6g　　川楝子 10g
　　　　川牛膝 15g　　郁金 15g　　茜草 10g　　甘草 6g

共 7 剂，水煎服，每日 1 剂。

按：此患者由于素性抑郁，精神紧张，内耗阴血，而出现肝血不足、肝失条达或肝阳偏亢的征象，从而导致气滞血瘀、经脉阻滞，或患怒伤肝，肝郁化火；冲脉隶于阳明而附于肝，经行时冲脉气盛，冲气夹肝气上逆，灼伤血络，血随气升，故上逆而为衄血。肝藏血，主疏泄，喜条达，恶抑郁，具有储藏血液和调节血量的作用，但肝之藏血与疏泄作用须相互协调，肝气条达则血脉流畅，肝气郁结则血脉失畅。

故在治疗上，邓高丕教授以调肝为主，施以"柔肝养血""疏肝理气""活血化瘀""平肝清热""疏肝健脾"之法，务使肝气条达、气顺血和，则诸证可除。初诊时用丹栀逍遥散化裁，获得良效。逍遥散可溯源至宋代《太平惠民和剂局方》第九卷，最初乃为"治妇人诸疾"之方剂，是疏肝健脾养血的代表方，主治肝郁脾弱血虚证。丹栀逍遥散是在逍遥散的基础上加入牡丹皮和栀子两味药，最早可见于明代医家薛立斋所著《内科摘要》。方中柴胡辛苦微寒，归肝、胆、肺经，芳香疏散，疏肝解郁，使肝郁得以调畅，为君药。当归味甘、辛，性温，归肝、心、脾经，能补血活血，味甘而重，气轻而辛，为血中之气药；白芍味酸，性微寒，能补血敛阴、养血柔肝，配柴胡，一散一敛，使肝体补而肝气舒，血充而肝柔。当归、白芍与柴胡相配，使肝之体用同调，气血和顺。牡丹皮苦寒清热，辛行苦泄，既能清热凉血、清透伏热，又能活血化瘀；栀子苦寒清降，入心、肺、三焦经，善清透、疏解郁热。以上四味共为臣药。木郁则土衰，肝病易传脾，故加白术、茯苓、甘草健脾益气以除湿，使中焦枢轴复运，清阳以升，共为佐药。再加少许薄荷解郁清热，为使药。诸药合用，疏肝健脾，气血同调，使阴血得复，清阳得升，则土木和谐，疾病得消，从而达到疏肝清热降逆、引血下行的目的。

二诊时患者处于经后期，去健脾之白术、茯苓，加疏肝之素馨花、合欢皮，用药轻灵疏泄，以顺应肝气条达之性。

三诊时患者正处经后期，且其多次人工流产屡伤肾元，肾气渐衰，腰酸明显，故治疗以补肾为主，辅以疏肝。

四诊时患者已无经期鼻衄，续守初诊方，患者大便质稀为脾虚之象，故加一味砂仁行气调中。

五诊时患者处于行经第3天，无鼻衄，结合其症状、体征，辨为脾肾两虚型，故治疗以补肾健脾为主，方中除沿用菟丝子、桑椹子等补肾之品外，重用党参、白术、鸡内金益气健脾。党参味甘，性平，有补中益气、健脾养血之功效，《本草正义》云："党参力能补脾养胃，润肺生津，健运中气，本与人参不甚相远。其尤可贵者，则健脾运而不燥，滋胃阴而不湿，润肺而不犯寒凉，养血而不偏滋腻，鼓舞清阳，振动中气，而无刚燥之弊。"搭配白术、鸡内金增健脾益气之效。此外，于行经期加一味益母草以活血化瘀，助经血下行。

六诊时患者未诉鼻衄，腰酸较前缓解，但仍有口苦，但肝郁之象明显，以疏肝郁、清郁热为法，予丹栀逍遥散化裁，加生地黄、茜草增清热凉血之功，川楝子疏肝理气。随访该患者3个月，未再复发，疗效满意。

邓高丕教授辨证论治经行吐衄，采用调肝之法，结合岭南特色，本着"热者清之""逆者平之"的原则，以疏肝清热、平冲降逆、引血下行为主，但或滋阴降火，或清泄肝火，均不可过用苦寒克伐之剂，以免耗伤气血。

第五节　绝经前后诸证

绝经前后诸证是指女性在绝经期前后出现的与绝经相关的症状，如月经紊乱、烘热汗出、烦躁易怒、失眠健忘、面红潮热、头晕目眩、心悸耳鸣、腰背酸痛、神疲乏力、手足心发热等。因临床症状多样，根据症状的不同，亦可归属于中医学"崩漏""汗证""脏躁"等病症范畴，相当于西医学围绝经期综合征，与女性绝经前后体内激素水平变化有着十分密切的联系。

邓高丕教授认为绝经前后诸证的基本病机在于肾阴阳失调。《素问·上古天真论篇》云："女子七岁肾气盛，齿更发长……七七，任脉虚，太冲脉衰少，天癸竭，地道不通，故形坏而无子也。"女性在七七之年，肾气由盛而衰，经血渐少而将竭，冲任亏虚。正常女性能很好地适应这一生理变化，从而顺利度过围绝经期，但部分患者因体质、社会、心理等因素的影响，导致机体阴阳失衡而引起本病的发生。本病虽主要责之于肾，但与肝、心、脾密切相关。肾阴亏虚，母病及子，水不涵木，肝阴不足，虚风内动，易产生肝阳上亢的症状，如面红潮热、头晕目眩等；肝之疏泄功能失调，气郁化火，则烦躁易怒；肾阴亏虚，不能上济心火，心肾不交，心火偏亢，故失眠心悸、手足心热、汗出；脾为后天之本，肾为先天之本，肾阳虚不能温煦脾阳，脾失运化，气血生化乏源，则神疲乏力。

[案例1]：邢某，女，49岁。2019年6月12日初诊。

[主诉]月经紊乱半年，烘热汗出1个月。

[现病史]患者于2018年12月出现阴道点滴出血，色红、质稀，口服葆宫止血颗粒治疗，约持续20天后血止。近半年出现月经量时多时少，伴有周期不

定，时有月经时间推迟。近 1 个月出现烘热汗出伴眠差易醒。末次月经为 2019 年 4 月 20 日，7 日净，经量多、有中量血块，偶有腰酸，无痛经，无乳房胀痛。前次月经为 2019 年 2 月下旬（具体时间不详）。

［现症］面色暗，语音清晰。自诉月经紊乱，以月经时间推迟为主，量时多时少。烘热汗出甚，口干，无口苦，平素偶有腰背冷痛，纳可，眠差易醒，二便调，舌暗淡、体胖，苔白稍厚，脉弦滑。

［辅助检查］2018 年 12 月 12 日本院子宫附件彩超示：子宫前位，形态、大小正常，内膜线居中，子宫内膜厚约 0.5cm，宫内未见异常回声；双附件区未见明显异常。性激素六项示：FSH 21.51mIU/ml，LH 14.48mIU/ml，E$_2$ 73.84pg/ml，P 4.02pg/ml，PRL 220.64mIU/ml，T 0.36ng/ml。2019 年 1 月 4 日甲状腺功能三项示：促甲状腺激素（TSH）1.253mIU/L，游离三碘甲状腺原氨酸（FT$_3$）4.82pmol/L，游离甲状腺素（FT$_4$）20.89pmol/L。

［孕产史］孕 3 产 1 异位妊娠 2（G3P1EP2），2007 年顺产 1 女，2000 年因左侧输卵管妊娠行输卵管开窗术，2002 年再次因左侧输卵管妊娠行左侧输卵管切除术。现工具避孕，无生育要求。

［中医诊断］绝经前后诸证（肾阴阳两虚证）。

［西医诊断］围绝经期综合征。

［治法］阴阳双补，固表止汗。

处方：二仙汤合六味地黄丸、玉屏风散加减。

仙茅 15g	淫羊藿 15g	知母 10g	黄柏 10g
生地黄 15g	牡丹皮 12g	泽泻 20g	茯苓 15g
怀山药 20g	山茱萸 15g	白术 15g	北黄芪 30g
防风 12g			

共 7 剂，每日 1 剂，水煎至 200ml，分早晚 2 次饭后半小时温服。

另予中成药灵莲花颗粒 2 盒，每次 1 袋，每日 2 次，温开水冲泡。

二诊（2019 年 6 月 19 日）：末次月经为 2019 年 6 月 17 日，经量多、色暗、伴少量血块，小腹胀，无下腹疼痛、乳房胀痛。服上方后患者烘热汗出较前改善，平素畏寒，经前疲乏、小腹胀，经时小腹寒凉，口干、口淡，无口苦，纳眠可，小便黄，大便调，舌暗淡、体胖，苔白腻，脉弦、双尺脉弱。

处方：中药守上方加巴戟天 15g、补骨脂 15g，共 7 剂，每日 1 剂，早晚温服。另予中成药灵莲花颗粒 2 盒，服法同上。

三诊（2019 年 6 月 26 日）：末次月经为 2019 年 6 月 17 日，7 天净，经量

多、色暗、伴少量血块，小腹胀，无下腹疼痛。患者面色好转，烘热汗出较前明显改善，头颈部多汗、质黏，自觉双掌肤温高但无汗出，自觉畏寒，口淡，纳眠可，二便调，舌暗淡、体胖、边有齿痕，苔白腻，脉弦细。

［治法］温肾益精，柔肝补脾。

处方：

柴胡 12g	白芍 15g	甘草 6g	干姜 9g
大枣 15g	北黄芪 30g	白术 15g	防风 12g
仙茅 15g	淫羊藿 15g	巴戟天 15g	牡丹皮 12g
山茱萸 30g	怀山药 20g	泽泻 20g	

共 14 剂，每日 1 剂，早晚温服。

四诊（2019 年 7 月 11 日）：末次月经为 2019 年 6 月 17 日，7 天净。患者无明显烘热汗出，偶有头颈部出汗，畏寒稍减，口干，无口苦口淡，纳眠可，二便调，舌稍淡、苔白，脉弦细。

处方：中药守上方去北黄芪、防风，加女贞子 10g、墨旱莲 10g，共 7 剂，每日 1 剂，早晚温服。

五诊（2019 年 9 月 11 日）：末次月经为 2019 年 8 月 17 日，6 天净，月经量、色均可。患者诉已无烘热汗出，但仍稍感畏寒，偶有头晕，食后易腹胀，胃纳一般，眠可，小便调，大便次数稍多，每日 1~2 次，偶不成形。舌淡、苔白微腻，脉细。

处方：健脾养血膏一料（广州中医药大学第一附属医院膏方，组成为红糖 50g、饴糖 200g、芡实 30g、黑芝麻 30g、麦芽 30g、核桃仁 50g、盐牛膝 30g、酒女贞子 20g、醋香附 20g、苍术 20g、茯苓 20g、当归 50g、熟党参 30g 等），早晚各一匙羹，温开水送服。

按：患者 49 岁，月经紊乱半年，伴有烘热汗出，属于绝经前后诸证的范畴。《素问·上古天真论篇》云："女子七岁肾气盛，齿更发长……七七，任脉虚，太冲脉衰少，天癸竭，地道不通，故形坏而无子也。""七七之年"是女性生理功能发生重大变化的时期，此时肾气、天癸、冲脉、任脉由盛渐衰，肾气亏损，冲任不足，精血衰竭，导致真阴不足，阳失潜藏，阴阳失衡。真阴不足，故出现肾阴虚，可表现为头晕耳鸣、烘热汗出、五心烦热、小便黄等；肾阳虚愈，命门火衰，则出现肾阳虚之候，临床中多见患者阳虚表现明显，如面色晦暗、经量多而色暗、小便清长等；阴藏阳，阳藏阴，阴损及阳，阳损及阴，肾阴阳不足，易出现濡养不能、温煦失职等一系列阴阳俱虚的症状，如烘热汗出、腰膝冷痛。针对本病的基本病机，调和阴阳、纠正二者的偏盛偏衰以恢复阴阳平衡状态，是治疗的关键。

邓高丕教授谨守肾阴阳失调的病机，以调和阴阳为治疗原则，初诊时予二仙汤合六味地黄丸、玉屏风散加减。二仙汤是近代医家针对肾阴阳不足、冲任失调的绝经前后诸证所设。方中仙茅、淫羊藿温肾阳，补肾精，共为君药，其中淫羊藿又名仙灵脾、羊角风，《日华子本草》云其能"治一切冷风劳气，补腰膝，强心力，丈夫绝阳不起，女子绝阴无子，筋骨挛急，四肢不任，老人昏耄，中年健忘"，现代药理学研究发现淫羊藿具有类雌激素样作用，可调节女性生殖内分泌系统；黄柏、知母具有滋阴降火的功效，可改善肾阴不足所导致的虚火上亢，并可抑制仙茅、淫羊藿辛热之性，共为臣药。六味地黄丸为宋代名医钱乙所创，是去张仲景所著《金匮要略》中的八味地黄丸之附子、桂枝而成，是滋阴补肾的代表方之一。原方中熟地黄滋阴补肾、填精益髓，山茱萸补益肝肾、涩精固脱，山药补脾益胃、补肾涩精，有养后天以充先天之义，此为"三补"，三药配合，滋肾养肝健脾。在本病案中，因恐熟地黄滋腻，故改用生地黄"遏其上炎之势，非补亦无以投其既济之欢……正以凉中有补也"。泽泻利湿清热，牡丹皮清退虚热，茯苓健脾渗湿，此为"三泻"，泻肾浊、泻肝火、泻水湿。阴不制阳所致阴虚火旺，或阴损及阳所致阴阳两虚，常常累及肝脾两脏，脾气无以化生，卫表之气无以为继，卫表不固，故见汗出尤甚，方用玉屏风散益气固表止汗、调营和卫。玉屏风散出自元代医家危亦林所著《世医得效方》，方中以黄芪为君药，益气固表，在补气之余兼有补血之功效，盖因"气无形，血有形，有形不能速生，必得无形之气以生之"；白术为臣药，有健脾益气之效，培土生金，脾土健旺则肺金足；防风解表祛风，善抵风邪侵袭，有"风药中之润剂"之称，在一众补益药中加入防风，使得补中有疏、散中有补，为佐药。同时予中成药灵莲花颗粒口服，灵莲花颗粒由乌灵菌粉、栀子、女贞子、墨旱莲、百合、玫瑰花、益母草、远志等组成，适用于绝经前后诸证之心肾不交证，症见眠差易醒、头晕耳鸣者。

二诊时患者烘热汗出减轻，睡眠质量提高，示辨证无虞，用方有效。患者诉平时畏寒，行经时小腹寒凉尤甚，察其舌脉，肾阳衰之象较显著，遂加补骨脂、巴戟天补肾助阳。古书云补骨脂能"温暖水土，消化饮食，升达脾胃，收敛滑泄、遗精、带下、溺多、便滑诸证""巴戟天正汤剂之妙药，温而不热，健脾开胃，既益元阳，复填阴水，真接续之利器，有近效而又有速功"，两药合用使肾阳得补，补火生土之力彰。

三诊时患者烘热汗出症状显著改善，头颈部汗出、质黏，双掌肤温高，仍自觉畏寒，病机仍以肾阴阳亏损为本。肾阳虚衰，火不暖土，脾肾阳虚，故出现畏寒的表现；肾阴不足，水不涵木，肝火上炎，则头颈部汗出。刘完素在《素问病机气宜保命集》中云："妇人童幼天癸未行之间，皆属少阴，天癸既行，皆从厥阴论之，天癸已决，乃属太阴经也。"天癸将竭，同时伴有肝、脾、胃功能失常是该阶段的特点，故予仙茅、淫羊藿温肾益精，巴戟天益肾阳、强筋健骨，山茱萸补益肝肾；牡丹皮泻相火，制山茱萸之温涩；山药健脾补虚、滋精固肾，治诸序百损、疗五劳七伤，干姜温中散寒，大枣益气和中，中焦脾土健运则气血生化有源，加入此三药有阳生阴长之意；泽泻利湿泄浊；柴胡调达肝气，白芍养阴柔肝，甘草补中益气，其中柴胡与白芍相伍，一收一散，疏肝不耗阴，养肝不碍滞，白芍与甘草相伍酸甘化阴，柔肝健脾，肝脾同调；合北黄芪、白术、防风之玉屏风散以固表止汗，防汗出太过而使阴伤更甚。

四诊时患者多半症状已好转，汗出已止，去黄芪、防风，加用女贞子、墨旱莲补肝肾之阴，续予7剂口服巩固疗效。

五诊时患者已无明显症状，诉平素畏寒，伴有胃脘不适等症，结合舌脉，辨证为脾胃虚弱证。脾主运化，将饮食物转化为水谷精微供各脏腑利用，是化生精、气、血、津液等物质的源泉。脾气虚弱，运化无力，气血生化乏源，无以供养头目，则头晕；脾气虚弱，水液运化失司，则大便质稀；脾失健运，影响食物的消化吸收，故出现腹胀等症状。治疗上当以健脾化湿、养血活血为法，予健脾养血方口服，组成多为健脾养血之品，兼有疏肝行气、祛湿化痰、活血散瘀的药物，使补而不滞，以平为期。

邓高丕教授辨证论治绝经前后诸证，尤其注重"肾"的作用。在女性生长发育的过程中，经、带、胎、产等生理活动皆以肾气的盛衰为主导，在女子七七之年，机体出现肾气、天癸、冲脉、任脉由盛到衰的变化，若自身无法调节和适应，则导致一系列阴阳失衡的症状。因此，调和阴阳、恢复两者的相对平衡，是治疗本病的关键所在。阴阳失调分为肾阴虚、肾阳虚和肾阴阳两虚，治疗应根据阴阳盛衰、寒热偏性的情况进行调整，治阴和治阳相辅相成，治疗肾阴虚者，于滋阴药中少佐补阳之品，是取张景岳"善补阴者，必于阳中求阴，则阴得阳升而源泉不竭"之意；治疗肾阳虚者，于助阳药中佐以养阴之品，因"善补阳者，必于阴中求阳，则阳得阴助而生化无穷"之故；阴阳俱损，不耐攻伐者，用药以平为主，不宜温燥或寒凉太过，以防伤阳或伤阴更甚。肾之阴阳失衡，往往导致其他脏腑功能的异常，其中以心、肝、脾为甚，多兼有心肾不交、心失所养、肝郁不舒、肝阳上亢、脾阳虚愈、脾失健运等证。邓教授在治疗中以调节肾之阴阳为主，同时根据患者情况佐以养心、调肝、健脾之法，标本同治。此外，治疗不拘泥于形式，选择适合患者的药物剂型及给药方式，在主要疾病消除后，针对患者体质以调理为主，"形不足者，补之以气，精不足者，温之以味"，辨证予方，辨证予法，效果甚佳。

案例2：冯某，女，47岁。2016年12月1日初诊。

［主诉］失眠、疲倦、抑郁3个月余。

［现病史］末次月经为2016年11月15日，5天净，经量较少，第1~2天需用卫生巾，后用护垫可，经色鲜红、夹有中量血块，无痛经、腰酸、乳房胀痛等不适。平素月经尚规律，经期为5~7天，周期时有提前2~3天或延后5~6天。近3个月失眠多梦、乏力困倦、心烦易怒、悲伤欲哭。

［现症］面色偏黄，面颊散见褐色色斑，语音清晰，自诉常觉咽喉有痰难咯，心情抑郁，食后易腹胀，疲倦乏力，不易入睡、多梦，小便调，大便次数较多（每日2~3次）、不成形，舌暗淡、边有齿痕及瘀斑，苔薄白，脉沉弦细。

［辅助检查］2016年10月15日甲状腺功能七项结果示：总三碘甲腺原氨酸（TT3）0.98ng/ml，总甲状腺素（TT4）6.19μg/dl，游离三碘甲腺原氨酸（FT3）2.06pg/ml，游离甲状腺素（FT4）0.75ng/dl，促甲状腺激素（TSH）3.25mIU/L，抗甲状腺球蛋白抗体（TGA）23IU/ml，抗甲状腺微粒抗体（TMA）14IU/ml。

［孕产史］孕3产1（G3P1），1996年顺产1女，1999年和2002年因计划外妊娠行人工流产术2次。现已上宫内节育环12年。

［中医诊断］绝经前后诸证（肝郁脾虚证）。

［西医诊断］围绝经期综合征。

［治法］行气解郁，健脾化湿。

处方：半夏厚朴汤合补中益气汤加减。

素馨花15g	合欢花15g	半夏10g	太子参30g
柴胡12g	郁金15g	枳壳15g	陈皮6g
升麻10g	茯苓15g	白术15g	厚朴12g

共7剂，每日1剂，水煎至200ml，分早晚2次饭后半小时温服。

嘱患者加强心理保健意识，适当进行自我调节，宜多进行户外运动，保持心情舒畅。

二诊（2016年12月8日）：患者服上方后，疲倦、抑郁稍改善，仍觉咽中有痰，失眠较甚，偶有心中烦闷不可名状，舌淡尖红、边有齿痕及瘀斑，苔薄白，脉沉弦细。

处方：素馨花 15g　　半夏 10g　　党参 20g　　百合 15g

　　　　柴胡 12g　　郁金 15g　　酸枣仁 20g　　柏子仁 15g

　　　　升麻 10g　　厚朴 12g

共 7 剂，每日 1 剂，早晚温服。

三诊（2016 年 12 月 14 日）： 末次月经为 2016 年 11 月 15 日，5 天净。患者诉大部分症状已改善，纳眠可，二便调，舌淡红、舌尖有散在瘀点，苔薄白，脉弦细。2016 年 12 月 9 日外院妇科彩超示：子宫后位，大小约 47mm×50mm×45mm，子宫内膜厚约 7mm，左侧卵巢可见无回声区，大小约 48mm×29mm，右侧附件区显示欠清。

处方：守上方加茯苓 15g、白术 15g。共 7 剂，每日 1 剂，早晚温服。另予中成药桔荔散结片 3 瓶，每日 3 次，每次 4 片，餐后服。

四诊（2016 年 12 月 28 日）： 末次月经为 2016 年 12 月 17 日，5 天净，经量中、色可、有少量血块。患者自觉服中药后症状明显改善，现仍眠差易醒，偶觉咽中有痰、稀薄易咯，纳可，二便调，舌偏淡、边有少量瘀点，苔薄白，脉弦细。

处方：守上方改茯苓为茯神 20g。另予桔荔散结片 3 瓶，用法同前。

检查血清糖类抗原 125 水平，初步排除左卵巢囊肿恶性可能。

嘱患者调摄心情，发展兴趣爱好，积极参加休闲娱乐活动。定时复查妇科彩超检测左侧卵巢囊肿情况。

五诊（2017 年 2 月 19 日）： 末次月经为 2017 年 1 月 14 日，6 天净，量一般、色可、有少量血块，下腹偶胀痛，无腰酸，无乳房胀痛。患者本月月经尚未来潮，下腹稍胀、有下坠感，失眠、疲倦、抑郁症状基本消失，偶感咽中有痰，工作忙碌、压力大时明显，纳眠可，二便调，舌稍淡、舌尖散在少量瘀点，苔薄白，脉弦。

［治法］活血化瘀。

处方：血府逐瘀汤加减。

　　　　桃仁 10g　　　红花 6g　　　当归 12g　　生地黄 10g

　　　　川牛膝 10g　　川芎 12g　　赤芍 15g　　枳壳 10g

　　　　柴胡 12g　　　甘草 6g

共 5 剂，每日 1 剂，早晚温服。月经来潮时若经量多则停药，经量少可继续用药。

另予桔荔散结片 3 瓶，用法同前。月经来潮即停药，经净后续服。

按：患者处于七七之年，虽月经尚规律，但已表现出一系列失眠、抑郁等精神、心理症状，仍属于绝经前后诸证的范畴。女性在绝经前后表现出的情绪异常与现代社会形态和现代人生活习惯密切相关。女性围绝经期，由于肾气虚，天癸竭，生殖功能逐渐衰退，甚至丧失，全身功能减退，由于现代人生活节奏快，来自家庭、工作、社会的压力剧增，加之处于特殊的生理时期，使围绝经期女性极易产生情志方面的变化，临床表现往往存在异质性，或表现为失眠、抑郁，或表现为焦躁、紧张，或表现为情绪低落、睡眠障碍、反应迟钝、记忆力减退、自闭不安，甚至出现自杀倾向。

绝经前后诸证的基本病机为肾阴阳失调、肝肾精血同源，肝藏血，肾藏精，精血同赖于水谷之精充养，精血互化，肾精与肝血在生理和病理上多相互影响，肾精亏损亦可导致肝血不足；肝肾藏泻互用，相互制约，共同调节生殖变化；肝肾阴阳互滋互用，肾阴滋养肝阴，肾阳充养肝阳，阴阳协调平衡，防止一方的偏盛偏衰。绝经前后肾阴阳平衡偏颇导致肝主疏泄功能异常，则引起情志的变化。肝在主疏泄的同时协调脾胃升降，肝脾的病变往往相互影响，肝失疏泄，气机郁滞，导致脾胃运化功能失常，出现脘腹胀满不适、纳差，甚则肠鸣泄泻等症状，形成肝脾不调的证候，相反脾失健运，可反向影响肝主疏泄的功能，导致恶性循环。再则，脾为后天之本，肾为先天之本，肾中含有先天之精，是生命活动的本源，肾阴、肾阳的充养使得脾阴、脾阳发挥正常的生理功能，而肾中元气，则有赖于脾运化生成功能的水谷精微不断滋养充盛。此患者处于围绝经期，肾气不足，天癸将竭，先后天互滋互助的平衡关系被打破，脾之运化不利，故食后胃脘胀满；脾气虚损，固摄不利，则大便量增加而不成形；水液运化失常，痰气交结于咽喉则自觉异物感。肾、肝、脾三脏相互影响，互为因果，治疗上需抓住主要矛盾。此患者主要表现为肝郁脾虚之象，故治疗上予补中益气汤加减。方中以太子参替代人参，太子参益气养阴兼补脾土，与人参的功效类似，但益气不升提，生津不助湿，扶正不留邪，以"清补"为主；升麻为升阳举陷之要药，金元医家张元素有"若补其脾胃，非此为引用不能补"的观点，有引药物上行的功效；柴胡升阳举陷，同时针对绝经前后因肝失疏泄引起的相关情志问题，以柴胡疏肝解郁，《本草经解》云："春气一至，万物俱新，柴胡得天地春升之性，入少阳以生血气，故主推陈致新也。"柴胡为"从阴出阳之药，香气彻霄，轻清疏达"，与肝气之升发特性相得益彰，故肝气不畅者用柴胡能疏之。郁金行气解郁，治郁遏不能散，为血中气药，能加强柴胡疏肝行气之功；素馨花养肝护肝、理气止痛；合欢花寓意"阖家欢乐"，有解郁安神、开胃理气之功，能利心志，治肝郁胸闷、忧而不乐；枳壳理气宽中、行滞消胀，与柴胡相伍疏肝理脾，肝气疏则脾自调；陈皮理气和胃，使诸药补而不滞；白术补脾益胃、燥湿和中，祛诸经之湿而理脾胃；半夏化痰散结、降逆和胃以散胸中气滞；厚朴入脾、胃二经，主要作用在于温中，使脾胃功能正常而发挥其枢纽作用，则气机升降有序，增强半夏降逆散结的功效。《药性论》曰："主疗积年冷气，腹内雷鸣，虚吼，宿食不消，除痰饮，去结水，破宿血，消化水谷，止痛。大温胃气，呕吐酸水。主心腹满，病患虚而尿白。"茯苓健脾化湿，久服能"安魂养神，不饥延年"，被《神农本草经》列为上品，与半夏相伍助其祛痰化饮。半夏、厚朴、茯苓三药取自半夏厚朴汤，半夏厚朴汤出自《金匮要略·妇人杂病脉证并治》"妇人咽中如有炙脔，半夏厚朴汤主之"，为治疗梅核气的专用方。患者自觉咽喉有痰难咯，属于梅核气的表现。梅核气最早记载于《黄帝内经》，《素问·咳论篇》云："心咳之状，咳则心痛，喉中介介如梗状，甚则咽肿喉痹。"肝气郁结是其重要病机之一，因七情郁结，肝失疏泄，气机升降失常，中焦运化功能减弱，湿气内生，聚而成痰，痰气交结于咽喉形成梅核气，故予半夏厚朴汤加减。除药物治疗以外，情志调节对围绝经期女性也十分重要，适当的情绪发泄及合理的情绪控制有利于患者恢复。其中注意力转移是较为有效的方式，首先需要心态平和，其次多培养爱好，陶冶性情，"以情胜情"，发挥人的主观意识作用，与药物相配合，往往能事半功倍。

二诊时患者疲倦、抑郁较前好转，但失眠严重，偶有心中烦闷感，仍为"虚"所致。《灵枢·营卫生会》云："老者之气血衰，其肌肉枯，气道涩，五脏之气相搏，其营气衰少而卫气内伐，故昼不精，夜不瞑。"与围绝经期女性失眠之病机有异曲同工之处。又如《素问·生气通天论篇》言："阳气者，一日而主外，平旦人气生，日中而阳气隆，日西而阳气已虚，气门乃闭。"昼夜阴阳变化影响人的睡眠，阴阳的盛衰、虚实变化对卫气的运行有指引作用，女性绝经前后阴阳变化幅度大，若阳气不足，卫气无所依托，则表现为萎靡不振、精神疲倦，若阴气不足，卫气无所巡行，故有失眠、多梦。营气与睡眠也有千丝万缕的联系，来源于水谷，与脾气相关，营气行于脉内，是血液的重要组成部分，与心神相关，围绝经期先后天平衡被打破，脾之运化失常，营气化生乏源而不能安心神，同样导致失眠之证。因此，在初诊方的基础上加百合清心安神，酸枣仁养肝、宁心、安神，柏子仁养心安神。

三诊时患者症状已好转大半，至外院体检发现左侧卵巢有大小约48mm×29mm的囊性包块，考虑脾胃功能失常，水液代谢失调，水湿聚于胞宫日久，聚湿成痰，形成包块，故在上方基础上续予茯苓健脾化湿，白术益气健脾，并另予中成药桔荔散结片。桔荔散结片为广州中医药大学第一附属医院院内制剂，由全国名老中医罗元恺教授创制，由荔枝核、橘核、凤栗壳、岗稔根、党参、续断、川楝子、乌药、莪术、益母草、海藻、生牡蛎等药物组成，其用药重在行气散结、软坚散结，同时兼顾行气补血，使得祛邪而不伤正，适用于气血不足、虚实夹杂的患者。

四诊时患者诉眠差易醒，遂改茯苓为茯神，治心肾不交，而肝木不宁。五诊时患者失眠、疲倦、抑郁等症状基本消除，治疗已达目的。结合患者末次月经时间推断，此时由阴转阳，阴阳气血充盛满盈，遂予血府逐瘀汤疏通血脉，促进月经正常来潮。血府逐瘀汤为桃红四物汤合四逆散加减而成，有活血化瘀兼行气止痛的功效。方中桃仁破血通经而润燥，入血分，破瘀力强，红花活血通经、祛瘀生新，行血力强，二药联用则活血化瘀力强，并可生新，防耗血之嫌；赤芍、川芎共助桃仁、红花活血化瘀；牛膝祛瘀血，消痈肿，引诸药下行；生地黄凉血除瘀，清除瘀热；当归养血活血；柴胡疏肝理气，合枳壳破气消积，使气行则血行；甘草调和诸药。诸药合用，共同促进经血的排出和新血的生成。

邓高丕教授辨证论治围绝经期综合征有情志异常表现者，多从肝、脾入手。绝经前后女性肾气亏虚，往往累及肝、脾两脏，情志问题亦与肝、脾密切相关。《素问·六微旨大论篇》云："出入废则神机化灭，升降息则气立孤危。"朱丹溪曰："人以气和为本，气和则病无由生。"气的升降出入是维持情志活动的基础，故可采用疏肝理气、健脾化湿之品，以调畅气机，恢复肝主疏泄和脾主运化的正常功能，除药物干预治疗以外，邓教授注重对患者的情志调摄和生活调护进行指导，进行开导工作，可事半功倍。

第三章　带下病

"带下"一词，首见于《素问·骨空论篇》"任脉为病，女子带下瘕聚"。带下有广义与狭义之分。广义带下泛指经、带、胎、产、杂诸妇产科疾病。狭义带下有生理和病理之别：生理性带下指女性于月经前后，由阴道分泌的少量清晰透明无臭的津液，有润泽、净化之用。如王孟英云："女子生而即有，津津常润，本非病也。"病理性带下指带下量明显增多，色、质、气味异常，伴全身或局部症状者。本章所述之带下病指狭义的病理性带下，又称"下白物""流秽物"，相当于西医学阴道炎、宫颈炎、盆腔炎、妇科肿瘤等疾病引起的带下增多。

邓高丕教授认为带下病的主要病机是湿邪为患、带脉不固，如《傅青主女科》曰："夫带下俱是湿症，而以'带'名者，因带脉不能约束而有此病，故以名之。"《妇科证治约旨》曰："若外感六淫，内伤七情，酝酿成病，致带脉松弛，不能约束诸经脉，于是阴中有物，淋漓下降，绵绵不断，即所谓带下也。"然湿邪又有内湿与外湿之分。外湿指外感之湿邪，如久居湿地、经期冒雨涉水，或产后胞脉空虚，摄生不洁，湿毒之邪乘虚而入，致任脉受损、带脉失约，发为带下病。内湿之患则与脏腑、气血功能失调密切相关。若饮食不节，劳伤过度，损伤脾气，脾失运化，则水湿内停，下注任脉、带脉；素体肾气不足，下元亏损，或房劳多产，伤及肾气，津液失于输布，聚于下焦，加之封藏失司，关门不固，阴精下滑则带下清稀量多。其病机主要为湿邪阻滞任、带二脉，使任脉不固、带脉失约，分虚证、实证、虚实夹杂者。虚者多为内湿治病，表现为脾虚、肾虚湿困；实者多表现为湿热蕴结。病位主要在阴器、胞宫，病变脏腑主要关乎脾、肾、肝三脏。

案例： 欧某，女，36 岁。2016 年 4 月 27 日初诊。

[主诉]经后带下量多 1 周。

[现病史]患者末次月经为 2016 年 4 月 16 日至 2016 年 4 月 20 日，经量多、色红、夹有血块，痛经，无腰酸，无经前乳房胀痛。自诉末次月经后带下量多难止、质稠、色黄、有异味，伴外阴瘙痒、潮湿。平素月经规则，周期 28~30 天，经期 5~7 天，量中、色红、夹有血块，痛经。平素喜食辛辣、油腻之品。

［现症］面色萎黄，带下量多、色黄、质稠、有异味，外阴瘙痒，无口干口苦，睡眠可，饮食一般，小便黄，大便偏干、2日一行，舌淡红、边有齿痕，苔黄厚，脉弦。

［辅助检查］2016年4月25日白带常规示清洁度Ⅲ度。

［孕产史］孕2产1（G2P1），2008年顺产1次，2010年人工流产1次。已放置宫内节育器。

［中医诊断］带下病（湿热下注证）。

［西医诊断］阴道炎。

［治法］健脾利湿，清热止带。

处方：四妙散加减。

黄柏 10g	薏苡仁 20g	苍术 12g	牛膝 15g
白术 15g	山药 20g	白芷 15g	防风 12g
黄芪 15g	党参 15g	虎杖 10g	布渣叶 12g

共7剂，每日1剂，水煎至200ml，分早晚2次饭后半小时温服。

嘱治疗期间清淡饮食，忌辛辣、油腻之膏粱厚味，注意外阴、阴道清洁，避免盆浴、游泳，治疗期间忌性生活。

二诊（2016年5月5日）：患者诉服药后症状好转，白带量较前减少、色微黄、轻度异味，外阴瘙痒基本缓解，无口干口苦，睡眠可，饮食一般，二便调，舌淡红、苔薄黄，脉弦。

处方：黄柏 10g	薏苡仁 20g	苍术 12g	白扁豆 20g
白术 15g	山药 20g	白芷 15g	防风 12g
黄芪 20g	党参 15g	茯苓 20g	

共7剂，每日1剂，水煎至200ml，分早晚2次饭后半小时温服。

三诊（2016年6月29日）：末次月经为2016年6月15日至6月20日，经量较多、色红，夹有血块，痛经，无腰酸，无经前乳房胀痛。患者诉前两日再次出现带下量多、色偏黄、质稠，有轻度异味，外阴轻度瘙痒。现纳眠可，二便调，舌淡红、边有齿痕，苔黄稍厚，脉弦。

处方：黄柏 10g	薏苡仁 20g	苍术 12g	牛膝 15g
白术 15g	山药 20g	白芷 15g	防风 12g
黄芪 20g	党参 15g	土茯苓 15g	车前子 15g

共7剂，每日1剂，水煎至200ml，分早晚2次饭后半小时温服。

四诊（2016年8月2日）：末次月经为2016年7月16日至2016年7月21

日，经量中、色红、夹有血块，轻微痛经，无腰酸，无经前乳房胀痛。患者诉带下量减少，现仅少量微黄色带下、无异味，无外阴瘙痒。近日有疲倦乏力感，纳眠可，二便调，舌淡红、边有齿痕，苔黄稍厚，脉弦。

［辅助检查］2016 年 7 月 27 日白带常规示清洁度Ⅱ度。

处方：黄柏 10g　　薏苡仁 20g　　苍术 12g　　茯苓 20g
　　　白术 15g　　山药 20g　　黄芪 20g　　党参 15g
　　　甘草 6g

共 7 剂，每日 1 剂，水煎至 200ml，分早晚 2 次饭后半小时温服。

按：患者经后出现带下量增多，伴有色、质、气味的改变及外阴瘙痒症状，辨为"带下病"。该患者既往有分娩及人工流产史，本已损伤胞宫、胞脉，且为湿盛体质，加之正值岭南 4 月梅雨季节，阴雨连绵，湿邪较盛，湿浊流注于下焦，令带脉失约、任脉失司，故带下量多、阴部潮湿瘙痒；该患者平素嗜食辛辣、油腻之品，且工作环境较为闷热，湿与热结，故带下色黄、质稠；湿热扰于冲任，冲任不固，迫血妄行，故月经量多；湿阻中焦，脾之运化失职，则纳食欠佳；湿热内蕴，耗伤津液，故见大便干；舌淡红、边有齿痕，苔黄厚，脉弦均为湿热蕴结之象。故初诊治以清热利湿止带，予四妙散加减。四妙散出自清代医家张秉成所著《成方便读》，是在《丹溪心法》中二妙散（黄柏、苍术）的基础上加牛膝、薏苡仁而成。方中黄柏味苦性寒，归肾、膀胱经，苦以燥湿、寒以清热，专清下焦湿热，为君药；朱震亨云"黄柏得苍术除湿清热"，苍术入脾、胃经，辛苦而温、芳香而燥，意在苦温燥湿健脾以治湿之源，为臣药；牛膝补肝肾、除风湿，引苍术、黄柏二药下行以祛湿热，为佐使药；《神农本草经疏》言"（薏苡仁）性燥能除湿，味甘能入脾补脾，兼淡能渗湿"，薏苡仁淡渗利湿，可导湿热由小便出，合苍术则健脾化湿之力甚，脾健则湿自化；再加党参、黄芪补中益气，白术、怀山药补脾祛湿，使脾气健运，湿浊得消；白芷味辛性温，芳香特甚，功能燥湿止带，《神农本草经》载白芷"主女人漏下赤白"；防风归膀胱、肝、脾经，功能解表祛风、胜湿止痛，此处用之，取"风能胜湿"之意，《长沙药解》云"防风辛燥发扬，最泻湿土而达木郁"；布渣叶味酸性凉，功擅清热消滞、利湿退黄；虎杖味微苦、性微寒，有利湿退黄、清热解毒之功，与薏苡仁合用，治淋浊带下之功显，又兼缓泻通便之用。诸药合用，集清热利湿、苦以燥湿、芳香化湿、淡渗利湿四法于一方，共奏清热利湿止带、健脾益气之功。此外，该患者居住环境较差，平素饮食习惯一般，故反复叮嘱其注意个人卫生及清淡饮食。

二诊时患者白带趋于正常，外阴瘙痒缓解，便干症状改善。此时，患者热候减，胃纳仍欠佳，遂去性凉之虎杖、布渣叶，以免耗伤阳气；因方中已有多味利湿之药，且牛膝性下走如奔，虽可引药下行，但恐损及中气，故去牛膝；加茯苓、白扁豆以增强健脾祛湿之功，《本草易读》谓白扁豆可"疗霍乱吐利，除赤白带下"，二者与党参、白术、山药、薏苡仁合用，取"参苓白术散"健脾益气、和胃渗湿之意，予7剂巩固疗效。

三诊时患者经后约1周带下量多复发，且色黄、有轻度异味，并伴有外阴瘙痒，结合舌脉，仍辨为湿热下注证，继续在二诊方的基础上加减。加车前子清热利尿、渗湿通淋，使湿热从小便去，如秦伯未云"治之之法，用风药可以胜湿，泄小便可以引湿"；土茯苓为岭南道地药材，功擅清热除湿、泄浊解毒，《滇南本草》载其"治五淋白浊，兼治杨梅疮毒、丹毒"。

1个月后复诊时患者带下症状已明显改善，且白带常规未见明显异常，考虑前方得法。但仍诉乏力，故治宜健脾益气、清热利湿以巩固疗效，方予四妙散合四君子汤加减。四君子汤出自《太平惠民和剂局方》，由党参、茯苓、白术、甘草四味药组成，为益气补中、健脾养胃之名方。如《医学心悟》云："带下之症，不外脾虚有湿，脾气壮旺而饮食之精华生气血而不生带，脾气虚弱则五味之实秀生带而不生气血。"此时，健脾气则湿得去。2个月后随访，患者诉带下量、色、质、气味正常，月经正常，纳眠可，无明显不适。

带下病是妇科疾病中的常见病和多发病，《傅青主女科》将其列于篇首，详载白、黄、青、黑、赤五色带下的论治，并提到："白带乃湿盛而火衰，肝郁而气弱，青带乃肝经之湿热，黄带乃任脉之湿热，黑带乃火热之极，赤带乃湿病，火热之故也。"临床中以黄带和白带最为多见。患者带下色黄，为黄带。《傅青主女科》谓黄带所成乃因下焦湿热："热邪存于下焦之间，则津液不能化精，而反化湿也……湿与热合，欲化红而不能，欲返黑而不得，煎熬成汁，因变为黄色矣。"《女科证治约旨》曰："因思虑伤脾，脾土不旺，湿热停聚，郁而化黄，其气臭秽，致成黄带。"认为黄带由脾虚湿盛所致。邓教授认为该病的核心病机是湿邪为患，常责之于脾虚、肝郁，虽有青、赤、黄、白、黑五带之色，然终归因于湿，而治湿之法，应注意不同证型、不同阶段之变化而各有侧重。此患者初诊时以湿热蕴结为重，处方则以清热利湿为主，兼以健脾；二诊时热象减轻，则以健脾祛湿为主，兼以清热。总之，应标本同治、主次分明，避免闭门留寇、湿邪缠绵留恋之患。邓教授十分重视固护脾胃中土，通过使脾之运化健旺而祛湿止带。邓高玉教授指出，治带以治湿为先，而祛湿止带之法需考虑全面，从该例患者的用药中便可见一斑。有淡渗利湿止带之茯苓、薏苡仁；清热利湿之虎杖，清热燥湿之黄柏，芳香化湿之苍术，辛温燥湿之白芷，利湿引小便之车前子。但对于下焦之湿，邓教授仍以利湿为主，正所谓"上焦宜化，中焦宜燥，下焦宜利"。四妙散原方主治湿热下注所致的两足麻痿肿痛，邓高丕教授将其灵活化裁，用于治疗湿热下注型带下病，乃异病同治，验效颇丰。

一方面，带下病有病情缠绵难愈、反复发作的特点，而岭南地区"土卑地湿"，气候潮湿温蒸，湿热相合，更为胶滞难化。另一方面，岭南地区居民喜饮凉茶以清热或解暑，容易损伤正气。因此在治疗上，邓高丕教授重视祛湿，清热药的应用也及时随证调整。此外，邓教授重视因地制宜，常应用虎杖、布渣叶、土茯苓等岭南地道药材，尤适于岭南地区的湿热气候。临床中遇到外阴瘙痒难忍、异味重者，除中药内服外，还可配合中药冲洗或盆浴加之西医常规治疗，临床疗效尤为显著。此外，邓教授叮嘱患者注意个人卫生及阴道的清洁，禁盆浴防逆行感染，治疗期间节制性生活，尽量清淡饮食，保持心情愉悦。以上种种，皆有助于带下病的防治。

第四章　妊娠病

第一节　妊娠恶阻

妊娠期间，反复出现恶心呕吐，进食受阻，甚至食入即吐者，称为"妊娠恶阻"，取其"恶心而阻其饮食"之意，又称"妊娠呕吐""阻病"等。大多数出现在妊娠早期，也有极少数持续至妊娠晚期。本病最早见于《金匮要略·妇人妊娠病脉证并治》："妇人得平脉，阴脉小弱，其人渴，不能食，无寒热，名妊娠，桂枝汤主之。"《诸病源候论·妊娠恶阻候》中首次提出"恶阻"病名。本病相当于西医学"妊娠剧吐"。邓高丕教授将妊娠恶阻主要归因于冲气上逆、胃失和降。其发生与妊娠早期生理上的特殊改变及体质因素有关。孕后血聚养胎，冲脉之血不足，而冲脉之气偏盛。冲脉隶于阳明，冲气上逆，循经犯胃则引起恶心呕吐。若脾胃速虚，肝胃不和，则症状更为明显。若发病严重或未及时治疗可发展为气阴两虚重症，甚则导致胎动不安、堕胎等。

案例：龚某，女，34 岁。2019 年 6 月 29 日初诊。

［主诉］停经 55 天，恶心呕吐 1 周。

［现病史］患者平素月经规律，经期 4~5 天，周期 35 天。末次月经为 2019 年 5 月 5 日，量中，色暗红，无痛经，无血块，乳房胀痛。于 1 周前出现恶心呕吐、进食后明显，伴咽喉不适及胃脘部灼热感，无反酸，无阴道流血，无下腹痛。

［现症］患者神志清，精神可，恶心呕吐，进食后加重，伴胃部灼热感及咽喉不适，无下腹痛，无阴道出血，无腰酸，无肛门坠胀感，纳差，眠可，二便调。舌淡红，苔白微腻，脉滑数。

［辅助检查］2019 年 6 月 14 日性激素三项检查示：β-hCG 9974IU/L，E_2 555.9pmol/L，P 5.17ng/ml。2019 年 6 月 17 日性激素三项检查示：β-hCG 25005IU/L，E_2 803.6pmol/L，P 6.34ng/ml。子宫附件彩超示：宫内妊娠 6+ 周，隐约可见心管搏动。2019 年 6 月 20 日性激素三项检查示：β-hCG 49353IU/L，E_2 1517pmol/L，

P 23.31ng/ml。2019 年 6 月 28 日性激素三项检查示：β-hCG 126063IU/L，E_2 3988pmol/L，P 14.27ng/ml。子宫附件彩超示：宫内妊娠 7+ 周，可见心管搏动。尿组合检查示：尿白细胞酯酶（+++），尿蛋白（+），尿酮体（+++）。

［孕产史］孕 1 产 1（G1P1），2014 年 2 月剖宫产 1 子。

［中医诊断］妊娠恶阻（脾胃虚弱证）。

［西医诊断］妊娠剧吐。

［治法］健脾和胃止呕。

处方：

熟党参 20g	白术 10g	甘草 6g	桑寄生 15g
盐菟丝子 20g	续断 15g	砂仁 6g	茯苓 15g
蒸陈皮 10g	生姜 10g	紫苏梗 10g	柿蒂 10g

共 5 剂，每日 1 剂，水煎至 200ml，分早晚 2 次饭后温服。

二诊（2019 年 7 月 5 日）：患者神志清，精神可，恶心欲呕较前缓解，偶有下腹隐痛，胁肋部疼痛，无阴道出血，无腰酸，无肛门坠胀感，无口干口苦，纳一般，眠可，大便溏，小便调，舌暗、苔微黄腻，脉弦。复查子宫附件彩超示：宫内妊娠 9+ 周，可见心管搏动。尿组合检查示：尿白细胞酯酶（-），尿蛋白（-），尿酮体（+）。

处方：

党参 15g	白术 15g	茯苓 10g	香附 15g
砂仁 10g	黄芩 15g	木香 10g（后下）	法半夏 10g
陈皮 10g	炙甘草 6g	紫苏梗 15g	三七 10g

三诊（2019 年 7 月 12 日）：患者稍感恶心，无呕吐，偶有下腹隐痛，腰酸，无肛门坠胀感，舌暗、苔白，脉弦。

处方：守上方，共 6 剂，每日 1 剂，早晚温服。

四诊（2019 年 7 月 19 日）：患者诉现暂无恶心呕吐，无腹痛、腰酸，无肛门坠胀感等不适。纳眠可，二便调，舌淡暗、苔薄白，脉弦。未予特殊处理，嘱其不适随诊。

按：根据患者临床表现，诊断为妊娠恶阻。妊娠恶阻的主要病机是冲气上逆，胃失和降。可由素性肝旺或肝热气逆所致，受孕后血聚胞宫养胎，冲脉气盛，且冲脉附肝，冲气夹肝火上逆犯胃，致使胃失和降；也可由素体脾胃虚弱所致，孕后经血不泻，冲脉气盛，冲气犯胃，而致胃失和降。本病案治疗以和胃降逆止呕为法，兼予补肾健脾、分清利浊。其中菟丝子补肾益精，肾旺自能萌胎，桑寄生、续断固肾壮腰以系胎；党参、白术健脾益气，补后天以资先天；陈皮理气和中，生姜、砂仁和胃止呕，紫苏梗、柿蒂降逆止呕。

二诊时，患者恶心欲呕较前缓解，但偶有下腹隐痛，胁肋部疼痛，大便溏。《素问·举痛论篇》曰："痛而闭不通矣。"患者现偶有下腹隐痛，予三七活血化瘀，瘀消而痛自无。苔微黄腻，示湿热之象，故加黄芩清利湿热。此外，予香附、木香疏肝解郁，行气止痛，并加大砂仁用量以健脾止泻、固大便之形。

三诊后，患者已无呕吐之症，但偶有恶心，守二诊方调理。四诊时，患者诉暂无不适，达到治疗目的，疗程结束。

邓教授在长期临床诊治过程中发现，本病通常以脾胃虚弱、胃气损伤为其根本，因脾胃虚弱，肝气可乘其虚而乘之，水湿不得运化而积为痰湿。故其认为本病之病机虽为脾胃虚弱，肝胃不和，但其根本却在脾胃虚弱。若先天脾胃虚弱，或后天失养，如过食寒凉损伤胃阳或饥饱失常耗伤胃气，均可导致脾胃虚弱。由于呕吐剧烈，妨碍进食，以致体内阴津亏乏，冲气失于阴津之藏纳，上逆犯胃益甚。若脾胃健旺，则水液运化有度，水湿不得积聚生痰，即使有痰湿亦可自消，故妊娠恶阻的根本病机在于脾胃虚弱。妊娠恶阻日久，不能饮食或食入即吐，则气阴生化无源。此外，吐泻伤津，妊娠恶阻流失大量津液，气随津脱，亦可导致气阴两虚。

邓高玉教授认为，妊娠期间气血下聚以养胎，胎儿发育所需的一切营养物质均系母体提供，而脾胃为气血生化之源，若脾胃虚弱，气血生化不足以养胎，则胎儿发育势必受影响，故在妊娠期间补益脾胃尤为重要。对于妊娠恶阻证属脾胃虚弱者，治疗以健脾益胃为主。本病案所用党参、白术、茯苓、砂仁、木香、紫苏、生姜、甘草等，均为邓教授治疗妊娠恶阻的常用药物。在此基础上可辅以固肾安胎之品，如桑寄生、续断、杜仲、菟丝子、女贞子、墨旱莲等。

第二节　妊娠腹痛

妊娠腹痛是指妊娠期间出现的以小腹疼痛为主的病症，亦称"胞阻"。类似于西医学的"先兆流产""先兆早产"。妊娠腹痛的相关论述最早见于汉代医家张仲景所著《金匮要略》："妇人有漏下者，有半产后因续下血都不绝者，有妊娠下血者，假令妊娠腹中痛，为胞阻，胶艾汤主之。"《圣济总录》云："妊娠脏腑虚弱，冒寒湿之气，邪气与正气相击，故令腹痛。病不已，则伤胞络，令胎不安。治宜祛散寒湿，安和胎气，则痛自愈。"妊娠腹痛应首辨虚实。若孕妇素体亏虚，气血化生不足，胞脉失其濡养则"不荣则痛"，为虚痛；若胞脉阻滞，气血运行不畅，则"不通则痛"，为实痛。在辨明虚实的基础上，再结合气血阴阳辨证，可将其大致分为虚寒、血虚、血瘀、气郁等。《景岳全书·妇人规》云："或虚，或实，或寒，或热，皆能为胎气之病。"《女科百问》亦云："胎动腹痛者何也？曰：胎动腹痛，其理盖缘饮食冷热动风毒物，或因再交，摇动骨节，伤犯胞胎，其候多呕，气不调匀，或服热药太过，血气相干。"

根据多年临床经验，邓高丕教授认为妊娠腹痛的根本病机为脾肾亏虚，在此基础上可兼夹气虚、血虚、气滞等。脾为后天之本，是气血生化之源，对内可滋养五脏，对外能濡润肌肤，妊娠期脾所运化的水谷精微能为胚胎提供营养基础。若后天亏损，冲任血虚，气血无法下滋胞胎，可导致"不荣则痛"。肾为先天之本，司生殖，《素问·奇病论篇》云"胞络者，系于肾"，胎儿的生长、发育离不开先天的支持。受孕之后胎儿渐长，若气血不通，气机郁滞，则有气滞、血瘀，可导致"不通则痛"。《陈素庵妇科补解·胎前杂症门》云："妊娠少腹痛者，因胞络素有风冷，后却受娠，受娠之后则血不通，冷与血相搏，故令少腹痛也，甚则胎动不安。"妊娠腹痛为妊娠期常见病，若不及时医治，痛久病进，则有可能会发展为堕胎、小产。

案例：许某，女，30岁。2006年12月12日初诊。

[主诉]停经8周，下腹疼痛3天。

[现病史]患者平素月经规律，经期5~7天，周期28天，经量中、色淡红、质稀，痛经，无血块，腰酸。末次月经为2006年10月18日，5日净，经量中、色淡红、无血块，痛经，无腰酸。2006年11月25日外院查尿妊娠试验阳性，患者从3天前开始出现下腹隐痛，持续至今，无阴道出血，无腰酸。

[现症]患者神志清，精神疲倦；下腹疼痛，绵绵不断，喜温喜按，无阴道出血，头晕目眩，平卧及休息后可缓解，心悸，无胸闷、胸痛，纳眠一般，小便正常，大便溏烂、每日一行，舌淡、苔白腻，脉细滑。

[辅助检查]2006年12月10日B超示：宫内妊娠，单活胎，约7周，可见胎芽及胎心，宫腔少量积液。

[孕产史]孕3产0（G3P0）。2002年行人工流产术1次，2004年孕7周因胚胎停育行清宫术。

[中医诊断]妊娠腹痛（脾肾两虚证）。

[西医诊断]先兆流产。

[治法]补肾健脾，益气养血。

处方：寿胎丸合四君子汤加减。

菟丝子 30g	川续断 15g	桑寄生 15g	阿胶 15g
党参 20g	白术 15g	甘草 6g	白芍 15g
黑枣 15g	怀山药 20g	当归 10g	佛手 10g

共 7 剂，每日 1 剂，水煎至 200ml，分早晚 2 次饭后半小时温服。

另予助孕丸 3 瓶，每次 6g，每日 3 次，口服。嘱下腹疼痛加重或阴道出血时门诊、急诊随诊。

二诊（2006 年 12 月 19 日）：患者神志清，精神可，下腹疼痛较前缓解，无阴道出血，无腰酸，时有头晕，平卧及休息后可缓解，偶有心悸、恶心，无呕吐，纳一般，眠差、入睡困难，小便正常，大便溏烂、每日一行，舌淡、苔白腻，脉细滑。

菟丝子 30g	川续断 15g	桑寄生 15g	阿胶 15g
党参 20g	白术 15g	甘草 6g	白芍 15g
酸枣仁 15g	怀山药 20g	当归 10g	砂仁 6g

共 7 剂，每日 1 剂，水煎至 200ml，分早晚 2 次饭后半小时温服。

另予助孕丸 3 瓶，口服，用法同前。

三诊（2006 年 12 月 27 日）：患者神志清，精神可，偶有下腹疼痛，无阴道出血，头晕明显缓解，偶有心悸，纳眠可，小便正常，大便稍溏烂、每日一行，舌淡、苔白，脉细滑。

菟丝子 30g	川续断 15g	桑寄生 15g	阿胶 15g
党参 20g	白术 15g	甘草 6g	杜仲 15g
黑枣 15g	怀山药 20g	蒸陈皮 10g	砂仁 6g

共 7 剂，每日 1 剂，水煎至 200ml，分早晚 2 次饭后半小时温服。

另予助孕丸 3 瓶，口服，用法同前。

四诊（2007 年 1 月 3 日）：患者神志清，精神可，无下腹疼痛，无腰酸，无阴道出血，无头晕、心悸，纳眠可，二便调，舌淡红、苔薄白，脉细滑。2007 年 1 月 3 日子宫附件彩超示：宫内妊娠 10+ 周，单活胎。

菟丝子 30g	川续断 15g	桑寄生 15g	阿胶 15g
党参 20g	白术 15g	甘草 6g	黑枣 15g
五指毛桃 30g	怀山药 20g	蒸陈皮 10g	砂仁 6g

共 14 剂，每日 1 剂，水煎至 200ml，分早晚 2 次饭后半小时温服。

按：在本病案中，患者主诉为"停经 8 周，下腹疼痛 3 天"，且 B 超提示宫内妊娠 7 周，可见胎心。据此，可诊断为妊娠腹痛。

邓高丕教授认为，女性一生经历经、孕、胎、产、乳，数伤气血，如《灵枢·五音五味》云："妇人之生，有余于气，不足于血，以其数脱血也。"尤其在妊娠阶段，胞胎需要依靠肾脏的维系，而胚胎又需要母体通过后天脾胃将水谷化生为精微物质来滋养，正如《邯郸遗稿》所云："胎茎之系于脾，犹盅之系于梁也。"所以妊娠腹痛的病机多以脾肾亏虚为基础，在先天、后天功能失调的基础上出现气血亏虚、气滞血瘀、血虚寒凝等证。因此，妊娠腹痛的治疗应以健脾补肾为基础，通过强健脾胃来补益气血，通过滋阴补肾来安胎、固胎，且在此基础上可根据具体情况佐以疏肝、理气、解郁、养血等药物。

本病案中，患者平素气虚，中气不足无法滋生阴血，则冲任气血不足，故见月经色淡、质稀；在怀孕后，脾虚生化乏源加剧，则导致血虚，以致胞脉失养，而出现腹痛，痛势绵绵不断、喜温喜按，为虚痛。脾虚则无法运化水谷精微以下滋肾脏，而致肾虚。肾虚则冲任二脉不固，胎失载摄，故表现为腰酸；脾虚则中阳不振，清阳不升，无法充养头窍，故见头晕；《黄帝内经》曰："清气在下，则生飧泄。"又云："中气不足，溲便为之变。"故可见大便溏烂；舌淡、苔白腻、脉细滑为脾肾两虚之征。根据以上临床表现综合辨证，邓高丕教授认为该患者的病机为脾肾不足，气血亏虚。

初诊时，根据患者的病因病机，邓高丕教授认为治疗应以补肾健脾为基础，佐以益气养血，故予寿胎丸合四君子汤加减。寿胎丸为清代名医张锡纯所创，在原著中多用于胎动不安、滑胎等病，但邓高丕教授在临证时，不着眼于病的异同，而注重病机的异同，采取异病同治的方法，正如《素问·至真要大论篇》所言，因火而致病者有五，可为热瞀瘛，可为禁鼓栗，可为躁狂越，可为逆冲上，可为病胕肿疼酸惊骇，然其病因，皆属于火，均可以清热泻火之法治之。如前所述，患者虽然被诊断为妊娠腹痛，但其基本病机为脾肾两虚，与寿胎丸立法相符，故而在治疗肾虚方面，依然可以选用经典的寿胎丸。其中，重用菟丝子为君药，在补益肝肾的同时兼可益精，且补而不燥，《本草汇言》曰："菟丝子，补肾养肝，温脾助胃之药也。补而不峻，温而不燥，故入肾经，虚可以补，实可以利，寒可以温，热可以凉，湿可以燥，燥可以润。"现代药理学研究发现，菟丝子可提高排卵障碍模型大鼠的成熟卵泡比例，以及血清中的卵泡刺激素及雌二醇水平。桑寄生与川续断共为臣药。桑寄生，味苦、甘，性平，具有补益肝肾、强健筋骨、安胎之功效，《本草求真》云："桑寄生，号为补肾补血要剂。缘肾主骨，发主血，苦入肾，肾得补则筋骨有力，不致痿痹而酸痛矣。甘补血，血得补则发受其灌荫而不枯脱落矣。故凡内而腰痛、筋骨笃疾、胎堕，外而金疮、肌肤风湿，何一不借此以为主治乎。"续断，味苦、辛，性微温，能补益肝肾、强续筋骨、止崩中漏下，在《神农本草经》中位列上品，《本草汇言》云："续断，补续血脉之药也。大抵所断之血脉非此不续，所伤之筋骨非此不养，所滞之关节非此不利，所损之胎孕非此不安，久服常服，能益气力，有补伤生血之效，补而不滞，行而不泄，故女科、外科取用恒多也。"经研究发现，川续断中的总生物碱能使妊娠模型大鼠的子宫收缩强度下降，并且能降低子宫张力。阿胶味甘，性平，归肺、肝、肾经，具有补血滋阴、润燥、止血之功效。《本草纲目》曰："疗吐血衄血，血淋尿血，肠风下痢。女人血痛血枯，经水不调，无子，崩中带下，胎前产后诸疾。"四君子汤为中医学著名方剂，出自《太平惠民和剂局方》，有健脾益气之效，其原方组成为人参、白术、茯苓、甘草，邓高丕教授以党参易人参，既能有补气之功效又可避免人参过于温燥滋腻，《本草正义》云："党参力能补脾养胃，润肺生津，健运中气，本与人参不甚相远。其尤可贵者，则健脾运而不燥，滋胃阴而不湿，润肺而不犯寒凉，养血而不偏滋腻，鼓舞清阳，振动中气，而无刚燥之弊。"党参味甘，性平，能补中益气、养血生津。白术为臣药，能健脾益气、安胎，与党参相配伍，益气健脾之力益著，且能渗湿以协助气血运行，走而不守。甘草味甘，性平，能补脾益气、缓急止痛、调和诸药，《药品化义》曰："炙用温而补中，主脾虚滑泻，胃虚口渴，寒热咳嗽，气短困倦，劳役虚损，此甘温助脾之功也。但味厚而太甜，补药中不宜多用，恐恋膈不思食也。"白芍，味苦、酸，性微寒，能调经养血、柔肝止痛，与甘草相伍，取酸甘养阴之意，有缓急止痛之功效。方中黑枣能补气养血滋阴。怀山药，味甘，性平，能健脾益肾，补而不滞，与党参、白术等药物相配伍，增强健脾益气之功效，《本草纲目》曰："益肾气，健脾胃，止泄痢，化痰涎，润皮毛。"当归，味甘、辛，性温，能补血调经、活血止痛，因其气味辛香，故用当归既能疗血虚，又可与佛手相配以行气。佛手能疏肝理气，在全方之中起到行气、理气的作用，使本方补而不滞、气机调畅。

在整个治疗过程中，邓高丕教授根据患者服药后的情况随症加减。二诊时，患者睡眠较差，故原方去黑枣用酸枣仁以宁心安神，去佛手用砂仁以改善孕期恶心症状。三诊时，患者下腹疼痛已明显缓解，故去当归，改予陈皮理气安胎。四诊时，患者已无明显症状，继续予寿胎丸合四君子汤，另加五指毛桃以补气行气。

在本病案中，邓高丕教授以辨证论治为准则，认为患者妊娠腹痛的基础病机为脾肾亏虚，对此以"异病同治"为原则灵活使用寿胎丸合四君子汤加减治疗。邓高丕教授在临证时用方灵活，更注重对基本病机的把握，不仅仅是因病选方，而是在辨明病机后依据病机选方，故多能取得不俗疗效。

第三节　胎动不安

胎动不安是指妊娠期出现腰酸腹痛、胎动下坠，或阴道少量出血者，又称"胎气不安"。类似于西医学中"先兆流产""先兆早产"。胎动不安最早记载于《小品方》中："治妊娠五月日，举动惊愕，动胎不安，下在小腹，痛引腰胳，小便痛，下血。"对于胎动不安，从古至今诸多医家均有论述。《诸病源候论》论述其病机为"漏胎者……冲任气虚，则胞内泄漏"。《女科经纶》认为，胚胎的生长发育需要肾脏的维系与支持，若先天肾气不足或妊娠期不节房事，则可引起肾虚，从而导致妊娠期腰痛，严重者导致胎动不安。《傅青主女科·妊娠》云："妊娠少腹作疼，胎动不安，如有下堕之状，人只知带脉无力也，谁知是脾肾之亏乎……补先后二天之脾与肾，正所以固胞胎之气与血，脾肾可不均补乎！"其认为治疗胎动不安应滋补先天之肾，强健后天之脾，从而使胎元稳固。胎动不安除与脾肾二脏密切相关外，瘀血阻滞于胞宫、冲任也可以导致胎元不固，王清任在《医林改错》中提出，妊娠者漏下之血，多为宫内瘀血，因无法流入胞胎而从旁流下，其后，胎无血之养护则发生小产。

根据多年临床经验，邓高丕教授认为胎动不安的基本病机为肾气虚损、冲任不固，在此基础上又可兼夹血热扰胎、血瘀伤胎等。肾为先天之本，肾藏精而主生殖，肾气充盛，则天癸至，任通冲盛，男女构精，万物化生。《素问·奇病论篇》云："胞络者，系于肾。"《女科经纶·引女科集略》曰："女子肾藏系于胎，是母之真气，子之所赖也。若肾气亏损，便不能固摄胎元。"若其父母素禀肾气不足，或孕后房事不节，损及肾气，耗动肾精，致使冲任不固，胚胎失其所系，可进而发展为胎动不安。女性孕后气血下注冲任，聚于胞宫以滋养胚胎，则阴血亏虚，阳气偏盛，因而常内生血热。清代医家沈金鳌云："胎前一团火，产后一盆冰。"而在妊娠期，若外感热邪，热伤冲任，胚胎受热邪熏灼，可致胎动不安；若误食辛热，热扰胞宫，触动胎气，亦可导致胎动不安，正如《竹林女科证治·胎气攻心》中所载："妊娠过食辛热毒物，热积胎中，以致胎儿不安，手足乱动，上攻心胞，母多痛苦。"

案例：梁某，女，30岁。2019年6月20日初诊。

［主诉］停经40天，阴道反复出血伴腰酸5天。

［现病史］患者平素经期10~12天，周期30~31天，末次月经为2019年5月11日至2019年5月23日，经量中、色暗、夹有血块，痛经，腰酸，无乳房胀痛。2019年6月13日自测尿妊娠试验阳性。自2019年6月15日开始出现阴道出血、量少、色暗红，仅用护垫即可，伴下腹疼痛，遂于外院查β-hCG 5958.8 IU/L，P 36.00 ng/ml，当日予肌内注射黄体酮注射液40mg。2019年6月17日再次出现阴道出血，色暗红，有血块，伴下腹疼痛。

［现症］患者神志清，精神疲倦，下腹胀痛，阴道少量出血，色暗红、有血块，每日使用卫生巾约2片、湿透约1/3，腰酸，无肛门坠胀感，恶心欲呕，气短懒言，乏力，时有头晕、胸闷、心悸，纳差，眠一般，二便调，舌淡暗、边有瘀斑，苔白，脉细滑。

［辅助检查］2019年6月17日性激素检查示：β-hCG 8727IU/L，P 25.76ng/ml；子宫附件彩超示：①宫内妊娠约5周，未见明显胚芽；②子宫前壁下段液性暗区，考虑瘢痕憩室可能。

［孕产史］孕2产1（G2P1），2015年行剖宫产手术。

［中医诊断］胎动不安（肾虚血瘀证）。

［西医诊断］先兆流产。

［治法］补肾益气，祛瘀安胎。

处方：菟丝子30g   白术10g   桑寄生15g   川续断15g

      太子参20g   升麻10g   盐杜仲15g   紫苏梗15g

      砂仁6g   蒲黄炭6g   五指毛桃30g   五灵脂10g

共5剂，每日1剂，水煎至200ml，分早晚2次饭后半小时温服。

另予助孕丸3瓶，每日3次，每次6g，口服。

二诊（2019年6月22日）：患者精神一般，阴道出血较前减少、色暗红、有血块，每日使用卫生巾1片、湿透约1/3，偶有腰酸，无肛门坠胀感，今日呕吐胃内容物1次，时有短气，偶有头晕、胸闷、心悸，纳差，眠一般，二便调，舌淡暗、边有瘀斑，苔白，脉细滑。

处方：菟丝子30g   白术10g   桑寄生15g   川续断15g

      太子参20g   升麻10g   酒萸肉15g   紫苏梗12g

      砂仁6g   地榆10g   五指毛桃30g   五灵脂10g

共7剂，每日1剂，水煎至200ml，分早晚2次饭后半小时温服。

另予助孕丸3瓶，服法同前。

三诊（2019年6月29日）：患者神志清，精神可，阴道少量出血、仅用护垫即可，色褐，无血块，偶有下腹疼痛及腰酸，时有恶心呕吐，偶有头晕、气短，无心悸、胸闷，纳差，眠可，二便调，舌淡暗、苔白，脉细滑。复查子宫附件彩超示：①宫内妊娠6+周，可见心管搏动；②子宫前壁下段液性暗区，考虑瘢痕憩室可能。

处方：菟丝子30g　　白术10g　　桑寄生15g　　川续断15g
　　　太子参20g　　升麻15g　　酒萸肉15g　　紫苏梗15g
　　　砂仁6g　　　五指毛桃30g　蒸陈皮10g　　仙鹤草20g

共7剂，每日1剂，水煎至200ml，分早晚2次饭后半小时温服。

四诊（2019年7月6日）：患者神志清，精神可，无阴道出血，无下腹疼痛，偶有腰酸、恶心，无头晕、胸闷、心悸，纳差，眠可，二便调，舌淡暗、苔薄白，脉细滑。

处方：菟丝子30g　　白术10g　　川续断15g　　桑寄生15g
　　　党参15g　　　升麻10g　　紫苏梗15g　　砂仁6g
　　　盐杜仲15g　　蒸陈皮6g　　黑枣15g　　　甘草6g

共14剂，每日1剂，水煎至200ml，分早晚2次饭后半小时温服。

按：在本病案中，患者因"停经40天，阴道反复出血伴腰酸5天"就诊，彩超提示宫内妊娠约5周。患者主诉及相关检查结果符合胎动不安的相关诊断，该患者现为妊娠早期，胎盘尚未形成，故易出现胎漏、胎动不安等病。

邓高丕教授在治疗胎漏、胎动不安等妊娠病方面具有丰富的临床经验。他认为，胚胎的稳固与肾气的维系密切相关，胚胎发育有赖于冲任二脉的濡养，因此胎动不安的基本病机为肾气虚损，冲任不固。在此基础上，若孕妇素体阳盛，或因岭南气候湿热，外感湿热之邪，使热伤冲任，胎气受损，或因孕后阴血未下注血海以养胚胎，反而成为离经之血，阻碍胚胎发育均可导致胎动不安。因此，胎动不安的病机在肾气虚损、冲任不固的基础上又兼夹血热扰胎、血瘀伤胎等。

在本病案中，患者平素气虚，气虚则冲任不固，气为血之帅，气虚则无法统摄经血，故表现为月经经期延长。而患者在妊娠后，气血多聚集于胞宫，中阳不振，则表现为少气懒言；气虚不能运化水谷精微，则后天失养，而肾精非后天之气不能生，肾不得水谷精微的补充，日久则发为肾虚。"肾以系胞，气以载胎"，胎元的稳固和生长有赖于脾肾二脏共同作用和协调。《胎产秘书》曰："禀赋不足，脾胃虚弱，是胎产诸疾之根本。"肾虚则冲任失调，而养胎之血下泄，表现为阴道出血；肾虚无法载固胎元，胎元下坠，则腰酸腹痛；气虚日久，无力推动血液运行，血行缓慢，停留而为瘀，《医林改错》云"元气既虚，必不能达于血管，血管无气，必停留而瘀"，瘀血离经而走，则出血夹有血块；瘀血内停，阻滞津液上承于口，则舌边有瘀斑。患者气虚、肾虚、血瘀三种病机兼夹，故舌淡暗、脉细滑。《医宗必读·肾为先天本脾为后天本论》指出："经曰治病必求于本。本之为言根也，源也……先天之本在肾，肾应北方之水，水为天一之源。后天之本在脾，脾为中宫之土，土为万物之母。"综上所述，邓高丕教授诊断该患者为肾精亏虚，气虚血瘀之证。

初诊时，邓高丕教授依据患者病因病机，以补肾益气、祛瘀安胎为法，拟方为寿胎丸合举元煎、失笑散加减，寿胎丸为治疗胎动不安的经典名方，出自清代医家张锡纯所著《医学衷中参西录》，其组成为菟丝子、桑寄生、川续断、阿胶；举元煎出自明代医家张景岳所著《景岳全书》，是由李东垣所创名方补中益气汤化裁而来，由人参、黄芪、甘草、升麻、白术组成，有益气固冲安胎的功效；失笑散为《太平惠民和剂局方》中所载方剂，其药物组成是蒲黄、五灵脂，"治产后心腹痛欲死，百药不效，服此顿愈"，能活血化瘀、散结止痛。邓高丕教授将三个经典方剂组合、化裁，分别对应病机中肾虚、气虚、血瘀三个方面，既遵循病机，又用药精简。在方中弃用了寿胎丸原方中的阿胶，因考虑患者虽有肾虚，但同时还有气虚和血瘀，阿胶为血肉有情之品，虽能补血止血，但太过滋腻，会阻碍气机运行，因此去除此药，这也体现了邓高丕教授临证用药灵活精准的特点。在举元煎原方中本为人参，但邓高丕教授认为此患者本就肾阴不足，又地处岭南湿热之地，人参过于温燥，易为太子参不仅能起到人参原有的健脾益气功效，而且能生津养阴；以五指毛桃易黄芪，一方面二者都有补气之功，但黄芪太过温燥，另一方面五指毛桃不仅能补气健脾，更兼有行气的作用，能推动气血运行。患者因处于妊娠初期，肝气上逆，胃气不降，则有恶心作呕，予紫苏梗、砂仁相配伍，既能行气又可安胎。

二诊时，患者精神好转，阴道出血、腰酸、头晕、短气等症状均有所改善。邓高丕教授仍以补肾益气、祛瘀安胎为治疗大法，根据患者临床表现，酌情去掉原方的蒲黄炭，改用地榆以凉血止血，因炒炭后药物收涩力强，此时患者阴道出血症状已经好转，若收涩太过则有留瘀之弊；去杜仲改用酒萸肉，因酒萸肉能补肾涩精，可平补阴阳，能补能涩，故既能补患者肾阴之亏虚又可收涩离经之血。

三诊时，患者舌象为舌淡暗、苔白，已无舌边瘀斑，且阴道出血明显好转。此时患者瘀血症状已不明显，故去掉二诊方中的五灵脂，防止过用活血化瘀药物而伤胎，做到"有是证，用是药""衰其大半而止"，加用蒸陈皮以理气健脾和中，改善妊娠早期恶心呕吐症状。

四诊时，患者大部分症状已缓解，只是偶有腰痛，故以补肾益气为法，去酒萸肉改用盐杜仲以缓解腰酸，去仙鹤草改用黑枣以健脾养血、补中益气。

在本病案中，首先，邓高丕教授遵循了《黄帝内经》中"有故无殒亦无殒"的治疗原则，在安胎时并没有拘泥于滋补肝肾的方法，而是根据患者的实际情况进行辨证论治，以"凡妊娠胎气不安者，证本非一，治亦不同，盖胎气不安必有所因，或虚或实，或寒或热，皆能为胎气之病，去其所病便是安胎之法，故安胎之方不可执，亦不可泥其月数，但当随证随经，因其病而药之，乃为至善"为遣方思路，故加用失笑散以活血化瘀。其次，遵循《黄帝内经》中"衰其大半而止"的原则，在患者瘀血症状得到极大改善时及时停用活血化瘀类药物，即所谓的"大毒治病，十去其六；常毒治病，十去其七；小毒治病，十去其八；无毒治病，十去其九。谷肉果菜，食养尽之。无使过之，伤其正也。不尽，行复如法"。在妊娠病的治疗中，活血化瘀药物应慎用，但当孕妇有瘀血证表现时，应"有是证，用是药"，诚如刘昉在《幼幼新书》卷三《胎中滋养第四》中云："上古圣人谓重身毒之，有故无殒，衰其大半而止。盖药之性味本以药疾，诚能处以中庸，以疾适当，且知半而止之，亦何疑于攻治哉！又况胞胎所系，本于生气之原，而食饮与药入于口而聚于胃，胃分气味散于五脏，苟非太毒快剂，岂能递达于胞胎耶？"治疗妊娠病，需要胆大心细。此病案也显示出邓高丕教授对中药药性和剂量把握之精准，对病机判断之准确，用药之果敢！

第四节　滑胎

在中医妇科学中，堕胎、小产连续发生3次或3次以上者，称为"滑胎"，亦名"数堕胎"。滑胎类似于西医学中的复发性流产。滑胎在古代医籍中有诸多论述，最初滑胎是指滑利胎儿临产催生的方法，直到隋代巢元方首次对滑胎的病因病机进行了阐述，认为气血不足是滑胎的基本病机，《诸病源候论·妇人妊娠病诸候上》云："阳施阴化，故得有胎，荣卫和调，则经养周足，故胎得安，而能成长。若血气虚损者……故不能养胎，所以致胎数堕。"而后，宋代医家齐仲甫在前人基础上首次提出了滑胎应期而下的特点，《女科百问》曰："妊娠三月，曾经堕胎，至其月日复堕胎者，何也？答曰……若血气虚损，子脏为风冷所乘，致亏营卫，不能荫养其胎，故数堕也。假令妊娠三月……不善摄生伤经，则胎堕，后虽再有妊，至其月日，仍前犯之，所以复堕也。"明代医家张景岳总结前人论述，在《景岳全书》中详细、全面地论述了滑胎的病机："凡妊娠之数见堕胎者，必以气脉亏损而然……有禀质之素弱者，有年力之衰残者，有忧怒劳苦而困其精力者，有色欲不慎而盗损其生气者。此外如跌仆、饮食之类，皆能伤其气脉……非先天之最完固者不能，而常人则未之有也。"清代医家叶天士第一次提出了滑胎的病名，曰："妊娠……有屡孕屡堕者，由于气血不足，名曰滑胎。"

邓高丕教授在前人的理论基础上结合多年临床经验，认为滑胎的基本病机多为脾肾亏虚。他认为，女性孕育胚胎如同自然界中种子经历种植、发芽、生长的过程。傅青主曰："干旱之田，岂能长养，寒阴之地，固不生物。"因此，胚胎的种植、发育离不开脾土的温养和肾水的滋润。肾藏精而主生殖，肾为胎元之根，胎元的形成有赖于肾精的充盈，胎元的稳固有赖于肾气的维系。肾气盛则能固摄胞胎、育胎成长，《医学衷中参西录》曰："男女生育，皆赖肾脏作强……肾旺自能荫胎也。"脾土化生水谷精微，能承载胎元，若脾脏亏虚，则无法协助肾气以载胎，正如《傅青主女科》曰："夫胞胎虽系于带脉，而带脉实关于脾肾。脾肾亏损，则带脉无力，胞胎即无以胜任矣……脾非先天之气不能化，肾非后天之气不能生，补肾而不补脾，则肾之精何以遽生也。"且脾为后天之本、生化之源、胎元之茎，《医宗金鉴》云："气血充实胎自安。"若脾气亏虚，气血生化乏源，则不能下助肾脏以安胎。滑胎多以虚为基础，但临床上亦可见虚实夹杂，实者多兼夹瘀、热。因此，邓高丕教授强调辨证论治、因证施治。此外，在论治过程中，邓高丕教授亦重视孕前调理和孕后防治，以"预培其损"为指导原则。

案例：吴某，女，32岁。1990年8月23日初诊。

[主诉]连续自然流产5次。

[现病史]患者结婚8年余，1982—1987年间曾妊娠5次，均在妊娠6~12周时自然流产，末次流产时间为1987年11月，曾用西药安胎未见效，后行清宫术。患者平素月经规律，周期28~30天，经期5天，经量中、色淡红、质稀、无血块，无痛经，腰酸。末次月经为1990年7月25日，5日净，经量中、色淡红、无血块，无痛经，无腰酸。

[现症]患者神志清，精神一般，面色晦暗，时有腰痛、头晕、心悸，平素易感乏力、疲倦，胃纳可，口淡，眠一般，每晚夜尿1~2次，小便清长，大便偏干，舌淡胖、苔白，脉沉细。

［辅助检查］血清内分泌激素检查示：PRL 48ng/ml，E_2 80pg/ml，P 20ng/ml。染色体检查示：女方为46XX，男为46XY。地中海贫血血常规示：双方未见明显异常。血型：女方为A型；男方为AB型。HLA分型：女方：A9，A−，B18，B35，Cw7，Cw1；男方为A1，A3，B5，B35，Cw7，Cw−。血清抗精子抗体：女方阴性；男方阳性。基础体温：呈双向型。男方精液常规示：精子计数34×10^6/ml，精子活动率50%，精子异形率8%，液化时间30分钟。

［孕产史］24岁结婚，夫妻性生活正常。孕5产0（G5P0），1982年9月因妊娠6周不全流产行清宫术，1983年7月因妊娠7周稽留流产行清宫术，1984年1月因妊娠12周稽留流产行清宫术，1986年10月因妊娠9周稽留流产行清宫术，1987年11月因妊娠8周稽留流产行清宫术。

［个人史］原为篮球运动员，现已退役；其丈夫34岁，原为篮球运动员，现已退役，曾有阴囊外伤史。

［中医诊断］滑胎（脾肾两虚证）。

［西医诊断］复发性流产。

［治法］补肾健脾，益气养血。

处方：菟丝子30g　　川续断15g　　桑寄生15g　　阿胶15g

　　　何首乌15g　　党参20g　　　黄芪15g　　　白术15g

　　　金樱子15g　　杜仲15g　　　炙甘草6g

共14剂，每日1剂，水煎至200ml，分早晚2次饭后半小时温服。

另予女方助孕丸3瓶，每日3次，每次6g，口服；男方益肾活血2号丸6瓶，每日3次，每次6g，口服。

二诊（1990年9月20日）： 末次月经为1990年9月20日，月经量中、色红，无痛经，无血块，腰酸、乳房胀痛。患者神清，精神一般，面色晦暗，乏力疲倦较前好转，仍诉时有头晕、心悸，胃纳可，口淡，眠一般，每晚夜尿1~2次，小便清长，大便偏干，舌淡胖、苔白，脉沉细稍滑。

患者现为经期，暂不予中药。嘱经后继续服用助孕丸。

三诊（1990年10月3日）： 患者神志清，精神可，面色晦暗稍有缓解，乏力、疲倦较前好转，偶有头晕、心悸，胃纳可，口淡，眠一般，每晚夜尿1~2次，小便清长，大便偏干，舌淡胖、苔白，脉沉细。

处方：菟丝子30g　　川续断15g　　桑寄生15g　　阿胶15g

　　　赤芍15g　　　党参20g　　　黄芪15g　　　白术15g

　　　路路通15g　　杜仲15g　　　肉桂5g　　　　炙甘草6g

共 7 剂，每日 1 剂，水煎至 200ml，分早晚 2 次饭后半小时温服。

四诊（1990 年 11 月 5 日）：末次月经为 1990 年 10 月 16 日，量中、色暗红，无痛经、无血块、轻微腰酸。患者神志清，精神可，偶有头晕、心悸，胃纳可，口淡，眠差、入睡困难，每晚夜尿 1 次，大便正常，舌淡胖、苔薄白，脉细。

处方：菟丝子 30g　　川续断 15g　　桑寄生 15g　　阿胶 15g

　　　熟地黄 15g　　党参 20g　　　黄芪 15g　　　白术 15g

　　　酸枣仁 15g　　杜仲 15g　　　合欢皮 15g　　炙甘草 6g

共 7 剂，每日 1 剂，水煎至 200ml，分早晚 2 次饭后半小时温服。

五诊（1990 年 11 月 22 日）：末次月经为 1990 年 11 月 14 日，量中、色暗红，无痛经、无血块、无腰酸。患者神志清，精神可，偶有头晕、心悸，纳眠可，二便调，舌淡、苔薄白，脉细。

处方：菟丝子 30g　　川续断 15g　　桑寄生 15g　　阿胶 15g

　　　熟地黄 15g　　党参 20g　　　黄芪 15g　　　白术 15g

　　　白芍 15g　　　杜仲 15g　　　川芎 10g　　　炙甘草 6g

共 14 剂，每日 1 剂，水煎至 200ml，分早晚 2 次饭后半小时温服。

另予女方助孕丸 3 瓶，男方益肾活血 2 号丸 6 瓶，服法同前。

六诊（1991 年 2 月 11 日）：末次月经为 1991 年 1 月 8 日，量中、色暗红，无痛经、无血块、无腰酸。患者 1991 年 2 月 10 日自测尿妊娠试验阳性，β–hCG（半定量法）：2500 IU/ml。现神志清，精神一般，自觉胸闷，纳差，无阴道出血，小腹下坠感，腰酸，舌淡、苔白，脉细略滑。

处方：助孕丸 3 瓶，服法同前。

七诊（1991 年 2 月 18 日）：末次月经为 1991 年 1 月 8 日，量中、色暗红，无痛经、无血块、无腰酸。1991 年 2 月 17 日查 β–hCG：5000IU/ml，患者时有下腹坠胀感，腰酸，并自觉胸闷、恶心、纳差，小便正常，大便秘结，舌淡红、苔微黄，脉细滑。

处方：菟丝子 15g　　川续断 15g　　桑寄生 15g　　何首乌 20g

　　　火麻仁 20g　　生地黄 15g　　怀山药 15g　　女贞子 15g

　　　麦冬 12g　　　玄参 12g

共 5 剂，每日 1 剂，水煎至 200ml，分早晚 2 次饭后半小时温服。

八诊（1991 年 3 月 26 日）：患者现无下腹坠胀感，无胸闷、恶心，偶有腰酸，纳差，眠一般，二便调。外院查 β–hCG > 20000IU/ml；B 超提示宫内妊娠

10 周，活胎。

处方：助孕丸 3 瓶，服法同前。嘱连续服用至妊娠 14 周。

患者于 1991 年 10 月 7 日足月剖宫产一名男婴，体重 4.25kg，母子健康，3 年后随访，其子身体与智力发育正常。

按： 此患者在 5 年内连续流产 5 次，故诊断为滑胎。其原为篮球运动员，由于长期大量训练，身体损耗过大，劳力过度则耗伤气血，致使脏腑功能低下、脏气亏虚，正所谓"劳则气耗"，故见乏力、疲倦；气虚日久，中阳不振，则发为心悸；脾不健运，清阳不升，无法濡养头窍，则头晕；后天不足，无法滋养先天肾气，腰为肾之府，则腰酸；肾气固摄无权，则夜尿多、小便清长；水液经二便代谢，小便多则大便干；舌脉亦为脾肾两虚之佐证。

邓高丕教授将此患者辨为脾肾两虚证，以补肾健脾、益气养血为治疗法则，予寿胎丸加减。寿胎丸为清代名医张锡纯所创，《医学衷中参西录》记载其主要功效是补肾、安胎，可治疗肾虚滑胎及妊娠下血、胎动不安、胎萎不长。原方中菟丝子补肾益精，肾旺自能荫胎；桑寄生、续断补肝肾，固冲任，使胎气强壮；阿胶滋养阴血，冲任血旺则胎气自固。在此基础上，本病案加用何首乌，味苦、涩，性微温，能补肝肾、益精血、润肠通便，配合金樱子酸涩之性有固精缩尿之效；党参、白术、黄芪、炙甘草健脾益气以资化源；杜仲能补肝肾、强筋骨，多用来改善肾虚所致腰酸。全方合用，使肾气健旺，脾复健运，冲任得固，气血得调，则无滑胎之患。在治疗中，邓高丕教授不但关注女方，也注重对男方的诊治。男方抗精子抗体阳性，精液质量欠佳，且有阴囊外伤史，考虑有外伤所致瘀血，故予益肾活血 2 号丸以补益肾气、活血化瘀。

三诊时，患者处于经间期，此时为重阴转化期，阴阳交替，应予温阳活血药以促进排卵，故在二诊方的基础上加用路路通，取其通利之性，促进排卵；肉桂补火助阳、温通经脉；赤芍活血，疏通冲任血气。

四诊时，患者处于经前期，此时为阳长期，应补益肝肾、平补阴阳，且患者有失眠症状，故仍予寿胎丸加减，并加用合欢花、酸枣仁以宁心安神。

五诊时，患者处于经后期，此时血海空虚，胞宫在肾气的作用下蓄积阴精，故应以补肾气、养冲任为主，促进卵泡发育，故在寿胎丸的基础上合用四物汤以滋阴养血。

治疗 3 个月后，女方怀孕，此时邓高丕教授遵循中医妇科学中"预培其损"的治疗原则予寿胎丸以补肾安胎。《明医杂著·妇人半产》云："下次有胎，先于两个半月后，即用固胎药十数服，以防三月之堕。"此外，患者孕后因阴血下聚于胞宫而热象明显，肠燥津枯，出现便秘、舌苔微黄等症，故在寿胎丸的基础上加用增液汤，以玄参、麦冬、生地黄三药合用，滋补阴液，而达增水行舟之效。此外，夫妇二人因屡孕屡堕，身心俱疲，邓高丕教授在诊治过程中对其积极开展心理疏导，助其减轻心理负担，并从饮食、起居、情志等方面给予指导，嘱其安心保胎。

本病案体现了邓高丕教授诊疗滑胎病的三大特色：第一，分步论治。分为孕前及孕后两个部分，孕前调养以补肾健脾、调和气血为主，此时注重改善母体情况，邓高丕教授认为母体是否能孕育胚胎，与脾肾二脏的关系最为密切，脾健则阳回土暖而万物资生，肾旺则火生胞暖而孕育有期，培固其本则孕而可期。孕后治以固肾安胎，兼顾阴血不足，此时母胎同治，可保母健胎壮，胞胎得固。第二，注重夫妻同治。《易经》云："天地氤氲，万物化醇，男女媾精，万物化生。"可见胚胎的孕育与夫妻双方密切相关，需在中医辨证论治的基础上结合西医相关检查结果，排除免疫因素、染色体因素，予对证方药改善双方身体状况，再准备怀孕。第三，调畅情志。《万氏女科》云："古有胎教……盖过喜则伤心而气散，怒则伤肝而气上，思则伤脾而气郁，忧则伤肺而气结，恐则伤肾而气下。母气既伤，子气应之，未有不伤者也。其母伤则胎易堕。"调畅情志是保胎的重要环节，尤其是对滑胎患者而言，因屡孕屡堕，心理负担更重。因此，邓高丕教授在临床诊疗过程中注重对双方的开导，并常嘱咐男方要多陪伴关爱女方，以消除其忧惧心理，并在饮食、起居上给予相应的指导和建议，以提高临床疗效。

第五节　胎堕不全

胎堕不全是指妊娠后出现小腹疼痛，呈阵发性并逐渐加剧，继而部分妊娠物排出，但尚有部分残留在子宫腔内，阴道出血不止，甚至出血如崩。胎堕不全相当于西医学"不全流产"，可由胎漏、胎动不安未行干预或病情加重发展而来。

邓高丕教授把胎堕不全主要归因于气虚和血瘀。流产后，妊娠物的排出有赖于气机的推送和气血的调和，胎堕不全又往往伴有阴道出血时间长等特点。一方面，患者素体虚弱，元气不足，或产程过长而耗伤气血，或药物流产后出血时间长、血量多，使气随血耗，无力送出胞衣；患病损伤正气，正气亏损，或素体虚弱，气不摄血，或素性忧郁，经脉失畅，血不归经，均可导致阴道出血而瘀结胞中，胞衣阻滞不下；素体阳气不足，阴寒内盛，或产室寒温失宜，寒邪袭胞，以致气血凝滞，胞衣不下。《景岳全书·妇人规》曰："凡胎孕不固，无非气血损伤之病，盖气虚则提摄不固，血虚则灌溉不周，所以多致小产。"《诸病源候论·妇人妊娠病诸候上》曰："胎动不安者，多因劳役气力，或触冒冷热，或饮食不适，或居处失宜，轻者止转动不安，重者便致伤堕。"另一方面，阴道出血，血室正开，若调摄失宜感受寒邪，寒邪客于胞脉，阻滞胞宫，则致血凝、血瘀，或气虚血运乏力血行迟缓，加重血瘀；也可因热灼阴津燥涩成瘀，或有湿热壅遏成瘀；或情志不畅，肝气郁结，疏泄失常，气滞血瘀，抑或流产过程中有瘀血阻滞胞脉，均致气机不畅，使妊娠物无法正常排出体外。气虚不能固摄，热伤冲任迫血妄行，瘀滞冲任使新血不得归经，均可导致出血时间延长等症状。

案例：王某，女，29 岁。2017 年 3 月 9 日初诊。

［主诉］药物流产后阴道出血 3 周。

［现病史］患者末次月经为 2016 年 12 月 28 日。停经第 48 天，于外院行药物流产，常规予口服米非司酮联合米索前列醇（第 1 天：米非司酮 50mg，早晚口服各 1 次。第 2 天：米非司酮 50mg，早晨口服 1 次。第 4 天：米索前列醇 0.6mg，晨起口服，并卧床休息 2 小时）。于用药后第 4 天排出妊娠囊，抗炎治疗，1 周后患者因工作原因未及时复诊。现为药物流产后 3 周，阴道出血淋漓不尽，量偶有增多、色暗、无血块，时有腹痛，形疲面黄，纳眠可，二便正常。

［现症］阴道少量出血、无血块，时有腹痛，神疲乏力，面色晦暗，纳眠可，二便正常，舌暗红、苔白，脉细涩。

［辅助检查］2017 年 3 月 9 日子宫附件彩超示：子宫后位，大小约 45mm×46mm×37mm；子宫内膜厚 4mm；宫腔内见不均质偏低回声团，大小约 12mm×5mm，与子宫肌层分界清，周边及内部可见点状血流信号。

［孕产史］孕 2 产 1（G2P1），3 周前药物流产 1 次，2015 年顺产 1 次。

［中医诊断］胎堕不全（气虚血瘀证）。

［西医诊断］不全流产。

［治法］补虚消癥，祛瘀生新。

处方：

蒲黄 15g	五灵脂 15g	炮姜 10g	益母草 30g
王不留行 30g	甘草 10g	当归 15g	川芎 15g
桃仁 15g	枳壳 15g		

共 7 剂，每日 1 剂，水煎至 200ml，分早晚 2 次饭后半小时温服。

另予生化养血膏一料（广州中医药大学第一附属医院膏方，组成为饴糖

200g、黑枣 50g、炒桃仁 15g、西洋参 20g、赤芍 30g、川芎 30g、山药 30g、益母草 90g、党参 30g 等），早晚各 1 匙羹，温开水送服。

嘱患者注意休息，下腹疼痛明显或阴道出血增多时随诊。

二诊（2017 年 3 月 16 日）：患者诉服至第 5 剂时出现阴道出血增多，伴血块量多，随即出血减少。现阴道少量出血、无血块，无腹痛，稍乏力，面色稍暗，纳眠可，二便正常，舌暗红、苔白，脉细涩。

处方：蒲黄 15g　　　五灵脂 15g　　　炮姜 10g　　　　益母草 30g

　　　王不留行 30g　　甘草 10g　　　　当归 15g　　　　川芎 15g

　　　桃仁 15g　　　　党参 15g　　　　五指毛桃 30g　　白术 12g

共 7 剂，每日 1 剂，水煎至 200ml，分早晚 2 次饭后半小时温服。

另予生化养血膏，服法同前。

三诊（2017 年 3 月 23 日）：5 天前患者阴道出血停止，但仍觉乏力，面色晦暗，纳差，眠可，二便正常，舌暗红、苔白，脉细涩。2017 年 3 月 23 日复查子宫附件彩超示：子宫内膜厚约 5mm，宫腔内未见明显异常回声。

处方：党参 15g　　　五指毛桃 30g　　白术 12g　　　川芎 15g

　　　北黄芪 20g　　　山药 15g　　　　砂仁 6g　　　桃仁 15g

　　　当归 15g　　　　桑寄生 15g　　　杜仲 15g　　　山茱萸 15g

共 14 剂，每日 1 剂，水煎至 200ml，分早晚两次饭后半小时温服。

四诊（2017 年 4 月 12 日）：患者诉乏力明显改善，但活动后疲惫，面色淡白，胃纳好转，睡眠可，二便正常，舌暗红、苔薄白，脉细涩。

处方：蒲黄 15g　　　五灵脂 15g　　　桃仁 15g　　　当归 15g

　　　三棱 12g　　　　莪术 12g　　　　党参 15g　　　北黄芪 20g

　　　砂仁 6g　　　　桑寄生 15g　　　杜仲 15g　　　山茱萸 15g

共 7 剂，每日 1 剂，水煎至 200ml，分早晚 2 次饭后半小时温服。

五诊（2017 年 4 月 26 日）：末次月经为 2017 年 4 月 18 日，5 天净，量偏少，只第 2 天需用卫生巾，色暗红，夹有少量血块，伴轻微腹痛，痛时有便意感，解烂便，腰酸，无经前乳房胀痛。现觉疲劳，胃纳一般，睡眠可，二便正常，舌暗淡、苔薄白，脉细涩。

处方：党参 15g　　　五指毛桃 30g　　白术 12g　　　女贞子 15g

　　　北黄芪 20g　　　山药 15g　　　　墨旱莲 15g　　桃仁 15g

　　　当归 15g　　　　桑寄生 15g　　　杜仲 15g　　　山茱萸 15g

共 14 剂，每日 1 剂，水煎至 200ml，分早晚 2 次饭后半小时温服。

六诊（2017 年 5 月 11 日）：末次月经为 2017 年 4 月 18 日。现为经前期，无明显不适，纳眠可，二便正常。舌暗红，苔薄白，脉涩。

处方：蒲黄 15g　　　五灵脂 15g　　　桃仁 15g　　　当归 15g

　　　三棱 12g　　　　莪术 12g　　　　党参 15g　　　水蛭 6g

　　　九香虫 9g　　　　桑寄生 15g　　　杜仲 15g　　　山茱萸 15g

共 7 剂，每日 1 剂，水煎至 200ml，分早晚 2 次饭后半小时温服。

七诊（2017 年 5 月 25 日）：末次月经为 2017 年 5 月 17 日，5 天净，经量适中、色鲜红、无血块，无痛经，无腰酸，无经前乳房胀痛。现易疲劳，纳眠可，二便正常；舌淡红、苔薄白，脉细。

处方：党参 15g　　　五指毛桃 30g　　白术 12g　　　女贞子 15g

　　　山药 15g　　　　墨旱莲 15g　　　川续断 15g　　狗脊 15g

　　　当归 15g　　　　桑寄生 15g　　　杜仲 15g　　　山茱萸 15g

共 7 剂，每日 1 剂，水煎至 200ml，分早晚 2 次饭后半小时温服。

2 个月后随访，患者诉月经量正常，无痛经及其他不适。

按：患者药物流产后阴道出血不止，子宫附件彩超提示宫腔内少量蜕膜样组织。故中医诊断为胎堕不全，证属气虚血瘀；西医诊断为不全流产。流产后 3 周当从产后论治，产后多虚多瘀。患者平素月经色暗、有血块，伴有痛经，为素体瘀血阻滞。药物流产后蜕膜未完全排出，加之工作操劳，气血虚弱，气虚无力推动血液运行，使血瘀更甚。瘀血不出，新血不生，恶露淋漓不止，进一步加重气血虚弱，神疲乏力、面色晦暗、舌暗红、脉细涩为气虚血瘀的表现。

治疗在活血化瘀的同时兼益气补血，初诊方予生化汤合失笑散加减。生化汤是治疗产后病的经典方剂，能化瘀生新；失笑散是活血良方，方简而效良。全方以活血化瘀为总则。方中蒲黄、五灵脂功擅化瘀止血、活血止痛，川芎行气活血，枳壳理气止痛，益母草、桃仁活血祛瘀，王不留行活血通经，当归活血补血，炮姜温经止血，甘草调和诸药。五灵脂为"治血瘀诸痛要药"。川芎为"血中气药"，能"下调经水，中开郁结，为妇科活血调经要药"。枳壳理气宽胸，可增强全方行气活血止痛之力，《本草纲目》曰："枳实、枳壳，气味功用俱同……大抵其功皆能利气。气下则痰喘止，气行则痞胀消，气通则痛刺止，气利则后重除。故以枳实利胸膈，枳壳利肠胃。然张仲景治胸痹痞满，以枳实为要药；诸方治下血痔痢，大肠秘塞，里急后重，又以枳壳为通用。"益母草为妇科经产要药，有"益母"之称。王不留行性行而不住，《本草纲目》曰："王不留行能走血分，乃阳明冲任之药，俗有'穿山甲、王不留，妇人服了乳长流'之语。"炮姜温经止血，《景岳全书·本草正》言其："阴盛格阳，火不归源，及阳虚不能摄血而为吐血衄血下血者，但宜炒熟留性用之，最为止血之要药。"《本草分经》云：辛苦大热，除胃冷而守中兼补心气，祛脏腑沉寒锢冷，去恶生新，能回脉绝无阳，又引血药入肝而生血退热，引以黑附则入肾祛寒湿。"患者产后瘀血较甚，在活血化瘀的基础上加以行气活血、化瘀止血，活血、行气、止血并用，以期改善气虚血瘀，使瘀血得化，出血得止。患者素体气血虚弱，一味攻伐恐其难以耐受，遂同时予广州中医药大学第一附属医院院内制剂生化养血膏补中益气，方中饴糖、黑枣、炒桃仁温中补血，西洋参、党参补中益气，山药补气健脾，赤芍、川芎、益母草活血化瘀，全方以补中益气为主，辅以活血化瘀。汤药服至5剂后有血块排出，随后出血量减少，提示瘀血已去大半。

二诊时，患者仍有少量阴道出血，在活血的同时应加强补气补血，在初诊方的基础上去枳壳以减少行气攻伐，加党参、五指毛桃、白术补气健脾，继续予生化养血膏补中益气。五指毛桃即五爪龙，具有补气健脾祛湿之功，为岭南地区道地药材，素有"南芪"之称。白术为健脾要药，《本草汇言》曰："白术，乃扶植脾胃，散湿除痹，消食除痞之要药。脾虚不健，术能补之；胃虚不纳，术能助之。"

三诊时，患者恶露已尽，子宫附件彩超示宫腔内未见异常回声团块。此时胞衣已下，患者自觉乏力、纳差，乃流产后气血虚弱，影响脾胃功能，故治疗以补气健脾为主。方中杜仲为补益肝肾之要药，《本草汇言》曰："凡下焦之虚，非杜仲不补；下焦之湿，非杜仲不利；足胫之酸，非杜仲不去；腰膝之痛，非杜仲不除。……补益肝肾，诚为要药。"山茱萸既可补肝肾、收敛固脱，又可通利血脉，《医学衷中参西录》谓其："大能收敛元气，振作精神，固涩滑脱，收涩之中兼具条畅之性，故又通利九窍，流通血脉，治肝虚自汗，肝虚胁疼腰疼，肝虚内风萌动，且敛正气而不敛邪气，与酸敛之药不同，是以《神农本草经》谓其逐寒湿痹也。"山药与党参、白术相伍，补脾益气之力最佳。《景岳全书·本草正》有云："（山药）能健脾补虚，滋精固肾，治诸虚百损，疗五劳七伤。第其气轻性缓，非堪专任，故补脾肺必主参、术，补肾水必君茱、地，涩带浊须破故同研；固遗泄仗菟丝相济。"

四诊时，患者气血虚弱好转，观其舌脉，体内仍有瘀血，结合患者正处于经前期，可顺应气血蓄溢即将泻下的特点，加用蒲黄、五灵脂、桃仁、三棱、莪术活血化瘀，继续予党参、北黄芪等补气健脾。

五诊时，考虑到患者素体虚弱，加之流产后损伤冲任，经后期血海空虚，气血更虚，予党参、五指毛桃、北黄芪、白术、山药补气健脾，女贞子、墨旱莲补肝肾之阴，桑寄生、杜仲、山茱萸补益肝肾，当归活血补血，桃仁活血化瘀。女贞子、墨旱莲组成二至丸，两药相须为用，补肝肾之功益佳。

六诊时，患者为经前期，此期由阴转阳，气血蓄溢，患者上次月经期仍有腹痛，且舌暗红、脉涩，体内仍有瘀血，应以活血化瘀为主，兼补肝肾之阴阳，方予失笑散加减，蒲黄、五灵脂、桃仁活血化瘀，三棱、莪术破血行气，水蛭破血逐瘀，当归活血补血，九香虫理气止痛、温肾助阳，党参补气健脾，桑寄生、杜仲、山茱萸补肝肾之阴阳。

七诊时，患者为经后期，月经量恢复正常，已无不适，舌脉亦无瘀血征象，瘀血尽除。现易疲劳，气血尚有不足，予补益肝肾巩固疗效即可。

邓高丕教授在辨证论治胎堕不全时，注重整体观念，如初诊时，患者的主要病机为瘀血阻滞，邓教授考虑其素体虚弱，在予生化汤合失笑散加减攻伐的同时，结合生化养血膏调理补中益气。采用中药攻补兼施，攻以活血化瘀，补以益气养血，活血使胞衣下，补益使其耐受攻伐，"祛邪而不伤正"。在攻伐的同时注重固护正气，将扶正的观念贯穿治疗的始终。攻伐到位而不过，如三棱、莪术等破血之药，瘀血去则止，不致伤及正气；补益而不滞邪，于补益方中仍加川芎、桃仁等通利之品。此外，邓教授在治疗过程中注重中医药周期疗法的运用，善于利用女性月经周期各阶段的生理特性，方简而效良。

第六节　妊娠咳嗽

妊娠期间，咳嗽不已，称为"妊娠咳嗽"，亦称"子咳""子嗽"，相当于西医学妊娠期合并慢性支气管炎、肺炎。邓高丕教授将妊娠咳嗽的病因病机主要分为外感邪气、阴虚肺燥、脾虚痰饮和痰火犯肺四个方面。本病病位主要在肺，关系到脾。一方面，由于气候突变或调摄失宜，外感六淫从口鼻或皮毛侵入，使肺气被束，肺失肃降，《素问病机气宜保命集·咳嗽论》曰："寒、暑、燥、湿、风、火六气，皆令人咳。"风为六淫之首，其他外邪多随风邪侵袭人体，所以外感咳嗽常以风为先导，或夹寒，或夹热，或夹燥，其中尤以风邪夹寒者居多。《景岳全书·咳嗽》曰："外感之嗽，必因风寒。"另一方面，妊娠期女性素体阴虚，孕后阴血下聚养胎，阴血愈亏，虚火内生，灼伤肺津，肺失濡润，肃降失职而成咳嗽。再者，若素体脾胃虚弱，痰湿内生，加之孕后饮食失宜伤脾，脾失健运，水湿内停，聚湿生痰，则上犯于肺发为咳嗽。此外，若素有痰湿，郁久生热化火，加之孕后阴血下聚养胎，阳气偏亢，两因相感，火邪刑金，则肺失宣降，发为咳嗽。本病的发生、发展与妊娠期母体内环境的特殊改变有关。若妊娠咳嗽剧烈或久咳不已，可损伤胎气，严重者可致堕胎、小产。

案例： 李某，女，24岁。2018年12月6日初诊。

[主诉] 妊娠19+周，反复咳嗽1个月，加重1周。

[现病史] 末次月经为2018年7月20日，7天净，经量可、色暗、夹有血块，无痛经，无腰酸。1个月前患者无明显诱因出现咳嗽、干咳无痰、鼻塞，无流涕，无恶寒发热，无恶心呕吐，无阴道出血，无下腹部痛，未行专科诊治，自行食用蜂蜜炖梨（每日1次），咳嗽偶有缓解。近1周患者自觉咳嗽加重，干咳无痰，偶有少量咯血，流涕、色稍黄，余无不适，纳眠可，小便可，大便秘结。

[现症] 咳嗽，干咳无痰，偶有少量咯血，流鼻涕、色稍黄，无恶寒发热，无恶心呕吐，无鼻塞，无阴道出血，无下腹疼痛，纳眠一般，小便可，大便秘结（每周一行），舌淡红、少苔，脉滑。

[孕产史] 孕3产1（G3P1）。2014年药物流产1次，后行清宫术；2015年顺产1胎。

[中医诊断] 妊娠咳嗽（肺阴亏耗证）。

[西医诊断] 妊娠期合并慢性支气管炎。

[治法] 滋阴降火，润肺止咳。

处方：
紫菀 10g	甘草 6g	前胡 10g	桔梗 10g
白芷 10g	苍耳子 10g	辛夷 10g	枇杷叶 10g
桑叶 10g	玄参 15g	生地黄 15g	麦冬 15g

共4剂，每日1剂，水煎至200ml，分早晚2次饭后温服。

二诊（2018年12月13日）： 患者干咳，无咯血，偶有头痛，咽干咽痒，无咽痛，无鼻塞流涕，无下腹坠痛，无阴道出血，纳眠可，小便调，大便2~3日一行，舌淡、苔白腻，脉弦滑。

处方：
荆芥 10g	防风 12g	玄参 15g	麦冬 15g
生地黄 15g	覆盆子 15g	金樱子 15g	补骨脂 15g
桑叶 10g	枇杷叶 12g	桔梗 12g	当归 15g
鹅管石 20g			

共7剂，每日1剂，水煎至200ml，分早晚2次饭后温服。

三诊（2019 年 1 月 16 日）：患者咳嗽，痰黏难咯，咽痛，夜间尤甚，时有气喘，呼吸气促，口干，无口苦，无鼻塞流涕，无阴道出血，无腰酸、腹痛，纳一般，眠可，二便调，舌淡红、苔白腻，脉弦滑。

处方：

金银花 10g	连翘 10g	竹叶 10g	荆芥 10g
薄荷 6g	玄参 15g	甘草 6g	桔梗 12g
芦根 15g	辛夷 15g	苍耳子 10g	桑叶 10g

共 3 剂，每日 1 剂，水煎至 200ml，分早晚 2 次饭后半小时温服。嘱患者 3 日后随诊。

四诊（2019 年 1 月 20 日）：患者偶有咽痒，无咳嗽咳痰、鼻塞等不适，纳眠可，二便调，舌淡、苔薄，脉弦。嘱患者平素多饮水。

按：怀孕之后，母体内器官均因妊娠而发生相应改变，在此气血阴阳逐步调节适应之时，若寒温不当、起居不慎，每易感受外邪而致妊娠咳嗽。初诊时，患者妊娠 19+ 周，咳嗽，偶有少量咯血，流鼻涕、色稍黄，无恶心呕吐，结合舌脉之象，考虑为内伤肺阴亏耗之证，组方以养阴润肺清热、宣肺止咳安胎为法。方中桔梗辛散苦泄，性善上行，专走肺经，为肺经气分之要药；枇杷叶味苦降泄，性寒清热，入肺经，能清肺热、降肺气、化痰止咳。二者协同，一宣一降，以复肺气之宣降。紫菀甘苦而微温，专入肺经，为止咳化痰之要药，兼疏肺家气血，对于新久咳嗽皆宜。苍耳子、辛夷、白芷疏风宣窍，桑叶清肺润燥，前胡、玄参清肺化痰，甘草利咽散结，生地黄、麦冬功擅养阴清肺、润燥通便。

二诊时，患者干咳，咽干咽痒，无咯血，仍有便秘，系患者素体阴虚，日久灼肺伤津，不能濡润肌肤孔窍所致。因此，以防风配荆芥疏风清肺，桑叶、枇杷叶、桔梗清肺止咳，玄参、麦冬、生地黄养阴润燥，覆盆子、金樱子、补骨脂补肾填精，当归润肠通便，鹅管石补肺止咳。

三诊时，患者外感风热，在内痰热郁肺，气逆而上，热灼伤津，表现为咳嗽、痰黏难咯、咽痛、夜间尤甚、时有气喘、呼吸气促、口干。治疗以疏风清热、化痰止咳为法，方中金银花、连翘辛凉散热，薄荷解毒利咽，荆芥透散以助祛邪，竹叶清泄上焦。经过治疗，四诊时患者已无咳嗽咳痰、咽干咽痛之症，疗程结束。

早在《诸病源候论》中就有"妊娠咳嗽候"的记载，并指出本病"责之于肺，五脏应之"的病理特点。邓高丕教授认为，本病病因仍不离外感和内伤两大类。外感风邪可引起肺气不宣，而致咳嗽不止。内伤子嗽在不同体质人群中有不同的病理特点：素体脾虚，或饮食生冷，导致痰湿内停，内蕴于肺，气机上逆，导致咳嗽不止；素体阴虚，孕后血聚养胎，阴虚愈亏，虚热内扰，灼肺伤津，导致咳嗽；素体阳盛，复过食燥热之品，有情志不遂之嫌，木火乘金，炼液为痰，痰火犯肺，导致咳嗽。妊娠子嗽病位在肺，涉及肝、脾。该病以单独病因为病者少见，多为虚实夹杂，虚多见阴虚、脾虚，实多见痰饮、肝火与外感风邪，以阴虚、脾虚为本，风火实痰为标，本虚标实，虚实夹杂。

历代医家对妊娠咳嗽的治疗积累了丰富的经验。《陈素庵妇科补解·胎前杂症门》曰："妊娠咳嗽，因感冒寒邪，伤于肺经，以致咳嗽不已也。肺主气，外合皮毛，腠理不密，则寒邪乘虚入肺。或昼甚夜安，或昼安夜甚；或有痰，或无痰，名曰子嗽，久则伤胎，宜紫菀汤。"《医宗金鉴·胎前诸证门》曰："因痰饮者，用二陈汤加枳壳、桔梗治之；因感冒风寒者，用桔梗汤。"《女科经纶》曰："薛立斋曰：前证秋间风邪伤肺，金沸草散；夏间火邪克金，人参平肺散；冬间寒邪伤肺，人参败毒散；春间风邪伤肺，参苏饮。……脾胃气虚为风寒所伤，补中汤加桑皮、杏仁、桔梗。"《女科医则玄要》指出："妊娠咳嗽如初得之，恶风寒、发热、鼻塞或流清涕者，宜发散，加减参苏饮主之。"在此基础上，邓高丕教授多用银翘散、桑菊饮、止嗽散等方剂加减治疗妊娠咳嗽，临床治疗效果令人满意。

邓高丕教授临床用药旨在安全，用药少而精，常用解表药、清热药、理气药，并重视补肾药的应用，常用药物有陈皮、墨旱莲、紫苏叶、金银花、生姜、蝉蜕等。此外，邓教授指出本病重在预防，应当注意妊娠期的护理：房间应温度适宜，勿过凉或取暖过甚，保持空气流通；饮食宜清淡、新鲜、易于消化，勿暴饮暴食；素体阴虚者，可常用滋阴润肺之生梨等；宜劳逸结合，以免耗伤气血；应适当锻炼，增强体质，提高抗病能力；保持心情舒畅，避免情绪波动。

第七节　妊娠身痒

妊娠身痒是指孕妇出现与妊娠有关的皮肤瘙痒而无损于胎儿的病症，相当于西医学"妊娠痒疹""妊娠期肝内胆汁淤积"等疾病引起的皮肤瘙痒，风疹、妊娠疱疹、疱疹样脓疱病等严重威胁孕妇及胚胎（胎儿）生命的，或严重致畸的疾病，不属于妊娠身痒讨论的范畴。妊娠痒疹以痒为主，伴局部红疹或风团，急性者一周可停止发作，一般对胎儿及产妇都无影响；妊娠期肝内胆汁淤积多发生在妊娠晚期，可引起早产、胎儿窘迫、羊水粪染、围产儿死亡、母亲产后出血等。

妊娠身痒的程度有轻有重，严重者全身皮肤出现皮疹，奇痒难忍，抓挠后痒甚，令人坐卧不安，影响孕妇的工作和生活，给孕期带来巨大的困扰。

邓高丕教授把妊娠身痒主要归因于风、湿、热客于肌肤，气血不和，或血虚生风化燥，肌肤失于濡养。一方面，风、湿、热邪犯肌表，加之孕后血聚养胎，阴血不足，邪客卫表，营卫不和，发为身痒；另一方面，阴血下聚胞宫，母体阴血亏虚，血虚不能濡养肌肤，肌肤失润，化燥生风，风胜则痒。

案例：黄某，女，26岁。2006年10月25日初诊。

[主诉] 妊娠5+个月，全身瘙痒7天。

[现病史] 患者现已妊娠5+个月，1周前自觉皮肤干燥，全身可见大小不等的风团，背部尤甚，疹块色红，瘙痒、遇热或挠抓后痒甚，口干口苦，无阴道出血，无下腹痛，无恶心呕吐，无身目发黄，纳可，眠一般，二便调，舌稍暗淡、苔薄黄腻，脉滑数。

[孕产史] G2P1（孕2产1），2004年顺产1子。

[中医诊断] 妊娠身痒（风湿热证）。

[西医诊断] 妊娠合并荨麻疹。

[治法] 清热利湿，疏风止痒。

处方：黄柏10g　　苍术12g　　茵陈13g　　布渣叶13g
　　　生地黄15g　荆芥12g　　防风12g　　白芷12g
　　　竹叶12g　　白鲜皮10g　牡丹皮10g　栀子10g

共7剂，每日1剂，水煎至200ml，分早晚2次饭后温服。

另予复方苦参洗剂外洗，每日3次。

二诊（2006年11月10日）：服药后已无明显瘙痒，风团褪去，仍觉皮肤干燥，无口干口苦，无阴道出血，无下腹痛，无恶心呕吐，无身目发黄，纳眠可，二便调，舌稍暗淡、苔薄，脉细滑。

处方：桑寄生15g　菟丝子20g　何首乌12g　地肤子10g
　　　大枣8枚　　生姜3片　　竹叶12g　　白芍15g

共4剂，每日1剂，水煎至200ml，分早晚2次饭后温服。

嘱患者适当卧床休息，少食辛辣、肥腻、生冷食物及海鲜，饮食清淡、富有营养。保持心情舒畅，注意劳逸结合。定期检测肝功能并于产科门诊进行胎儿监测，门诊随诊。

三诊（2006年11月17日）：患者诉皮肤无瘙痒，无风团，皮肤干燥缓解，余无不适，疗程结束。

按：《妇科易知》曰："孕妇遍身瘙痒，此风症也。"《诸病源候论·妇人杂病诸候·风瘙痒候》曰："凡瘙痒者，是体虚受风，风入腠理，与血气相搏，而俱往来，在于皮肤之间。邪气微，不能冲击为痛，故但瘙痒也。"邓高丕教授论治妊娠身痒，取"治风先治血，血行风自灭"之意，以滋阴清热、养血祛风为治疗核心。本患者因孕后阴血养胎，阴分亏虚，湿热之邪乘虚侵入肌表、阻于皮肤，发为身痒。舌稍暗、苔薄黄腻，脉细滑数，均为湿热袭表之征。治宜清热利湿，疏风止痒。方以荆芥、防风疏风透表，祛在表之邪，配黄柏、苍术、茵陈、布渣叶、白芷清热利湿，生地黄、牡丹皮润燥凉血，竹叶、白鲜皮、栀子清热解毒、燥湿止痒。全方共奏滋阴、清热、养血、祛风止痒之效，切中病机，药到病除。同时，外用苦参洗剂以清热燥湿、杀虫止痒。二诊时患者自觉皮肤干燥，无明显瘙痒，风团已褪去，予桑寄生、菟丝子以补肾填精、生津润肤，白芍凉血敛阴，辅以何首乌、大枣养血安神。

妊娠身痒可见于妊娠的各个时期，西医学认为主要是由于妊娠期女性体内雌激素、雄激素水平，以及相关免疫代谢状态改变而引起，因全身瘙痒不休，影响睡眠及日常工作、生活，令患者苦不堪言。

在临床中诊治妊娠身痒的患者时，既要审证求因，又要结合西医学检查辨病以排除因病毒感染而引起的致畸力强的皮肤病，将两者有机结合，从而予以稳妥处理。既不能盲目治病安胎，又不能"谈虎色变"而盲目下胎。要区别对待，对于胎儿有影响或致畸的皮肤病应建议孕妇下胎治病，不可一味地止痒保胎，以免延误病情；对于无损于胎儿的身痒或皮肤病，则可治病安胎。正如清代《外科证治全书》云："痒虽属风，亦各有因……证有不同，治有微别，勿视为一类也。"若临证所用药物多为寒凉之品，应中病即止，以防久用耗伤胎元而致动胎、伤胎。

第五章　产后病

第一节　产后恶露不绝

胎儿、胎盘娩出后，胞宫内遗留的余血浊液从阴道排出，排出物称为"恶露"。其中含有血液、坏死的蜕膜组织、细菌及黏液等，总量为250~500ml，无特殊臭味，持续3周左右干净，属于产后正常的生理现象。若产后血性恶露持续2周以上，仍淋漓不尽者，称为"产后恶露不绝"，又称"产后恶露不尽""产后恶露不止"，相当于西医学子宫复旧不全、胎盘胎膜残留等疾病所致晚期产后出血等。

本病首见于《金匮要略·妇人产后病脉证治》。隋代医家巢元方在《诸病源候论》中阐述恶露不绝的病因时指出："凡妊娠当风取凉，则胞络有冷，至于产时，其血下必少。或新产而取风凉，皆令风冷搏于血，致使血不宣消，蓄积在内，则有时血露淋沥下不尽。"《妇人大全良方》曰："夫产后恶露不绝者，由产后伤于经血，虚损不足，或分解之时，恶血不尽，在于腹中……故令恶露淋沥不绝也。"提出本病多由"虚损"或"内有瘀血"而来。冲为血海，任主胞胎，孕时经血聚于冲任、胞宫以养胎，产时耗气伤血，致元气受损、亡血伤津、瘀血内阻，故产后多虚、多瘀，而又常常虚实夹杂。正如《医宗金鉴》曰："恶露不绝伤任冲，不固时时淋漓行，或因虚损血不摄，或因瘀血腹中停，审色污淡臭腥秽，虚补实攻要辨明。"

邓高丕教授认为，多因气虚、血热或血瘀，使冲任不固，气血运行失常，而发为产后恶露不绝。临床常见孕妇素体虚弱、正气不足，或房劳多产，加之产时失血耗气，正气愈虚，冲任不固，不能摄血，致恶露日久不绝；若产妇素体阴虚，产时亡血伤津，营阴愈亏，阴虚内热，迫血妄行，可致恶露不止；若产后气虚运血无力，血行不畅，或肝气不疏，气滞血瘀，均可致瘀血留滞，瘀阻冲任，新血难以归经，则恶露不绝。

案例：周某，女，30岁。2016年7月6日初诊。

［主诉］顺产后 36 天恶露未净。

［现病史］2016 年 6 月 1 日患者于外院顺产 1 名健康男婴，产后母乳喂养，乳汁量可。自诉产后已 1 个月余，恶露淋漓至今未净，自服止血药（具体不详）后血量由多渐少，但仍有。现每日用卫生巾 1~2 片，每片湿 1/5，恶露色淡红，质稀薄，无臭味，无血块，无小腹坠胀、疼痛。既往月经尚规则，周期 28~30 天，经期 5~7 天，月经量少、有少量血块，轻微痛经，腰酸，经前乳房胀痛。

［现症］面色㿠白，精神疲惫，思虑多，心情低落，四肢乏力，腰膝酸软，少气懒言，声低，出汗多，动则尤甚，无畏寒，胃纳差，难以入睡，二便调，舌淡红、苔薄白，脉缓弱。

［辅助检查］2016 年 7 月 6 日子宫附件彩超示：子宫大小约 50mm×42mm×45mm，宫腔内未见异常回声，双附件未见明显包块。血 β-hCG＜0.1mIU/ml。

［妇科检查］会阴侧切口未见红肿渗液，阴道有少量血污，宫颈陈旧性撕裂伤，余未见异常。

［孕产史］孕 2 产 1（G2P1），2016 年 6 月 1 日顺产 1 次，2012 年行人工流产术 1 次。

［中医诊断］产后恶露不绝（气血亏虚证）。

［西医诊断］晚期产后出血。

［治法］健脾补肾，益气摄血。

处方：党参 30g　　黄芪 20g　　白术 15g　　当归 15g
　　　升麻 10g　　柴胡 12g　　鹿角霜 15g　　续断 20g
　　　女贞子 20g　　墨旱莲 15g　　金樱子 15g　　炙甘草 6g

共 7 剂，每日 1 剂，水煎至 200ml，分早晚 2 次饭后半小时温服。嘱禁房事。

二诊（2016 年 7 月 13 日）：阴道出血量明显减少，每日用卫生护垫 1~2 片即可、仅湿表面，色淡红，质稀薄，无臭味，无血块，无小腹坠胀、疼痛。现仍觉神疲乏力，腰膝酸软，语声低微，无口干口苦，胃纳欠佳，睡眠较差，二便调，面色不泽，舌淡、苔白，脉沉细。

处方：守上方，去金樱子。共 7 剂，每日 1 剂，水煎至 200ml，分早晚 2 次饭后半小时温服。

三诊（2016 年 7 月 20 日）：患者诉恶露已净，要求继续调理身体。现疲倦乏力、腰膝酸软较前改善，声音明显较前响亮，无口干口苦，精神一般，胃纳可，睡眠较差，二便调，面色欠红润，舌淡红、苔白稍腻，脉弦细。

处方：党参 30g　　黄芪 20g　　白术 15g　　当归 15g
　　　茯苓 15g　　柴胡 12g　　山药 30g　　续断 20g
　　　女贞子 20g　　墨旱莲 12g　　白芍 15g　　炙甘草 6g
　　　佛手 12g　　夜交藤 20g　　合欢花 12g

共 7 剂，每日 1 剂，水煎至 200ml，分早晚 2 次饭后半小时温服。

四诊（2016 年 7 月 27 日）：患者诉倦怠乏力感减轻，腰膝酸软好转。精神一般，心情较前舒畅，胃纳可，眠改善，二便调，面色欠红润，舌淡红、苔薄白，脉弦细。

处方：守上方，减党参为 20g，去山药，加熟地黄 10g、川芎 10g。

共 7 剂，每日 1 剂，水煎至 200ml，分早晚 2 次饭后半小时温服。

1 个月后随访，母子体健，未诉明显不适。

按：产后多虚、多瘀，若瘀滞胞宫，新血难安，可致恶露不绝。但此患者瘀象不明显，而尽显气血亏虚之征。患者分娩时失血耗气，中气受损，统摄乏权，冲任不固，故恶露不绝、色淡质稀；顺产后 36 天恶露淋漓不净，则血更虚，四肢肌肉失于濡养，故疲倦乏力；血虚不荣于面，故面色㿠白；肺为气之本，肺气不足，则少气懒言、声音低怯；肾元不足，则腰膝酸软；气虚卫外无力，肌表不固，则易汗出；脾虚不能运化水谷精微，则胃纳不馨；舌淡红、苔薄白，脉缓弱，为气血亏虚之象。治疗以健脾补肾、益气摄血为主，少佐化瘀之品。脾为后天之本，气血生化之源，故处方予李东垣《脾胃论》之代表方——补中益气汤加减。补中益气汤为李东垣根据《黄帝内经》"劳者温之，损者益之"之旨而创制，因其补中益气、升阳举陷之功效颇伟，临床中常加减化裁用于多种疾病。方中黄芪、党参甘温，归脾、肺经，有补中益气、健脾益肺之功，使后天生化有源，统摄有权，补助中州而润泽四隅。《内外伤辨惑论》云："脾胃一虚，肺气先绝，故用黄芪以益皮毛而闭腠理，不令自汗，损其元气；上喘气短，人参以补之。"炙甘草甘温而益气健脾，白术燥湿健脾，佐以当归补血和营、祛瘀生新。《轩岐救正论》曰："当归气辛味甘而性主动，补中有行，行中得补，虽非纯补，亦赞行功也。"患者有脾气不足之表现，须少佐升麻、柴胡，前者引阳明清气上行，自脾胃中右迁，少阳行春令，生万化之根蒂；后者引少阳清气上行，生发阴阳之气，以滋春之和气。清气一升，浊气随降，还可助党参、黄芪甘温之气味上升。即如《药品化义》言："升麻……善提清气，少用佐参、芪升补中气。柴胡引肝气从左而上，升麻引胃气从右而上，入补中益气汤有鼓舞脾元之妙，使清阳之气上升而浊阴之气下降。""女子以肝为先天"，适逢产后，易肝气郁结，疏泄失常，甚或肝郁化火，影响冲任气血，且产后营血亏虚，肝失所养，肾水匮乏。故加用女贞子、墨旱莲组成二至丸，以疏肝养肝、补益肝肾，还有滋阴止血之功，可顾护阴血之亏耗。二至丸出自《医方集解》，因女贞子以采于冬至前后者为佳，墨旱莲以采于夏至前后者为优而得名。冬至，一阳动；夏至，一阴生。一冬一夏，一阴一阳，有交通阴阳、顺应四时之妙。冲任之本在肾，固冲必益肾，故佐以金樱子、鹿角霜、续断滋补肾元，固摄冲任。此外，恶露为离经之血，瘀血阻滞不通则新血难安，而鹿角霜咸温、续断苦辛微温，又有温通助血行、调血脉之功。全方谨遵"虚者补之，热者清之，瘀者化之"的原则，以益气摄血为主，佐以清补肝肾、活血化瘀。综观全方，益气养阴而不腻滞，固经止血而不留瘀，使肺、脾、肾得健，升降有序，恶露自出而血止。

1周后，患者复诊，诉恶露减少，但仍有倦怠乏力、腰膝酸软，观其舌面，仍辨为气血不足证。前方得法，遂予初诊方去金樱子，继续以健中州、益气血为法。

三诊时，患者恶露已净，诸症均有所改善，正气逐渐恢复，但本虚仍未解，此时应加强健脾疏肝、理气和血之功以巩固疗效，谨防复发或变生他疾。此时浊阴已降，故于二诊方的基础上去鹿角霜以防温燥，去升麻虑其散气；添山药、茯苓健脾祛湿和胃，白芍养血柔肝、和营调经，佛手理气疏肝且《本草从新》谓其还有"进中州之食而健脾"之用，夜交藤、合欢花以安神助眠。

四诊时，患者诸恙向愈，遂以进一步促进气血恢复、巩固正气为法，故于三诊方基础上，去山药，减党参用量以防滞气，加熟地黄、川芎，乃组成八珍汤之意，以达气血双补之功。

产后恶露不绝为妇产科常见病、多发病，处理不及时或病情严重者可继发贫血、感染等情况，影响产后康复。临证过程中须谨察恶露之量、色、质、味的变化，随证加减。"虚"和"瘀"为该病的两个核心病机，治疗时应分清主次。气虚重者，以补气为主，化瘀为辅；血瘀甚者，以化瘀为主，辅以补气。临床中亦可见感受邪毒、热伤血络、迫血妄行等证，证虽各异而其根本多为气血虚衰，冲任不固。遣方用药则遵循"勿拘于产后，勿忘于产后"之大法，补虚而不留滞，祛邪而不伤正，开郁勿过于消耗，清热勿过于苦寒。不可见出血即一味收敛止血，否则非但不能止血，反而易导致更危急之证候，故务必辨证施治。

本病案中，首先邓教授在补益脾气之时，加用二至丸，令补而不滞，为清补权衡之宜，又加用化瘀之品，使扶正之中又有祛邪之功。拖延了1个月余的恶露不净，三诊即愈，四诊全身伴随症状已明显改善，乃贵在辨证准确、用药得宜。其次，邓教授注重通过健脾补气以达生血摄血之效。因脾主中焦，化生营气，营行血中，血为气摄。正如《景岳全书》云："故凡见血脱等证，必当用甘药先补脾胃，以益发生之气。盖甘能生血，甘能养营，但使脾胃气强，则阳生阴长，而血自归经矣，故曰脾统血。"再者，肾为先天之本、冲任之根、胞宫之系，治疗过程中应时时注意补肾以复其本。此外，女性易为七情所伤，每多气滞，产后则更易出现抑郁或烦躁、恼怒，可致肝气郁结。气滞则血不行，加重血瘀的发生而致出血愈甚。因此要适当予疏肝、养肝、柔肝之品。总之，产妇产后兼症繁多，邓教授治疗谨循标本缓急、轻重先后，诚如《傅青主女科》言："是以丹溪先生论产后，必大补气血为先，虽有他症，以末治之，斯言尽治产之大旨。"

第二节　产后汗证

产后汗证指女性产后汗出过多，且持续时间长久，轻者稍感黏滞不适，可在数天后自行缓解；重者日夜多汗，动则尤甚。《金匮要略》中最早论述了此病，称为"产后多汗出"。产后汗证是女性在产褥期的一种常见病，包括产后自汗和产后盗汗。产后自汗指女性产后涔涔汗出，持续不止；产后盗汗指女性产后寐中汗出湿衣，醒后即止。西医学尚无与产后汗出相对应的病名，多认为是自主神经功能失调的一种表现。

邓高丕教授认为，该病主要责之于"虚"。产时耗气伤阴，气虚则卫阳不固、腠理不实，阳不敛阴，阴津外泄而致自汗；阴虚则内热，热迫津液外泄而致盗汗。临床施治须详细辨证，分清主次，气虚者宜益气固表、和营止汗，阴虚者则宜益气养阴、生津敛汗。邓教授临证常用经方，如使用玉屏风散、黄芪桂枝五物汤灵活化裁，常获良效。此外，气与津液互根互生，汗为心之液，临证时心肾并调，适当佐以补气生津之品，相得益彰，其效尤佳。

案例：潘某，女，25岁。2016年1月13日初诊。

[主诉] 产后汗出过多1年余。

[现病史] 患者于2014年9月23日顺产1名健康女婴，无产后大出血，自诉产后曾吹风、涉冷水。产后1个月汗出湿衣，不能自止，动辄尤甚，自服黄芪等补气药后症状有所缓解。产后母乳喂养，乳汁通畅，恶露1个月净。平素月

经尚规律，周期 25~30 天，经期 6~7 天，经量中、色暗红、夹少量血块，腰酸较甚。

[现症] 面色萎黄，进食后汗出明显，颈部出汗甚、汗湿衣领，伴周身发凉，得热缓解，背部外敷热水袋后肛门排气增多，肘关节酸楚，手掌有麻木感。口干，无口苦，胃纳尚可，入睡困难，睡醒后疲乏、头晕，舌淡暗、边有齿痕，苔薄白，脉沉细。

[孕产史] 孕 1 产 1（G1P1），现工具避孕。

[中医诊断] 产后汗证（气虚血瘀证）。

[西医诊断] 褥汗。

[治法] 益气养血，补肾健脾。

处方：当归 15g　　　白芍 15g　　　桂枝 6g　　　细辛 3g
　　　甘草 6g　　　续断 15g　　　桑寄生 15g　　杜仲 15g
　　　狗脊 15g　　　黄芪 20g　　　白术 15g　　　防风 12g
　　　砂仁 6g（后下）佛手 12g

共 7 剂，每日 1 剂，水煎至 200ml，分早晚 2 次饭后半小时温服。嘱避风寒。

二诊（2016 年 1 月 20 日）：末次月经为 2016 年 12 月 28 日。患者诉仍有颈部汗多，动则尤甚，常湿衣领。2 天前感冒，现有鼻塞、流涕，无咳嗽、咳痰、咽痛，纳呆，口干，无口苦，偶有头晕，眠差、多梦易醒，醒后疲倦，大便时稀时硬，小便调，舌淡暗、苔薄白，脉浮。

处方：守上方，去砂仁、佛手、甘草，加白芷 15g、辛夷花 12g、苍耳子 12g。共 5 剂，每日 1 剂，水煎至 200ml，分早晚 2 次饭后半小时温服。

三诊（2016 年 1 月 27 日）：患者诉左侧腰部肌肉紧张，伴四肢酸软、手掌麻木。颈部汗出减少，静坐、进食时无汗出。现仍有鼻塞、流涕，咽中有痰难咯，无发热，纳差，眠一般、多梦，偶有稀便，舌淡暗、苔薄白，脉细。

处方：藿香 12g　　　白术 15g　　　紫苏 12g　　　黄芪 20g
　　　辛夷 12g　　　苍耳子 12g　　白芷 12g　　　柴胡 10g
　　　葛根 25g　　　当归 15g　　　佛手 12g

共 7 剂，每日 1 剂，水煎至 200ml，分早晚 2 次饭后半小时温服。

四诊（2016 年 2 月 3 日）：颈部汗出情况如三诊。现仍有四肢关节酸软、腰酸、手麻。自觉近期脱发严重。纳一般，眠欠佳、多梦易醒、醒时疲劳。前 2 日受凉后腹泻，现大便每日 2~3 次、质稀不成形，偶有腹痛，小便黄，舌淡暗、苔薄白，脉沉细。

处方：守三诊方，去佛手，加金樱子15g、怀山药20g、夜交藤30g、合欢花12g。共14剂，每日1剂，水煎至200ml，分早晚2次饭后半小时温服。

五诊（2016年2月17日）： 末次月经为2016年1月27日至2016年2月4日，经量中、色暗红、夹有血块，轻微痛经，腰酸较剧，无乳房胀痛。患者诉服药后仍有颈部汗出，但有所改善。腰膝酸软、手麻症状较前改善。现无腹泻、腹痛，但胃口欠佳，大便稍稀，眠差、难以入睡、多梦易醒，小便调，舌淡紫、苔薄白，脉沉细。

处方：

党参15g	白术12g	茯苓20g	怀山药20g
砂仁6g（后下）	藿香12g	续断15g	桑寄生15g
狗脊15g	杜仲15g	丹参15g	黄芪20g
夜交藤30g	合欢花12g		

共7剂，每日1剂，水煎至200ml，分早晚2次饭后半小时温服。

六诊（2016年3月2日）： 末次月经为2016年2月29日，现为月经第3天，经量可、色暗红、有少量血块，轻微痛经，腰酸，无乳房胀痛。现后颈部仍汗出，但出汗量明显减少，只动时易汗出。手麻、腰膝酸软症状较前减轻，时有头晕。胃纳尚可，睡眠较前改善，但夜间易醒、醒后难以入睡，小便黄，大便调，舌淡暗、边有齿痕，苔薄白，脉沉细。

处方：

黄芪20g	桂枝6g	白芍20g	大枣15g
当归15g	鸡血藤30g	细辛3g	甘草6g
防风12g	白术15g	夜交藤30g	合欢花12g

共7剂，每日1剂，水煎至200ml，分早晚2次饭后半小时温服。

七诊（2016年3月9日）： 末次月经为2016年2月29日至2016年3月5日，经量中、色暗红、有少量血块，轻微痛经，腰酸，无乳房胀痛。服药后出汗量已大为减少，只颈部动时汗出、稍湿衣领。腰膝酸软症状明显好转。口干，无口苦，仍觉脱发，偶有脐周热痛，纳眠可，小便黄，大便调，舌淡红、边有齿痕，苔薄白，脉沉细。

处方：

牡丹皮12g	枸杞子10g	白芍20g	当归15g
柴胡12g	茯苓20g	白术12g	甘草6g
细辛3g	薄荷6g	黄芪20g	鸡血藤30g
防风12g	制何首乌10g		

共14剂，每日1剂，水煎至200ml，分早晚2次饭后半小时温服。

1个月后随访，患者诉汗出已解，腰膝酸软偶发，夜寐得酣，诸症渐愈。

按：产妇产后失血耗气，气虚则卫阳不固，血亏则营阴不能内守，津液外泄，故汗多、口干；脾胃气虚，清阳不升，可见乏力、头晕；肾气不足，外府失养则腰酸；气虚，阳气不足，温煦失司，又逢产后涉水，所谓"血弱气尽腠理开，邪气因入"，经脉受寒，直犯少阴经脉，阻碍营卫气血运行，令阳气不能达于四肢末端，故见关节酸软、手掌麻木。加之患者汗出有1年余，久病多虚、多瘀。面黄，舌淡暗、边有齿痕，苔薄白，脉沉细，均为气虚血瘀之象。

故初诊以益气养血、补肾健脾为法，方用当归四逆汤合玉屏风散加减。当归四逆汤出自《伤寒论》，方由当归、桂枝、白芍、细辛、甘草、通草、大枣组成，为温经散寒、养血通脉之经典方剂，用于此处还有止汗之效。针对该患者，方中当归温补肝血，配白芍"酸甘化阴"，增强补益阴血之功；配桂枝则"辛甘化阳"，增益温通血脉之力。桂枝属细枝条，有通达之性，能宣导百药、通血痹，王好古云："汗多用桂枝者，以之调和营卫，则邪从汗出而汗自止。"白芍入肝、脾经，善养血柔肝、缓中止痛、敛阴收汗，如成无己曰："芍药之酸收，敛精液而益荣。"桂枝合白芍有调和营卫、滋阴和阳之妙用，亦是治疗汗证之代表性方药。少佐细辛，以启发肾气，鼓动元阳。玉屏风散仅由黄芪、白术、防风三味药组成，黄芪甘温气厚，内补脾肺之气，外可固表止汗；白术健脾益气，助黄芪增强益气固表之功；佐以防风走表而散风邪。黄芪得防风则固表而不留邪，防风得黄芪祛邪而不伤正，二者相伍无壅补或耗散之虑。此外，予川续断、桑寄生、杜仲、狗脊补肾强腰，培元固本，再予砂仁、佛手理气健脾，和胃防滞。诸药合用，共奏和营卫、健脾肾、益气血之功。

二诊时，适逢患者外感风寒，故临证加减，配伍白芷、辛夷、苍耳子等散寒解表通窍之品。

三诊时，患者表证未解，以左侧腰部紧张为主诉，故在发散风寒的基础上，予柴胡、葛根发表解肌；藿香、紫苏解表，且和胃宽中，能配合白术健脾益胃，缓解其胃纳不佳。

患者因起居不当，受凉当风，四诊时以腹泻为主，喉中仍有痰，四肢酸软，虑其风寒之邪未尽去而又添新感，故在三诊方解表通窍、解肌和胃的基础上，配合金樱子涩肠止泻，怀山药健脾胃、止泄泻。再添夜交藤养血宁心，引阳入阴以安神，合欢花开郁解忧、除烦安神，二者合用以解虚烦失眠、多梦易惊等症。

五诊时，患者腰酸改善，腹泻止，表证已解，但胃纳仍较差，大便偏稀。患者本正气已虚，外感及腹泻之后气津愈亏，遂以补益脾胃、扶助正气恢复为主。

故予参苓白术散加减。方中党参补脾养胃、健运中气，且有润肺生津之效，在补气之余能补损失之津液；白术、茯苓、怀山药、砂仁、藿香健脾益气，化湿和胃。此外，还应求之于肾与命门，资其化源，故添续断、桑寄生、狗脊、杜仲以补肾强腰。再予黄芪补气升阳、固表止汗，丹参理血，古有"一味丹参散，功同四物汤"之说。全方以先天温养后天，后天补养先天，先后天相互滋养，则气血生化有源，正气可逐渐来复。

六诊时，患者汗出有所改善，但仍有头颈部多汗，以及腰酸、手麻等痹证，遂以黄芪桂枝五物汤加减，以温阳益气、固护营卫。

七诊时，患者汗出症状较前好转，但未俱解。瘀血内停，阻滞胞宫、胞脉，故经血色暗、夹少量血块；气血运行无力，血脉瘀滞，日久化热，故脐周热痛、小便黄、口干；头发脱落，为肾虚之象。遂在六诊方基础上，去辛温之桂枝，加用牡丹皮清热凉血、活血散瘀，枸杞子滋补肝肾，薄荷宣散风热，少佐何首乌补肝肾、益精血、乌须发。诸药合用，具有益气固表、滋养肝肾、凉血活血之效。

《金匮要略·妇人产后病脉证并治》云："新产血虚，多汗出，喜中风，故令病痉；亡血复汗，寒多，故令郁冒；亡津液，胃燥，故大便难。"产后汗证属产后三急症之一。《医宗金鉴·妇科心法要诀》云："产后血去过多则阴虚，阴虚则阳盛。若微微自汗，是荣卫调和，故虽汗无妨。若周身无汗，独头汗出者，乃阴虚阳气上越之象也。若头身俱大汗不止，则恐有亡阳之虑也。"指出产后汗出过多，持续不止，属病态。《诸病源候论》云"阴气虚而阳气加之，里虚表实，阳气独发于外"，提出产后汗出不止的病因主要为产时伤血致气阴亏虚。《妇人大全良方》论述本病机为"阳气频虚，腠理不密而津液妄泄也"。结合前人所述及多年临床经验，邓高丕教授认为产后汗出有自汗、盗汗之分，病机有气虚、阴虚之别，临床施治须详细辨证，分清主次。对产后汗证的治疗，邓高丕教授善用经方，如桂枝汤、黄芪桂枝五物汤、当归四逆汤等。黄芪桂枝五物汤出自《金匮要略》，为桂枝汤类方，本用于治疗血痹，为温阳行痹之名方。邓高丕教授将其灵活化裁用于治疗气虚血瘀，营卫不和之产后痹证、产后汗证，屡获良效。玉屏风散为治表虚自汗的经世效方，除产后自汗、盗汗用之效佳，用于治疗绝经前后诸证之恶热汗出，亦屡试不爽。在健脾补肾方面，邓教授擅用甘温之味，强调先后天相生相养之关系，与薛己所谓"甘温益中、补土培元、补肾益脾"相似。此外，产后病的治疗应结合产后多瘀、多虚的生理特点，既当活血化瘀，又需补气养血，使祛邪而不伤正，化瘀而不伤血，并注意时时固护正气。产妇产后气血耗伤，本已体虚，易受外邪入侵，要叮嘱患者注意休息、起居合理，医者在诊治时更要灵活变通。回顾此病案，患者产后汗出、体虚症状明显，就诊过程中又有外感、腹泻之变，临证时邓高丕教授在根植于气虚血瘀之本的同时，随证易方，或予散寒解表，或予涩肠止泻，标本兼治，主次分明，辨证准确，用药对证，则患者诸恙向愈。

汗出虽是产后常见症状，但汗出不止，日久不愈，恐气随津脱，以生他变。故医者须牢固树立未病防治、既病防变的思想，也应嘱咐患者引起重视，及时就诊。

第三节　产后身痛

产妇在产褥期内，出现肢体关节酸痛、麻木、重着者，称为"产后身痛"，亦称"产后关节痛""产后遍身疼痛""产后痹证""产后痛风"等。相当于西医学之产后多发性肌炎、坐骨神经痛、血栓性静脉炎。

产后身痛在现存古医籍中首见于《金匮要略方论》，后至隋代《诸病源候论》将其列入"产后中风"进行专篇论述。唐代《经效产宝》中首次提出本病因"产伤动血气，风邪乘之"而得。北宋《产育保庆集方》中首见"产后遍身痛"之名："产后遍身痛者何……产后百节开张，血脉流走，遇气弱，则经络分肉之间，血多留滞，累日不散，则骨节不利，筋脉引急，故腰背不能转侧，手脚不能动摇，身热头痛也。"清代《叶氏女科证治》曰："产后遍身疼痛，因气血走动，升降失常，留滞于肢节间，筋脉引急，或手足拘挛不能屈伸，故遍身肢节走痛，宜趁痛散，若瘀血不尽，流于遍身，则肢节作痛，宜如神汤。"由此可见，产后身痛的发生多与产时耗气伤血及产后血虚、血瘀有关，如《素问·调经论篇》所言："血气者喜温而恶寒，寒则泣不能流，温则消而散去。"

邓高丕教授将产后身痛主要归因于外感邪气、气血亏虚、瘀阻经脉、肾失所养。一方面，产后气血俱伤，百节空虚，腠理疏松，卫外不固，如生活起居不慎，风寒湿邪乘虚而入，留着经脉关节，使气血运行不畅，则瘀滞作痛；或因血虚气弱，运血无力，产后余血未净，瘀滞经脉，或因难产手术留瘀，血行不畅，瘀阻经脉关节而致疼痛。另一方面，素体血虚，或产时、产后出血过多，经脉关节失养，以致肢体麻木、酸楚、疼痛。此外，若患者素体肾虚，又因产伤累及肾，腰为肾之府，肾主下肢，足跟由肾经所过，肾虚则经脉失养，故腰膝痛、身痛、足跟痛。

邓高丕教授认为本病的发病机制与痹证相似，但亦有不同。痹证初期一般以邪实为主，正气相对不足，日久不愈则伤及肝肾、气血，先实后虚，因邪致虚，是由邪实到虚实夹杂的发展过程；产后身痛是气血、营卫亏虚在先，初期以正虚为主，邪实为轻、为次，迁延不愈，邪气留恋，积聚渐盛，即由正虚到虚实夹杂的发展过程。如治疗不及时，百日一过，胞宫复位，产伤愈合，血脉闭合，风、寒、湿邪与气血互结成瘀，邪气由外深入，留于血脉之中，阻滞经络而成缠绵难愈之势，严重者可影响生活质量。

案例：洪某，女，33岁。2007年6月25日初诊。

［主诉］人工流产术后反复手足麻木2个月余。

［现病史］末次月经为2007年6月5日，量中，色红，无痛经，腰酸，无经前乳房胀痛。2个月前（孕7周）患者于外院行人工流产术，术后自觉手足麻木，偶有腰骶部隐痛，时有头晕，无阴道出血，无下腹痛，未行专科诊治，现病情反复，遂于我院妇科门诊就诊。

［现症］面色无华，手足麻木、持续劳作后尤甚，偶有腰骶部疼痛，时有头晕、不随体位改变而加重，纳眠可，二便调，舌淡、苔白，脉弦细。

［辅助检查］2007年6月2日子宫及附件彩超示：子宫大小正常，双附件区未见明显异常。

［孕产史］孕3产1（G3P1），2003年顺产1次，1998年及2007年各人工流产1次。

［中医诊断］产后身痛（气血不足证）。

［西医诊断］产后坐骨神经痛。

处方：党参15g　　　白术12g　　　山药20g　　　北黄芪20g
　　　枸杞子15g　　制何首乌15g　细辛3g　　　当归15g
　　　桂枝6g　　　甘草6g　　　广木香10g　　鸡血藤10g

共14剂，每日1剂，水煎至200ml，分早晚2次饭后半小时温服。

二诊（2007年7月15日）：末次月经为2007年7月7日，经量中、色红，无痛经，无腰酸，经前乳房胀痛。患者诉肢体麻木较前缓解，稍有腰骶部疼痛，无头晕头痛，无阴道出血、下腹痛等不适，舌淡、苔白，脉弦。

处方：党参15g　　　白术12g　　　山药20g　　　北黄芪20g
　　　制何首乌15g　细辛3g　　　当归15g　　　鸡血藤10g
　　　桂枝6g　　　甘草6g　　　广木香10g

共 7 剂，每日 1 剂，水煎至 200ml，分早晚 2 次饭后半小时温服。

三诊（2007 年 7 月 25 日）：患者诉肢体麻木、腰骶部疼痛消失。嘱其若有不适，门诊随诊。

按：人工流产术后当按产后病辨证治疗。产后病的特点为耗血伤气，营血亏耗，百脉空虚，卫外不固，易感外邪。营血亏虚，四末不得濡养，加之患者调理不慎，外邪乘虚入脉，血脉流行不利，故见肢体麻木、腰骶部疼痛、头晕。舌淡苔白，为气血亏虚之象。治宜温经散寒、益气养血通脉。方以当归四逆散合四君子汤加减。方中党参、白术、山药、北黄芪益气；枸杞子、制何首乌养血；当归味苦、辛、甘，性温，既可补营血之虚，又可温行血脉之滞；桂枝温经散寒、活血通脉，助当归温通血脉；细辛、广木香辛温，温经散寒；鸡血藤有活血补血、舒筋活络之功，与当归、黄芪配伍，以补气养血、活血通络。

邓高丕教授治疗产后身痛以养血活血、通络止痛为主。养血佐以活血理气通络，标本兼治，在祛邪的同时又当养血补虚，以防损伤正气。本病发生于产后，气血俱虚，与一般痹证不同，虽有外感也应以调理气血为主。正如《沈氏女科辑要笺正》所云："此证多血虚，宜滋养，或有风寒湿三气杂至之痹，则养血为主，稍参宣络，不可峻投风药。"用药时需特别注意。产后身痛为本虚标实、虚实夹杂之证，治疗以扶正祛邪为大法，用药"勿拘于产后，亦勿忘于产后"，以益气养血、补肾扶正为主，祛风散寒除湿、活血通络祛邪为辅，扶正以祛邪，祛邪不伤正。临证之际，根据体质差异，感受邪气性质、疼痛部位、病程长短、虚实变化等不同，宜审因论治，灵活加减，方可获良效。

第六章　妇科杂病

第一节　不孕症

夫妇同居 1 年以上，有正常性生活，未避孕而不曾受孕者，称不孕症。西医学将女性不孕症分为原发性不孕与继发性不孕两种：未避孕而从未妊娠者称原发性不孕；曾有过妊娠而后未避孕连续 1 年未孕者称继发性不孕。其中，女性因素占 40%~55%，男性因素占 25%~40%，男女双方因素占 20%，免疫和不明原因约占 10%。女性因素包括排卵障碍、输卵管因素、子宫因素、宫颈因素和阴道因素等方面，其中以排卵障碍及输卵管因素最为常见。中医学对不孕症的认识由来已久，相关记载最早见于《周易》"妇三岁不孕"，中医治疗女性不孕症具有独特优势。邓高丕教授认为，受孕的基本条件，是男女双方肾气盛、天癸至、任通冲盛，则女子月事以时下，男子精盛而溢泻，两性适时相合，则可摄精成孕。因此，不孕症的基本病机是肾气不足，冲任气血失调，导致冲任、胞宫阻滞，两精不能相合。

案例：崔某，女，27 岁，2018 年 12 月 26 日初诊。

[主诉] 宫腹腔镜术后 3 个月，调理备孕。

[现病史] 患者曾因不孕症于我院就诊，并于 2018 年 9 月 12 日行"腹腔镜下盆腔粘连松解术 + 左侧卵巢囊肿剔除术 + 子宫内膜异位病灶电灼术 + 双侧输卵管高压灌注术 + 宫腔镜检查术 + 宫腔粘连松解术"，现调理备孕。末次月经为 2018 年 11 月 27 日至 2018 年 12 月 4 日，经量中、色红，无痛经，腰酸。白带色黄，外阴瘙痒，已自行用药。

[现症] 面色无华，头晕耳鸣，腰酸痛，时有胸闷气短，腹部胀满，纳眠可，大便溏，舌红、苔薄白，左寸脉盛。

[孕产史] 孕 1 产 0（G1P0），2015 年行人工流产术 1 次。术后至今无性生活。

[中医诊断] 不孕症，癥瘕（肝郁肾虚脾弱证）。

［西医诊断］①卵巢囊肿（左侧剔除术后）；②子宫内膜异位症（盆腔腹膜型）；③盆腔粘连；④宫腔粘连。

［治法］补肾疏肝，健脾益气。

处方：柴胡 12g　　　白芍 15g　　　枳壳 12g　　　甘草 6g
　　　续断 15g　　　桑寄生 15g　　　佛手 12g　　　海螵蛸 15g
　　　覆盆子 15g　　　鸡内金 12g　　　香附 10g

共 7 剂，每日 1 剂，水煎至 200ml，分早晚 2 次温服。

二诊（2019 年 1 月 10 日）： 末次月经为 2018 年 12 月 29 日至 2019 年 1 月 4 日，经量中、色鲜红、夹有血块，无痛经，无腰酸，无乳房胀痛。面色无华，腰酸软，头晕、胸闷较前缓解，纳眠可，二便调，舌淡、苔白，脉弦细。

处方：菟丝子 15g　　　女贞子 15g　　　山茱萸 15g　　　桑椹子 15g
　　　覆盆子 15g　　　巴戟天 15g　　　枸杞子 15g　　　制何首乌 20g
　　　白术 15g　　　山药 20g　　　佛手 12g

共 7 剂，每日 1 剂，水煎至 200ml，分早晚 2 次温服。

另予麒麟丸 3 瓶，每次 6g，每日 3 次，口服。

三诊（2019 年 2 月 21 日）： 末次月经为 2019 年 1 月 28 日至 2019 年 2 月 2 日，经量中、色鲜红、有少量血块，无痛经，稍有腰酸胀及乳房胀痛。无明显不适，纳眠可，二便调，舌红、苔薄，脉弦细。

处方：菟丝子 15g　　　金樱子 15g　　　山茱萸 15g　　　桑椹子 15g
　　　覆盆子 15g　　　巴戟天 15g　　　枸杞子 15g　　　续断 15g
　　　桑寄生 15g　　　白芍 15g　　　佛手 12g　　　甘草 6g

共 7 剂，每日 1 剂，水煎至 200ml，分早晚 2 次温服。

另予麒麟丸 3 瓶，服法同前；养血育麟方 1 料（广州中医药大学第一附属医院膏方，组成为菟丝子 60g、巴戟天 50g、丹参 30g、续断 30g、女贞子 30g、金樱子 25g、当归 30g、鸡血藤 100g 等），早晚各 1 匙羹，温开水送服。

四诊（2019 年 3 月 6 日）： 末次月经为 2019 年 3 月 1 日，至今未净，经量偏少、色鲜红、无血块，无痛经，无腰酸胀，无乳房胀痛。现诉本次月经较前减少，无明显腰酸，偶有腹胀，无腹痛，纳眠可，二便调，舌淡红、苔白，脉弦细。

处方：菟丝子 15g　　　女贞子 15g　　　山茱萸 15g　　　桑椹子 15g
　　　王不留行 15g　　　皂角刺 15g　　　川牛膝 15g　　　当归 15g
　　　山慈菇 15g　　　鸡血藤 30g　　　枸杞子 15g　　　佛手 12g

共 14 剂，每日 1 剂，水煎至 200ml，分早晚 2 次温服。

另予麒麟丸 3 瓶，服法同前。

五诊（2019 年 3 月 27 日）：末次月经为 2019 年 3 月 1 日至 2019 年 3 月 6 日。久站后腰酸，无口干口苦，纳眠可，二便调，舌红、苔滑，脉细数。

处方：金樱子 15g　　女贞子 15g　　覆盆子 15g　　续断 15g
　　　桑寄生 15g　　车前子 12g　　杜仲 15g　　狗脊 15g
　　　制何首乌 20g　砂仁 6g（后下）枸杞子 15g　　佛手 12g

共 14 剂，每日 1 剂，水煎至 200ml，分早晚 2 次温服。

另予麒麟丸 3 瓶，服法同前。

六诊（2019 年 4 月 24 日）：末次月经为 2019 年 4 月 1 日至 2019 年 4 月 5 日，经量中、色红、夹有血块，腰酸，乳房胀痛。现纳眠可，二便调，舌红、苔薄白，左脉浮数。

处方：菟丝子 15g　　续断 15g　　桑寄生 15g　　覆盆子 15g
　　　柴胡 12g　　　白芍 15g　　佛手 12g　　　巴戟天 15g
　　　枸杞子 15g　　车前子 15g　甘草 6g。

共 7 剂，每日 1 剂，水煎至 200ml，分早晚 2 次温服。

另予麒麟丸 3 瓶，养血育麟方 1 料，服法同前。

七诊（2019 年 5 月 8 日）：末次月经为 2019 年 5 月 5 日，至今未净，量少，色稍暗，无血块，无腹痛，乳房胀痛。久站、久坐后腰酸，纳欠佳，胃脘稍胀满，舌红、苔滑，左脉浮。

处方：菟丝子 15g　　桑椹子 15g　　山茱萸 15g　　金樱子 15g
　　　女贞子 15g　　墨旱莲 20g　　佛手 12g　　　制何首乌 20g
　　　当归 15g　　　黄精 15g　　　白术 15g　　　砂仁 6g（后下）

共 14 剂，每日 1 剂，水煎至 200ml，分早晚 2 次温服。

另予麒麟丸 3 瓶，服法同前。

八诊（2019 年 6 月 20 日）：末次月经为 2019 年 6 月 5 日至 2019 年 6 月 10 日，量中，色鲜红，经前乳房胀痛。现纳眠可，二便调，舌淡红、苔薄白，脉细。

处方：覆盆子 15g　　枸杞子 15g　　巴戟天 15g　　补骨脂 15g
　　　车前子 15g　　山茱萸 15g　　金樱子 15g　　制何首乌 20g
　　　香附 10g　　　白芍 15g　　　白术 15g　　　砂仁 6g（后下）

共 14 剂，每日 1 剂，水煎至 200ml，分早晚 2 次温服。

另予麒麟丸 3 瓶，养血育麟方 1 料，服法同前。

九诊（2019 年 11 月 13 日）： 末次月经为 2019 年 10 月 3 日至 2019 年 10 月 7 日，现恶心欲呕，头晕，眠可，二便调，舌红、苔白，脉滑。2019 年 11 月 9 日性激素检查示：β-hCG 12960 mIU/ml，P 30.04 ng/ml。

处方：菟丝子 15g　　桑椹 15g　　续断 15g　　桑寄生 15g

　　　茯苓 20g　　山茱萸 15g　　山药 20g　　黄芩 10g

　　　女贞子 15g　　枸杞子 15g　　白术 15g

共 14 剂，每日 1 剂，水煎至 200ml，分早晚 2 次温服。

另予助孕丸 5 瓶，每日 3 次，每次 6g，口服。

按： 患者患有"卵巢囊肿""子宫内膜异位症""盆腔粘连""宫腔粘连"，初诊时以疏肝健脾、补肾填精为法治疗，方中柴胡配白芍柔肝理气，佛手、香附疏肝理气，《本草再新》云："（佛手）治气疏肝，和胃化痰，破积，治噎膈反胃，消癥瘕瘰疬。"枳壳理气消胀，鸡内金消食健胃，甘草补脾益气、调和诸药。海螵蛸涩精敛疮，《神农本草经》言："（海螵蛸）主女子赤白漏下经汁，血闭，阴蚀肿痛，寒热癥瘕，无子。"续断、桑寄生补益肝肾，覆盆子益肾固精，《本草备要》云："益肾脏而固精，补肝虚而明目，起阳痿，缩小便。"《本草正义》云："覆盆，为滋养真阴之药，味带微酸，能收摄耗散之阴气而生津液，故寇宗奭谓益肾缩小便，服之当覆其溺器，语虽附会，尚为有理。"

二诊时加强补肾填精之功，处方取五子衍宗丸之意。菟丝子补益肝肾，《药性论》曰："（菟丝子）治男子女人虚冷，添精益髓。"《神农本草经疏》曰："五味之中，惟辛通四气，复兼四味。经曰：肾苦燥，急食辛以润之，菟丝子之属是也，与辛香燥热之辛，迥乎不同矣，学者不以辞害义可也。"覆盆子益肾固精，枸杞子滋补肝肾，女贞子滋补肝肾，《神农本草经》云"主补中，安五脏，养精神，除百病"；桑椹子滋阴补血、生津润燥；山茱萸补益肝肾、收敛固涩；巴戟天补肾除湿；制何首乌补肝肾、益精血；佛手疏肝理气，白术、山药共奏健脾燥湿之功，使气机得畅、中焦得运、补而不滞。再添中成药麒麟丸助益补肾。麒麟丸运用"肾主生殖"的理论，采用补肾填精、温和调经、益气养血之品组方而成。肾为先天之本、精之处，主宰人的生长、发育及生殖功能，方中菟丝子、枸杞子、覆盆子益肾填精生髓；锁阳、淫羊藿温肾壮阳，强精补虚；制何首乌补益肝肾、养血敛精；白芍、桑椹子、墨旱莲入肝、肾经，有滋肾益精、养血调经之用。以上诸药协同，使"阴得阳生而如泉源不竭，阳得阴助而生化无穷"。又加党参健脾益气，合黄芪更重补气升阳之功效；配以怀山药补脾健胃，青皮行气导滞，使诸药补而不腻、水谷精微易于吸收；丹参、郁金理气活血、行血祛痰。各药配合，增疏肝健脾、养血种子之功。全方既温养先天肾气以生精，又培补后天脾胃以生血，并佐以调和血脉之品，使精血充足，冲任有养，胎孕易成。

三诊时，患者正处于经前期，末次月经血块减少，伴腰酸、乳房胀痛，处方时以寿胎丸加减，去女贞子、何首乌、白术、山药，加金樱子、续断、桑寄生、白芍、甘草，以补肾涩精、养阴柔肝为法治疗。加用院内制剂养血育麟膏1料，其功效为补肾疏肝、健脾养血、调经助孕，可用于治疗月经后期、月经过少、流产后气血不足，或卵巢功能减退、卵泡发育缓慢、子宫内膜偏薄等，属脾肾两虚、气血虚弱或脾虚湿重者。

四诊时，患者处于月经末期，此时血海相对空虚，治宜活血消癥以祛瘀生新，补肾益精以充血海。用菟丝子、女贞子、山茱萸、桑椹子、枸杞子、川牛膝补益肝肾，佛手疏肝理气，当归、鸡血藤养血活血，《日华子本草》云："（当归）破恶血，养新血，及主癥癖。"王不留行活血通经消痈，皂角刺行气活络、消肿散结，山慈菇化痰散结。

五诊时，患者处于经前期，治疗以补肾填精为法。金樱子收涩固敛，女贞子、续断、桑寄生、杜仲、狗脊、枸杞子补肝肾，覆盆子益肾固精，车前子强阴益精渗湿，《名医别录》云："（车前子）养肺强阴益精，令人有子。"又佐砂仁以健脾化湿，佛手疏肝理气。

六诊时，患者处于经间期末，治疗以补益肝肾为法。七诊时，患者处于月经期，治疗以补肾固敛、活血祛瘀为法。八诊时，患者处于经间期，且经期伴乳房胀痛，处方则以健脾理气、补肾疏肝为法。九诊时，患者孕41天，处方则以健脾益胃、补肾安胎为原则，另予助孕丸固冲安胎。

本案例为不孕症术后调理备孕，邓高丕教授在此案例中主要运用了健脾、疏肝、补肾等治法，配合月经周期进行调治。中医药周期疗法是根据月经周期不同时期阴阳、气血的变化规律，结合妇科病的病机特点进行分期用药，以调整"肾－天癸－冲任－胞宫"轴功能的一种治法。邓教授结合患者术后正气虚弱之特点、孕育胎儿之诉求，始终以补肾为法，重用补而能走之品；又不忘"女子以肝为用"之本，配合健脾、疏肝等法，力使肾精充足、气机调畅、胚胎得孕。

第二节　癥瘕

女性下腹胞中结块，或胀，或痛，或满，或异常出血者，称为癥瘕。癥者有形可征，固定不移，推揉不散，痛有定处；瘕者假聚成形，聚散无常，推之可移，痛无定处。西医学之子宫肌瘤或卵巢良性肿瘤、盆腔炎症包块、子宫内膜异位症、结核性包块等可参照本病处理。

《素问·骨空论篇》中首载"瘕聚"一词："任脉为病……女子带下瘕聚。"邓高丕教授认为，癥瘕多由正气虚弱，邪毒内侵，或七情不遂、房事不慎、饮食内伤，致脏腑功能失调，气机阻滞，血瘀、痰湿、热毒等有形之邪积聚于冲任、胞宫而成。临床中所见癥瘕主要有气滞血瘀、痰湿瘀结、湿热瘀阻、肾虚血瘀四种证型。气滞血瘀证，正如《校注妇人良方·妇人腹中瘀血方论》云："妇人腹中瘀血者，由月经闭积，或产后余血未尽，或风寒滞瘀，久而不消，则为积聚癥瘕矣。"痰湿瘀结证，《女科经纶·癥瘕疝癖证》引武叔卿所云："盖痞气之中，未尝无饮，而血癥、食癥之内，未尝无痰，则痰、食、血未有不因气病而后形病。"湿热瘀阻证，如《三因极一病证方论·妇人女子众病论证治法》所云："多因经脉失于将理，产蓐不善调护，内作七情，外感六淫，阴阳劳逸，饮食生冷，遂致荣卫不输，新陈干忤，随经败浊，淋露凝滞，为癥为瘕。"肾虚血瘀证则多由先天禀赋不足，肾气亏虚，或房劳多产，或感受外邪，导致血瘀而引发。

首先，在治疗大法上邓教授深谙"治积之要，在知攻补之宜"之精要，认为若单纯地活血散结、化瘀消癥，本虚仍在，攻邪太过则正气愈虚，有"虚虚"之嫌，从而导致瘀血不易散去或去之又生；同样，若一味地扶正固本、益气养血，标实不散，结块难除，扶正太过恐患"实实"之误，实证胶着则癥瘕难消。所以，应以标本兼顾、攻补兼施为原则，临证选择升降结合、动静相宜的药物进行治疗。

其次，邓教授认为女性体质娇嫩，不耐攻伐，用药以平和为贵，慎用刚燥之品，正如武之望在《济阴纲目·积聚癥瘕门》中提到："善治癥瘕者……衰其大半而止，不可猛攻峻施，以伤元气。宁扶脾胃正气，待其自化。"务使阴平阳秘，日久服用，而无寒热偏颇或补泄太过之虞。再者，邓教授强调治血与调气并重。癥瘕乃有形之邪，多为痰浊或瘀血阻滞局部。若过用滋阴养血之品，一则恐致病邪胶着，不利于癥瘕之散化；二则此类药物大多寒凉滋腻，恐其妨碍中州之运化，影响脾胃之有序升降。若脾胃受损，则阴血生化无源。故此时养血之法以补益脾气为主，少用质润或黏腻之补血药。《医学实在易》曰："血虽为阴，取汁必在中焦；肾虽为阴，而精生于谷。"指出了中焦健运，化谷生精的重要性，只待脾胃健旺，收纳运化、升清降浊之势固，则阴阳、气血源源可来。此外，邓教授重视岭南地区天蒸地湿的气候特点，以及岭南人脾胃虚弱、气阴易伤的体质特征，处方用药做到补而不燥、滋而不腻，注重健脾益气、养血护阴，从而固本却病。

在用药方面，邓教授常用狗脊、桑寄生、黄精、鸡血藤、丹参、桃仁、浙贝母、牡蛎、皂角刺、路路通、香附、水蛭、重楼、薏苡仁、麦芽、五指毛桃、白术、茯苓、怀山药、海藻、三棱、莪术等。狗脊、桑寄生补而能走，以免过用壮火之药而耗血伤阴；黄精、鸡血藤养血活血，以防过于黏滞而碍脾之运化。行气血不用破散，用丹参、桃仁活血化瘀，通经散结；浙贝母、牡蛎、海藻等化痰散结；三棱、莪术活血消癥；皂角刺通气开闭、行气通络，避免消耗而无以生气血；香附平而不寒，香而能窜，辛而能散，疏肝理气，为气中血药，理气行血，乃气病之总司，女科之主帅；水蛭、路路通走而不守，通郁散结而使肝气得疏、瘀血得活；重楼乃深山圣药，消肿散结以治痛；麦芽为谷之萌芽，顺肝木之性使不抑郁。薏苡仁燥能除湿，味甘健脾；白术温燥，能益气和中、补阳生血，调经时常用白术补益脾气而固中生血；党参味甘纯正而能补血；茯苓利窍祛湿、开心益智、燥脾逐水、补中健胃；五指毛桃为岭南地区常用药，益气补虚功同黄芪，却不温不燥，药性温和，补而不峻，正合"少火生气"之意。

案例： 李某，女，34 岁。2019 年 9 月 5 日初诊。

[主诉] 发现宫腔内肿物 1 天。

[现病史] 患者平素月经规律，经期 5~7 天，周期 30 天。末次月经为 2019 年 8 月 25 日，7 天净，经量中、色鲜红、无血块，痛经，腰酸，无乳房胀痛。前次月经为 2019 年 7 月 26 日，7 天净。昨日体检时 B 超提示子宫内膜息肉。

[现症] 胸闷不舒，纳可，眠差、多梦易醒，小便偏黄，大便质黏软、量少，舌淡暗，舌体胖大、边有齿痕，苔白腻，脉弦涩。

[辅助检查] 2019 年 9 月 4 日子宫附件彩超示：子宫体大小 52mm×44mm×59mm，宫腔线居中，子宫内膜厚约 13mm；宫腔内回声不均，探及稍高回声团，大小约 13mm×8mm×14mm，未排除子宫内膜息肉可能；左侧卵巢大小约 32mm×24mm，内见液性暗区 20mm×14mm；右侧附件区未见明

显异常。

[孕产史] 孕 0（G0），现有生育要求。

[中医诊断] 癥瘕（痰湿瘀结证）。

[西医诊断] 子宫内膜息肉？

处方：建议宫腔镜检查。

二诊（2019 年 9 月 26 日）： 2019 年 9 月 11 日患者于外院行"子宫颈扩张术＋子宫颈探查术＋子宫病损切除术＋宫腔镜＋刮宫术"，术后病理提示子宫内膜息肉。末次月经为 2019 年 9 月 20 日，6 天净，经量较前减少、色鲜红、有少量血块，痛经较前减轻，无腰酸，无乳房胀痛。现诉小腹偶有刺痛，无阴道出血，纳可，眠差多梦、易惊醒，大便质黏不成形，小便偏黄、尿频，舌淡暗、胖大，苔白腻，脉细涩。

[中医诊断] 癥瘕（痰湿瘀结证）。

[西医诊断] 子宫内膜息肉。

[治法] 健运中焦，祛湿活血。

处方：当归 15g　　　黄芪 15g　　　土茯苓 15g　　　皂角刺 15g
　　　海螵蛸 15g　　　鸡内金 12g　　白术 15g　　　　重楼 15g
　　　怀山药 20g　　　砂仁 6g（后下）

共 14 剂，每日 1 剂，水煎至 200ml，分早晚 2 次饭后半小时温服。

嘱本周期避孕。

三诊（2019 年 10 月 10 日）： 右下腹偶有胀痛，情绪波动时明显，近期情绪低落，眠差易醒、入睡困难，近 2 日尿频、尿量多，口干，无口苦，纳可，大便调，舌紫暗、苔白厚腻，脉弦细。

处方：柴胡 12g　　　白芍 15g　　　甘草 6g　　　　枳壳 12g
　　　郁金 12g　　　当归 15g　　　黄芪 15g　　　重楼 15g
　　　土茯苓 15g　　陈皮 6g　　　　太子参 30g　　麦冬 15g
　　　五味子 10g

共 7 剂，每日 1 剂，水煎至 200ml，分早晚 2 次饭后半小时温服。

四诊（2019 年 10 月 30 日）： 末次月经为 2019 年 10 月 19 日，7 天净，经量较前增多、色鲜红、夹有血块，无痛经，腰酸，无乳房胀痛。现诉小腹胀痛较前缓解，睡眠及情绪较前好转，口干，无口苦，尿频，腹泻，大便每日 2 次、不成形，舌淡暗、苔薄白，脉弦细。

处方：覆盆子 15g　　川续断 15g　　桑寄生 15g　　　党参 15g

| 白术 15g | 茯苓 20g | 怀山药 20g | 枸杞子 15g |
| 香附 10g | 巴戟天 15g | 合欢花 12g | 砂仁 6g（后下） |

共 14 剂，每日 1 剂，水煎至 200ml，分早晚 2 次饭后半小时温服。

2019 年底，患者查妊娠试验阳性。

按： 患者本欲备孕，子宫附件彩超发现宫内占位，因而辨为癥瘕病，且观其舌脉，为易生癥瘕之痰湿瘀结之象。宫腔内占位大小约 13mm×8mm×14mm，已有手术指征，故而建议患者行宫腔镜检查以明确占位性质。术后患者于门诊调理，其目的有二：一是防止复发，二是助其受孕。二诊处方用当归活血化瘀，黄芪健脾益气，取其"气行则血行""脾气健，则痰浊消"之意；白术、怀山药、砂仁、鸡内金、土茯苓共奏健脾化湿之功；皂角刺消肿散结；重楼清热解毒；海螵蛸收湿敛疮。全方健运中焦、祛湿活血。三诊时患者湿瘀之象不解，又添情绪之扰，治以柔肝养血、健脾祛湿，柴胡、白芍、甘草、当归取逍遥散之妙用。方中用柴胡疏肝解郁，配伍白芍养血柔肝，郁金活血行气解郁，《本草备要》云："（郁金）行气，解郁，泻泄血，破瘀。……凉心热，散肝郁。"土茯苓、陈皮、黄芪、太子参健脾益气祛湿；枳壳理气宽中；麦冬养阴生津去烦热，《本草拾遗》云："去心热，止烦热。"五味子益气生津、补肾宁心、收敛固涩，当归活血化瘀，重楼清热解毒，甘草补脾益气、调和诸药。四诊时患者情绪较前好转，睡眠质量提升，舌脉湿瘀之象大减，考虑患者欲备孕，故治以补肾疏肝、健脾祛湿。方中覆盆子益肾固精；川续断补肝肾，《本草汇言》云："（续断）久服常用，能益气力，有补伤、生血之效。补而不滞，行而不泄，故女科、外科取用恒多也。"桑寄生、枸杞子补肝肾，巴戟天补肾兼有祛湿之效，香附、合欢花疏肝解郁安神。党参、白术、茯苓取四君子汤健脾益气之意，党参健脾养血生津，白术、砂仁健脾益气燥湿，茯苓、怀山药健脾祛湿宁心。

观患者舌脉，是以痰湿瘀结为本。邓高丕教授十分注重健运脾胃在治疗妇科病中的作用，尤其是对于痰湿尚盛的患者，故二诊时着重健脾益气化湿，再用当归活血化瘀，加以清热解毒散结之药，旨在恢复患者中焦功能以求水湿速消。三诊时患者情绪焦虑，结合其年龄及孕产史，考虑为患者及其家庭求孕心切所致，故以逍遥散为主方加减用药。逍遥散方出自《太平惠民和剂局方》，为治疗肝郁脾弱血虚证之要方，方中柴胡疏肝解郁、调达肝气；白芍滋阴柔肝，当归养血活血，二药相合，养肝体以助肝用；再添郁金行气解郁并行活血之功效；在健脾益气祛湿的基础上，加麦冬、五味子养阴生津，取扶土抑木之意。四诊时患者情绪好转，症状减轻，且正处于排卵期，故以补肾疏肝、健脾祛湿为旨用药。

第三节　盆腔炎性疾病

盆腔炎性疾病（简称盆腔炎）是指女性上生殖道的一组感染性疾病，主要包括子宫内膜炎、输卵管炎、输卵管卵巢囊肿、盆腔腹膜炎等。炎症可局限于一个部位，也可同时累及几个部位，以输卵管炎、输卵管卵巢炎最为常见。以往将盆腔炎性疾病分为急性和慢性两类，慢性盆腔炎大致相当于急性盆腔炎后遗症。此外，慢性盆腔痛与盆腔炎性疾病密切相关，是指盆腔、前腹壁（脐周或脐下）、腰骶部或臀部的非周期性疼痛，持续 6 个月以上，盆腔炎后遗症是导致慢性盆腔痛的重要病因之一，约有 20% 的急性盆腔炎发作后遗留慢性盆腔痛。

邓高丕教授认为，急性盆腔炎主要归因于湿、热、瘀、毒交结于胞宫、胞脉，致冲、任、带脉功能失常。若经期、产后、流产后、术后调摄失当，术中消毒不严，湿热、湿毒乘虚而入，或湿热邪毒久积，蕴积成脓，发为此病；若肝郁气滞，血行不畅，或素有宿疾日久不愈，瘀血凝滞，导致气血运行不畅，瘀血内阻，甚至在胞中结块，蕴积成脓，亦可发为此病。盆腔炎后遗症主要是因为正气已虚，余邪未尽，而使气机不畅、瘀血内停，阻滞胞脉、胞络，冲、任、带脉功能失调。

案例：欧某，女，29 岁。2019 年 5 月 15 日初诊。

［主诉］下腹痛 3 天，加重 1 天。

［现病史］患者平素月经规律，经期 5~7 天，周期 23~28 天，末次月经为 2019 年 4 月 23 日至 2019 年 4 月 30 日，经量中、色暗红、夹有血块，无痛经，无腰酸，无乳房胀痛。患者于 2019 年 5 月 5 日在本院行"腹腔镜下右侧卵巢囊肿剥除术 + 双侧输卵管高压灌注术 + 宫腔镜下左侧输卵管介入再通术 + 子宫纵隔切除术 + 宫腔镜检查术 + 诊断性刮宫术"，术中宫腔内留置 T 型胶管 1 条，术后予戊酸雌二醇、地屈孕酮片口服。2019 年 5 月 13 日出现阴道少量出血，仅用卫生护垫即可，无异味，伴阵发性下腹坠痛，疼痛可忍受；5 月 14 日下午 4 时阴道出血量较前增多，约湿透 1 片夜用卫生巾，色暗红、有少量血块，下腹坠痛加重，伴腰痛。

［现症］下腹坠胀疼痛，自觉身热，口干欲饮，无头痛头晕，无胸闷心悸，纳可，眠差，大便秘结，舌暗红、苔黄腻，脉弦。

［辅助检查］2019年5月15日血液分析、C反应蛋白、凝血四项、降钙素原检查未见明显异常。

［妇科检查］外阴发育正常，阴道通畅，阴道中见中量暗红色黏稠血液，T管固定在位，宫颈举痛（++），子宫压痛（++），双附件区无压痛。

［孕产史］孕3产0（G3P0），分别于2014年、2015年、2017年因稽留流产行清宫术。现有生育要求。

［中医诊断］腹痛（湿热瘀结证）。

［西医诊断］急性盆腔炎。

［治则治法］清热祛湿，化瘀止痛。

处方：

大黄 10g	牡丹皮 10g	焯桃仁 10g	冬瓜子 15g
茵陈 30g	车前草 15g	醋香附 10g	醋延胡索 15g
泽兰 15g	鸡血藤 30g	干益母草 30g	忍冬藤 15g

共2剂，每日1剂，水煎至200ml，分早晚2次饭后半小时温服。

另予散结镇痛胶囊（主要组成为三七粉、龙血竭、浙贝母、薏苡仁），每次4粒，每日3次，口服；外敷双柏散（广州中医药大学第一附属医院院内制剂），用蜂蜜和水混合调制成膏状，趁热敷贴于下腹部正中处。

二诊（2019年5月18日）： 下腹痛较前明显缓解，现少量阴道出血、色暗红，无腰痛，口干欲饮，纳可，眠差、多梦，舌暗红、苔黄腻，脉弦细。

处方：

大黄 10g	牡丹皮 10g	焯桃仁 10g	冬瓜子 15g
茵陈 30g	车前草 15g	醋香附 10g	醋延胡索 15g
泽兰 15g	鸡血藤 30g	干益母草 30g	忍冬藤 15g

共3剂，每日1剂，水煎至200ml，分早晚2次饭后半小时温服。

另嘱患者继续口服散结镇痛胶囊及外敷双柏散，用法同前。

三诊（2019年5月23日）： 患者精神可，少量阴道出血、用纸巾擦拭即可，偶有下腹痛，无腰酸，无肛门坠胀感，无恶寒发热，舌暗红、苔黄腻，脉弦。查体见腹软，下腹正中轻度压痛，无反跳痛。

处方：

赤芍 15g	白术 15g	泽泻 15g	黄芪 30g
麸炒枳壳 15g	蒸陈皮 10g	茵陈 30g	车前草 15g
醋延胡索 15g	川楝子 15g	生蒲黄 10g	五灵脂 10g

共7剂，每日1剂，水煎至200ml，分早晚2次饭后半小时温服。

1周后患者于门诊取出宫腔内T管，诉已无腹痛。

按： 西医学认为，宫腔内手术操作为盆腔炎性疾病的高危因素，可因手术而致下生殖道黏膜损伤、出血、坏死，下生殖道内源性病原体上行感染继而引发盆腔炎性疾病。患者于10天前行盆腔、腹腔手术操作，术后调理不当，因而致病。盆腔炎性疾病症状多样，轻者无症状或仅有下腹痛、阴道分泌物增多，重者有发热或伴消化系统和泌尿系统症状。盆腔炎性疾病的诊断标准以妇科检查为最低标准，实验室检查为附加标准，病理或影像学检查为特异标准。其中最低标准可包括宫颈举痛，或子宫压痛，或附件区压痛，该患者有明显的宫颈举痛和子宫压痛，虽然血液分析、C反应蛋白、凝血四项、降钙素原检查未见明显异常，仍可以诊断为盆腔炎性疾病。

中医学认为，患者为育龄期女性，术后血室正开，体质虚弱，若有摄生不慎、房事不节，则有邪毒与余血相搏结；岭南夏日湿热为重，且术中应用大量电凝产热设备，同属外来热邪，可使病情加重。因此，邓教授认为此患者为瘀血与湿热内结于胞宫、胞脉，或留滞于少腹而发病。气机不畅，瘀血内阻，脉络不通，不通则痛，故出现下腹痛、腰痛；瘀血内阻，血不归经，热迫血行，故见阴道出血。舌暗红、苔黄腻，脉弦，为湿热瘀滞之象。

急性盆腔炎发病急、病情重、传变快，病因以热毒为主，兼有湿、瘀，治法以清热解毒为主，祛湿化瘀为辅。治疗务求及时、彻底，以免病势加重，危及生命，或遗留后遗症，反复发作，或导致不孕症、异位妊娠等。

初诊、二诊时内服中药以清热祛湿、化瘀止痛为法，方予大黄牡丹汤加减。大黄牡丹汤出自《金匮要略》，可泄热破瘀、散结消肿，是治疗肠痈的名方。《灵枢·痈疽》云："营卫稽留于经脉之中，则血泣而不行，不行则卫气从之而不通，壅遏而不得行，故热。大热不止，热盛则肉腐，肉腐则为脓。然不能陷，骨髓不为焦枯，五脏不为伤，故命曰痈。"痈者，壅也。营卫阻遏，气血壅滞，故发为痈肿。中医学所称肠痈，范围较广，西医学诊断的急性阑尾炎、阑尾脓肿、腹部脓肿及盆腔脓肿等疾病的某些证候，均属于肠痈的范畴。因此，邓高丕教授常用此方加减治疗急性盆腔炎之湿热瘀滞证。肠痈多由肠道湿热郁蒸，气血凝聚而成，和本病案的病机相似。"其实者散而泻之"（《素问·阴阳应象大论篇》），故治用泄热破瘀以消痈肿。方中大黄泻腹中湿热瘀结之毒，桃仁、牡丹皮凉血散血，破血祛瘀，冬瓜子清腹中湿热、排脓消痈。又加入忍冬藤清热解毒，牡丹皮、桃仁、鸡血藤活血化瘀，益母草、泽兰活血利水，车前草通利小便以泄热，香附、延胡索理气止痛。综观全方，是由苦寒泻下、清热除湿、活血止痛三类药物组成，使其湿热、瘀结从泻下祛除，经破血而痈肿消散、疼痛缓解。

三诊时，患者经中药内服、外敷后腹痛好转，查体无明显腹部压痛，又恰逢经期，过度活血可能导致经血过多，因此活血力度可稍减，但湿热之邪缠绵难愈，仍应巩固治疗。祛湿可分为两个方面：一为清热祛湿；一为健脾祛湿。脾为中焦，运化水湿，湿源于脾，脾虚则生湿，故脾阳健旺则水湿自除。因此，内服中药改以健脾祛湿、清热活血、行气止痛为法。方中赤芍活血祛瘀，白术、黄芪益气健脾，泽泻、车前草、茵陈利湿清热，枳壳、延胡索、川楝子行气止痛，陈皮健脾理气，五灵脂、蒲黄化瘀止血。

此外，邓高丕教授还善于使用多种中成药，中成药的服法较汤剂更为简便，有利于提高患者依从性。因此，常以中药、中成药共同使用，有守有变，从而获得更好的治疗效果。散结镇痛胶囊由三七粉、龙血竭、浙贝母、薏苡仁4味药材组成，具有活血化瘀、软坚散结的功效。方中龙血竭活血化瘀、消肿止痛，三七粉散瘀止血、消肿定痛，共为君药；薏苡仁、浙贝母化痰燥湿，消癥散结，共为臣药。临床上常用于治疗子宫内膜异位症、子宫腺肌病及继发性痛经等疾病。相关研究表明，散结镇痛胶囊具有显著的抗炎、镇痛和激素样作用。

外敷疗法是中医外治法中最常见的一种，又称敷贴法，除能使药力直达病所而发挥治疗作用外，还可使药性通过皮毛腠理由表入里，循经络传至脏腑，以调节气血阴阳、扶正祛邪，从而治愈疾病。因此，外敷疗法不仅善治局部病变，还可广泛用于治疗全身性疾患。由于是经皮给药，故其具有毒副作用小、安全性高、使用方便、操作简便等优点。双柏散又名加味双柏散，是已故广东省名老中医黄耀燊教授的经验方，组方原则为活血化瘀、行气止痛，选用黄柏、大黄、侧柏叶、泽兰、薄荷等中药合用。方中大黄苦寒，泻火凉血、活血祛瘀；黄柏苦寒，清湿热、泻火毒；侧柏叶苦涩微寒，可凉血止血；泽兰辛而微温，能活血祛瘀、利水消肿；薄荷辛凉以疏散风热。诸药合用，采用打粉外敷的方法，使药力直达病灶，临床中常用于镇痛。

第四节　卵巢储备功能减退

卵巢储备功能减退是指育龄期女性卵泡库中原始卵泡数减少，伴有卵母细胞质量下降，导致性激素水平失衡、生育能力低下。临床表现可见不孕、月经量少、月经先期或后期，甚至闭经。卵巢储备功能减退进一步加重可发展为卵巢早衰，即女性40岁以前出现原发性或继发性闭经，连续两次以上血 FSH > 40 IU/ml（检测间隔4周以上），并伴有不同程度的围绝经期表现，如潮热、情绪易激等。根据卵巢储备功能减退和卵巢早衰的特点，可将其归于中医学"不孕症""月经先期""月经后期"及"闭经"等病证范畴。邓高丕教授认为卵巢储备功能减退应责之于肾，多因肾精不足、气血失调导致。肾主生殖，若肾精亏虚，天癸随之衰减，精血无以化生，日久肝无血养，肝肾亏虚，阴虚火旺，灼伤阴精，可使血枯，而见闭经。若因先天肾精不足，或后天节欲无度、金刃损伤、药物虫毒等使肾精亏损，冲任失养，血海无法定时充盈满溢，藏泄失常，则导致月经周期紊乱。女子以血为本，阴血易发生耗损，《灵枢·五音五味》曰："今妇人之生，有余于气，不足于血，以其数脱血也。"若气血失调，冲任难以相滋，则难以受孕。

案例：张某，女，37岁，2019年6月19日初诊。

[主诉]月经延后而至半年余。

[现病史]患者近半年余出现月经延后而至，周期3~4个月，经期7~8天。末次月经为2019年3月初，初起量中、色暗红、夹有血块，后呈咖啡色点滴至第8天净。前次月经为2019年4月11日，8天净。自诉2019年5月11日至今无性生活。

[现症]形体消瘦，面色暗沉，胸胁胀痛不适，无口干口苦，偶有晨起腰酸，纳可，眠易醒，二便调。舌暗、苔薄，脉弦细。

[辅助检查]2019年4月12日性激素六项及AMH结果示：P 0.32ng/ml，LH 4.61mIU/ml，FSH 20.93mIU/ml，E_2 32.12pg/ml，T 0.23 ng/ml，PRL 30.65ng/ml，AMH 0.56ng/ml。2019年5月15日性激素六项及AMH结果示：P 0.29ng/ml，LH 3.97mIU/ml，FSH 25.27mIU/ml，E_2 40.12pg/ml，T 0.19ng/ml，PRL 31.24ng/ml，AMH 0.42ng/ml；β-hCG阴性。2019年4月12日子宫附件彩超示：子宫未见明显异常，子宫内膜厚3mm，双侧卵巢窦状卵泡3~4个。

[孕产史]G2P0SA2（孕2产0胚胎停育2）。

[中医诊断]月经后期（肾虚肝郁血瘀证）。

[西医诊断]卵巢功能减退；月经稀发。

[治法]疏肝益肾，化瘀通经。

处方：
生地黄15g	桃仁15g	柴胡12g	当归15g
川芎12g	赤芍15g	红花3g	川牛膝15g
桔梗12g	枳壳12g	皂角刺15g	瞿麦20g

共7剂，每日1剂，水煎至200ml，分早晚两次饭后半小时温服。

二诊（2019年6月26日）：现无口干口苦，无咽痛咽痒，有咽部异物感，偶有晨起腰酸，纳眠可，二便调。舌淡、苔薄，脉弦。

处方：守上方，加茺蔚子15g、刘寄奴15g。共7剂，水煎服，每日1剂。

三诊（2019年7月3日）：服药后月经来潮，患者要求继续调经。末次月经为2019年7月1日，现未净，经量中、色鲜红、无痛经，无血块，无腰酸，无乳房胀痛。现头晕，咳嗽，咳痰，质稀、色淡黄，伴咽痒，自觉小腿发凉，入睡困难，纳可，二便调。舌淡暗、边有齿痕，苔薄白，脉沉。

处方：麒麟丸3瓶，每日3次，每次6g。

四诊（2019年7月10日）：患者用药后出现多梦、大便偏干，纳可。舌淡、苔白，脉沉弦。2019年7月5日查AMH：10.75ng/ml；性激素五项结果示：LH 2.82mIU/ml，FSH 8.86mIU/ml，E$_2$ 42.37pg/ml，PRL 30.35ng/ml。

处方：菟丝子15g 山茱萸15g 桑椹子15g 女贞子15g
   枸杞子15g 穿破石20g 皂角刺15g 穿山甲10g(先煎)
   王不留行15g 当归10g   川牛膝15g 制何首乌20g

共7剂，水煎服，每日1剂。

五诊（2019年7月24日）：末次月经为2019年7月1日，6天净。现无口干口苦，纳眠可，二便调。舌淡暗、苔薄，脉弦。

处方：覆盆子15g 续断15g   桑寄生15g 金樱子15g
   白芍15g   甘草6g   枸杞子15g 女贞子15g
   车前子10g 桑椹子15g 白术15g   砂仁6g（后下）

共7剂，水煎服，每日1剂。

六诊（2019年8月21日）：末次月经为2019年8月1日，7天净，经量中、色红，无痛经，无血块，无腰酸，无乳房胀痛。前次月经为2019年7月1日，6天净。近期未避孕。现晨起口苦，无口干，纳眠可，小便黄，无尿频、尿痛，大便偶2日一行。舌淡、苔薄，脉弦细。

处方：覆盆子15g 续断15g   桑寄生15g 巴戟天15g
   枸杞子15g 制何首乌20g 女贞子15g 车前子10g
   金樱子15g 白芍15g   菟丝子15g 山茱萸15g

共7剂，水煎服，每日1剂。

另予助孕丸3瓶，每日3次，每次6g。

按：月经周期延长7天以上，连续出现2个周期以上，而经期正常者，称为月经后期。月经后期相当于西医学卵巢储备功能减退等疾病，若失治误治，可发展为闭经，甚至不孕。近半年此患者月经周期延长至3~4个月，因此可诊断为"月经后期"。此外，在临床表现的基础上结合FSH、AMH及子宫附件彩超等检查结果，可诊断为"卵巢储备功能减退"。

中医学认为，该病有虚实之别。虚者多因肾虚、血虚或久病体虚等致精血不足；实者多因肝郁气滞、血脉寒凝、痰湿阻滞等。其中，肾气肾精不足、精亏血少为本病的内在根本。肾为先天之本，藏精，主生殖。肾气不足，经血不充，冲任亏虚，可致月经后期。此外，气为血之帅，血为气之母。气机不畅，阻碍气血津液的正常输布，则致瘀血、痰湿内生，从而造成胞宫胞脉不畅，进一步影响女子正常的排卵行经。

一方面，此患者既往有2次胎停手术史，中医学认为，手术属金刃所伤，可致气血大伤，又因"胞胎系于命门……系命门者通于肾"，而直接影响肾脏，损耗肾气；加之手术致瘀，使冲任阻滞不通，瘀阻胞宫脉络，使气血运行不畅，胞脉胞络受阻，冲任不能相资。另一方面，此患者因多次不良妊娠史，现年37岁未得一子而急迫再孕，承受着较大的心理负担，故肝气不舒，舌暗、脉象多弦。"产育由于气血，气血由于情怀，情怀不畅则冲任损伤，冲任损伤则胎孕不受。"因此，结合临床表现及病史，邓教授辨此患者为肾虚肝郁血瘀证。

邓高丕教授治疗该病常以补益肝肾、养血活血为主，辅以疏肝解郁、调畅气机。"治病之要诀，在明白气血。"气血和、经脉和、腠理固、阴阳调，则病无从生，故邓教授制方多从气血出发。对此患者而言，在排除其早孕可能后，予血府逐瘀汤加减以行气活血、化瘀调经。血府逐瘀汤出自清代医家王清任所著《医林改错》，具有活血祛瘀、疏肝行气之功，能够广泛应用于多种妇科病。患者服药2周后月经来潮，月经期予麒麟丸补肾填精、益气养血；经后期以补肾滋阴为主，辅以白术、砂仁健脾养胃。在补肾益精中亦可见邓教授对五子衍宗丸的灵活运用，如在使用覆盆子、枸杞子、菟丝子、车前子的同时，配川续断、桑寄生等药以滋补肝肾，补中寓泻，补而不腻，使月经周期逐步恢复。